「あらゆる診療科でよく出会う」

精神疾患を見極め、対応する

適切な診断・治療と患者への説明、
専門医との連携のために

編 堀川直史

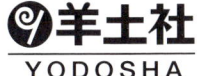

謹告

　本書に記載されている診断法・治療法に関しては，発行時点における最新の情報に基づき，正確を期するよう，著者ならびに出版社はそれぞれ最善の努力を払っております．しかし，医学，医療の進歩により，記載された内容が正確かつ完全ではなくなる場合もございます．

　したがって，実際の診断法・治療法で，熟知していない，あるいは汎用されていない新薬をはじめとする医薬品の使用，検査の実施および判読にあたっては，まず医薬品添付文書や機器および試薬の説明書で確認され，また診療技術に関しては十分考慮されたうえで，常に細心の注意を払われるようお願いいたします．

　本書記載の診断法・治療法・医薬品・検査法・疾患への適応などが，その後の医学研究ならびに医療の進歩により本書発行後に変更された場合，その診断法・治療法・医薬品・検査法・疾患への適応などによる不測の事故に対して，著者ならびに出版社はその責を負いかねますのでご了承ください．

はじめに

　日本の精神医学と精神医療は大きな転機を迎えている．その1つは，精神障害をかかえる大勢の患者が医療機関を受診するようになったことである．精神科外来患者の増加とともに，精神科以外の診療科，特にプライマリ・ケアを受診する患者も増加している．また，プライマリ・ケアでみる精神障害の多くは，うつ病，不安障害，身体表現性障害などの「common mental disorders」であるが，そのほかにもほとんどすべての精神障害患者がプライマリ・ケアを受診する．プライマリ・ケアにおいて，精神障害の患者を発見し，適切に診断することは難しい課題である．また，精神障害と診断したときにすべての患者を精神科に紹介することは困難であり，プライマリ・ケアで少なくとも精神障害の初期治療を行わなければならないことも多い．これらを考えると，「プライマリ・ケアにおける精神医学」はこれまでにも増して重要な問題になってきていることがわかる．

　精神科との連携についても，新しい方法を工夫しなければならないであろう．特に重症例の場合，患者を精神科に紹介することは当然である．このような精神科紹介に加えて，プライマリ・ケア医が診療を行い，精神科医はこれをさまざまな方法でバックアップするという形の連携が主に欧米で行われるようになった．日本でもこのような方法が可能で効果的かを検討することは，今後の重要な課題であろう．

　精神医学・精神医療のもう1つの大きな変化は，精神医学における診断と治療の基本的な方法が変わったということである．すなわち，従来の方法は，症状と経過ばかりではなく，患者の生活歴，性格，心身のストレス因子などを知り，総合的に判断して診断を決め，それに基づいて治療を行うという方法であった．これは優れた方法であるが，欠点も大きい．それは，この方法に習熟するためには長期間の精神科の専門的なトレーニングを必要とすること，および医師の主観を除外することが難しく，診断や治療の標準的な方法を決め難いということである．したがって，精神科以外の医療者が精神医療を行うことはほぼ不可能であったといってよいであろう．

　これに対して，現在の精神障害の診断方法は診断基準によるものである．それに基づいて標準的な治療方法も確立されつつある．この方法であれば，精神科以外の医療者も，特に比較的典型的な患者の場合には，精神障害の診療を行うことができる．「プライマリ・ケアにおける精神医学」が現実的な課題として重視されるようになったことの背景には，このような精神医学における基本的な考え方の変化もある．

　以上を踏まえ，本書ではプライマリ・ケアにおいて出会う可能性のあるほとんどすべての精神障害とそのほかのさまざまな精神医学的問題について，できるだけ明解で具体的な記載を心がけた．本書が読者諸兄の日常診療において有用な手引きとなれば誠に幸いである．

2013年3月

堀川直史

ジェネラル診療シリーズ
あらゆる診療科でよく出会う 精神疾患を見極め、対応する

CONTENTS

はじめに ……………………………………………………………… 堀川直史

第1章 はじめに：プライマリ・ケアにおける精神医療の重要性，現状と今後の課題

1. プライマリ・ケアにおける精神医療の重要性 ………………………… 堀川直史　12
2. なぜプライマリ・ケアに精神障害患者が多いのか ……………………… 堀川直史　14
3. どのような精神障害が多いのか …………………………………………… 堀川直史　16
4. プライマリ・ケアにおける精神医療の問題点とその対策 ……………… 堀川直史　17

第2章 主要な精神疾患

§1 眠れない（不眠と不眠症）　22

1. 「よい眠り」とは何か ……………………………………… 佐藤 幹，伊藤 洋　22
2. 「眠れない」と訴える患者：不眠症状のタイプと原因 … 原田大輔，伊藤 洋　25
3. どのような種類の不眠症があるのか ……………………… 大渕敬太，伊藤 洋　28
4. プライマリ・ケアでみる不眠症と精神科に紹介する不眠症 … 大渕敬太，伊藤 洋　31
5. 原発性不眠症1：説明と生活指導 ………………………… 山寺 亘，伊藤 洋　34
6. 原発性不眠症2：睡眠薬を使うとき，使い方とやめ方 … 山寺 亘，伊藤 洋　37
7. 「レストレスレッグス症候群」の治療 …………………… 岩下正幸，伊藤 洋　40
8. 睡眠時無呼吸症候群：プライマリ・ケアで行うこと …… 青木 亮，伊藤 洋　42

§2 気が沈んで何もする気が起きない（うつ病）　44

1. うつ病を疑うのはどのようなときか ……………… 山下吏良，角田智哉，野村総一郎　44
2. うつ病のスクリーニング検査 ……………………………… 角田智哉，野村総一郎　47

CONTENTS

- **3.** うつ病を診断する具体的な方法 …………………… 角田智哉，野村総一郎　50
- **4.** プライマリ・ケアでみるうつ病と精神科に紹介するうつ病 …… 角田智哉，野村総一郎　54
- **5.** うつ病患者への接し方 ……………………………… 角田智哉，野村総一郎　56
- **6.** うつ病と診断したときの患者と家族への説明 ……… 山下吏良，角田智哉，野村総一郎　58
- **7.** 抗うつ薬を処方するのはどのようなときか ……… 田中徹平，野村総一郎　61
- **8.** 抗うつ薬の選択と実際の使い方 …………………… 田中徹平，野村総一郎　63
- **9.** 抗うつ薬はいつまで続けるのか …………………… 田中徹平，野村総一郎　66
- **10.** 抗うつ薬のやめ方と，注意点 ……………………… 田中徹平，野村総一郎　68
- **11.** 抗不安薬と睡眠薬を併用するのか：使い方とやめ方 …… 田中徹平，野村総一郎　69
- **12.** 抗うつ薬の注意すべき副作用 ……………………… 戸田裕之，野村総一郎　70
- **13.** 抗うつ薬の注意すべき薬物相互作用 ……………… 戸田裕之，野村総一郎　72
- **14.** 「双極性障害」を発見するための方法 ……………… 戸田裕之，野村総一郎　75
- **15.** 「仮面うつ病」をどう考えるか ……………………… 戸田裕之，野村総一郎　78
- **16.** いわゆる「現代型（新型）うつ病」をどう考えるか …… 戸田裕之，野村総一郎　80

§3 動悸を感じ気持ちが落ち着かない（不安障害） 83

- **1.** パニック発作とは何か ……………………………… 木村大樹，木村宏之，尾崎紀夫　83
- **2.** 「パニック発作」と考える前に除外すべき身体疾患 …… 木村大樹，木村宏之，尾崎紀夫　86
- **3.** 「パニック障害」の症状と診断 ……………………… 木村大樹，木村宏之，尾崎紀夫　88
- **4.** 「パニック障害」と診断したときの患者・家族への説明
  ……………………………………………… 木村大樹，木村宏之，尾崎紀夫　91
- **5.** 「社交不安障害」の症状と診断 ……………………… 木村大樹，木村宏之，尾崎紀夫　94
- **6.** 「社交不安障害」と診断したときの患者・家族への説明
  ……………………………………………… 木村大樹，木村宏之，尾崎紀夫　96
- **7.** 「パニック障害」と「社交不安障害」の薬物療法1
  抗うつ薬の選択と実際の使い方 ………………… 木村大樹，木村宏之，尾崎紀夫　98
- **8.** 「パニック障害」と「社交不安障害」の薬物療法2
  抗うつ薬はいつまで続けるのか ………………… 木村大樹，木村宏之，尾崎紀夫　101
- **9.** 「パニック障害」と「社交不安障害」における抗不安薬の使用法
  ……………………………………………… 木村大樹，木村宏之，尾崎紀夫　103
- **10.** 「パニック障害」と「社交不安障害」をどこまでプライマリ・ケアでみるのか
  ……………………………………………… 木村大樹，木村宏之，尾崎紀夫　106
- **11.** その他の「不安障害」について ……………………… 木村大樹，木村宏之，尾崎紀夫　109

§4 主に身体症状を訴える患者　111

1. 「身体疾患によって説明されない身体症状」を訴える患者 ……………… 仙波純一　111
2. 「身体表現性障害」の診断と対応 ……………………………………… 仙波純一　113
3. 「身体表現性障害」の精神科紹介：どのように説明するか ……………… 仙波純一　117
4. 鎮痛補助薬としての抗うつ薬 …………………………………………… 仙波純一　118
5. 「ヒステリー」の今の考え方：解離性障害と転換性障害 ………………… 兼本浩祐　120
6. 「転換性障害」を疑うのはどのようなときか …………………………… 兼本浩祐　123
7. 「解離性障害」を疑うのはどのようなときか …………………………… 兼本浩祐　125
8. 「転換性障害」と「解離性障害」の対応：プライマリ・ケアで行うこと … 兼本浩祐　128
9. Münchhausen症候群，虚偽性障害の診断と対応
   プライマリ・ケアで行うこと ………………………………………… 兼本浩祐　130

§5 摂食障害とアルコール依存　132

1. 「神経性無食欲症」の診断と対応 ………………………………………… 松本俊彦　132
2. 「神経性大食症」の診断と対応 …………………………………………… 松本俊彦　135
3. 「むちゃ食い障害」の診断と対応 ………………………………………… 松本俊彦　137
4. アルコール依存を疑うのはどのようなときか …………………………… 松本俊彦　139
5. アルコール依存のスクリーニング検査 …………………………………… 松本俊彦　142
6. アルコール依存の診断と対応 …………………………………………… 松本俊彦　144
7. アルコール離脱せん妄の治療とケア …………………………………… 松本俊彦　147

§6 適応障害と外傷後ストレス障害（PTSD）　150

1. 適応障害の診断と対応：プライマリ・ケアで行うこと ………………… 大江美佐里　150
2. 外傷後ストレス障害を疑われる患者に対して：プライマリ・ケアで行うこと … 前田正治　152
3. プライマリ・ケアにおける「遺族ケア」 ………………………………… 中島聡美　157

§7 認知症とせん妄　160

1. 認知症を疑うのはどのようなときか …………………………………… 柴田展人　160
2. 認知症を疑ったときに行うこと1：患者と家族に聞くこと ……………… 木村通宏　163
3. 認知症を疑ったときに行うこと2
   プライマリ・ケアで実施可能な心理検査 …………………………… 島﨑裕美　166
4. 認知症を疑ったときに行うこと3：神経学的診察と検査 ……………… 本井ゆみ子　169
5. 認知症の重症度診断の方法 ……………………………………………… 松原洋一郎　172

CONTENTS

- 6. 認知症性疾患の鑑別診断：プライマリ・ケアでどこまで行うのか … 眞鍋雄太，井関栄三 175
- 7. 認知症と「うつ病性仮性認知症」の見分け方 …………………………… 馬場 元 177
- 8. 認知症患者への接し方 …………………………………………………… 黄田常嘉 180
- 9. 患者と家族への説明，家族の支援：認知症のとき ……………………… 新井平伊 182
- 10. 認知症治療薬1：薬の種類と使用方法の概略 …………………………… 一宮洋介 184
- 11. 認知症治療薬2：「中核症状」に対する効果，副作用，効果の限界 …… 野澤宗央 187
- 12. 認知症の「周辺症状」が強いとき1：興奮，幻覚・妄想などの治療とケア … 熊谷 亮 190
- 13. 認知症の「周辺症状」が強いとき2
   活力の低下，抑うつ症状などの治療とケア ……………………………… 笠貫浩史 193
- 14. 認知症医療における精神科との連携 ……………………………………… 浦上克哉 196
- 15. せん妄を疑うのはどのようなときか ……………………………………… 天野直二 199
- 16. せん妄と認知症の見分け方 ………………………………………………… 天野直二 201
- 17. せん妄と「レム睡眠行動障害」の見分け方 ……………………………… 天野直二 204
- 18. せん妄の原因になる主な身体疾患 ………………………………………… 天野直二 206
- 19. せん妄の原因になる主な薬物 ……………………………………………… 天野直二 209
- 20. 患者と家族への説明，家族の支援：せん妄のとき ……………………… 天野直二 212
- 21. せん妄の対症療法1：非薬物療法 ………………………………………… 天野直二 214
- 22. せん妄の対症療法2：薬物療法 …………………………………………… 天野直二 216

§8 パーソナリティ障害　　218

- 1. 境界性パーソナリティ障害
   極端に不安定な患者のプライマリ・ケアでの対応 ……………… 木村宏之，江崎幸生 218
- 2. 自己愛性パーソナリティ障害
   極端に自己中心的な患者のプライマリ・ケアでの対応 ………… 木村宏之，江崎幸生 223
- 3. 「クレーマー」の心理とプライマリ・ケアでの対応 …………… 木村宏之，江崎幸生 227

第3章　いろいろな臨床場面での精神医学的対応

§1 児童期，思春期の精神障害　　230

- 1. 児童期の精神障害 ………………………………………………………… 本田秀夫 230
- 2. 思春期の精神障害 ………………………………………………………… 本田秀夫 234
- 3. Asperger障害とADHDの成人例 ………………………………………… 本田秀夫 236

§2 産業精神医学（主に気分障害について） 238

1. 精神障害の患者を休ませるときの目安 ……………………… 有馬秀晃，秋山 剛 238
2. 復職のためのリハビリテーション ……………………………… 有馬秀晃，秋山 剛 240
3. 精神障害の患者の復職の目安 …………………………………… 有馬秀晃，秋山 剛 243
4. 復職時に会社と共有すべき情報について …………………… 有馬秀晃，秋山 剛 247

§3 その他，精神科的緊急事態など 250

1. 隠れている軽い統合失調症を発見するには：非特異的症状と患者への対応 …… 西多昌規 250
2. 差し迫った自殺の危険を示すサイン ……………………………………… 堀川直史 254
3. 自殺の危険が強いときに行うこと ………………………………………… 堀川直史 256
4. 自殺企図が起こったときに行うこと ……………………………………… 堀川直史 258
5. 精神科救急の利用方法 ……………………………………………………… 堀川直史 260

§4 身体疾患患者の心理的ケア 261

1. 心身症とは何か，これを疑うのはどのようなときか …………………… 堀川直史 261
2. 重症身体疾患急性期の患者の心理 ………………………………………… 堀川直史 264
3. 重症身体疾患慢性期の患者の心理 ………………………………………… 堀川直史 266
4. 身体疾患患者の心理的ケア1：ケアの基本と話の聞き方 ……………… 堀川直史 268
5. 身体疾患患者の心理的ケア2：セルフケアレベルを上げるための方法 ……… 堀川直史 270

第4章 精神科との連携

1. 精神科への紹介 ……………………………………………………………… 堀川直史 274
2. 地域として行う精神医療 …………………………………………………… 堀川直史 277

索 引 ………………………………………………………………………………………… 279

執筆者一覧

■ 編　集

堀川直史　　埼玉医科大学総合医療センターメンタルクリニック

■ 執　筆（掲載順）

堀川直史	埼玉医科大学総合医療センターメンタルクリニック	柴田展人	順天堂大学医学部精神医学教室
佐藤　幹	新橋スリープ・メンタルクリニック，東京慈恵会医科大学精神医学講座	木村通宏	木場メンタルクリニック
伊藤　洋	東京慈恵会医科大学葛飾医療センター精神神経科	島﨑裕美	順天堂大学医学部精神医学教室
原田大輔	東京慈恵会医科大学精神医学講座	本井ゆみ子	順天堂大学大学院認知症診断・予防・治療学講座
大渕敬太	東京慈恵会医科大学精神医学講座	松原洋一郎	順天堂大学医学部附属順天堂東京江東高齢者医療センターメンタルクリニック
山寺　亘	東京慈恵会医科大学葛飾医療センター精神神経科	眞鍋雄太	順天堂大学医学部附属順天堂東京江東高齢者医療センター PET-CT認知症研究センター
岩下正幸	東京慈恵会医科大学精神医学講座	井関栄三	順天堂大学医学部附属順天堂東京江東高齢者医療センター PET-CT認知症研究センター
青木　亮	東京慈恵会医科大学精神医学講座		
山下吏良	防衛医科大学校防衛医学研究センター行動科学研究部門	馬場　元	順天堂大学医学部附属順天堂越谷病院メンタルクリニック
角田智哉	防衛医科大学校防衛医学研究センター行動科学研究部門	黄田常嘉	順天堂大学医学部精神医学教室
野村総一郎	防衛医科大学校病院精神科	新井平伊	順天堂大学大学院精神・行動科学
田中徹平	自衛隊中央病院精神科	一宮洋介	順天堂大学医学部附属順天堂東京江東高齢者医療センターメンタルクリニック
戸田裕之	防衛医科大学校病院精神科	野澤宗央	順天堂大学医学部附属順天堂東京江東高齢者医療センターメンタルクリニック
木村大樹	名古屋大学大学院医学研究科精神医学分野	熊谷　亮	順天堂大学医学部附属浦安病院メンタルクリニック
木村宏之	名古屋大学大学院医学研究科精神医学分野	笠貫浩史	順天堂大学医学部精神医学教室，順天堂大学医学部附属順天堂東京江東高齢者医療センターメンタルクリニック
尾崎紀夫	名古屋大学大学院医学研究科精神医学分野		
仙波純一	さいたま市立病院精神科	浦上克哉	鳥取大学医学部保健学科生体制御学講座・環境保健学分野
兼本浩祐	愛知医科大学精神科学講座	天野直二	信州大学医学部精神医学講座
松本俊彦	国立精神・神経医療研究センター精神保健研究所	江崎幸生	藤田保健衛生大学医学部精神科
大江美佐里	久留米大学健康・スポーツ科学センター保健管理部門，久留米大学医学部神経精神医学講座	本田秀夫	山梨県立こころの発達総合支援センター
		有馬秀晃	品川駅前メンタルクリニック
前田正治	久留米大学医学部神経精神医学講座	秋山　剛	NTT東日本関東病院精神神経科
中島聡美	国立精神・神経医療研究センター精神保健研究所	西多昌規	自治医科大学精神医学教室

第1章

はじめに:

プライマリ・ケアにおける精神医療の重要性,現状と今後の課題

第1章 はじめに：プライマリ・ケアにおける精神医療の重要性，現状と今後の課題

1 プライマリ・ケアにおける精神医療の重要性

堀川直史

1 多くの精神障害患者がプライマリ・ケアを受診する

　プライマリ・ケア（primary care：PC）における精神医療は非常に重要である．これをいくつかの面からみることができる．その1つは，**多くの精神障害患者が精神科以外の診療科，特にPCを受診する**ということである．例えば，WHOが行ったPCにおける精神障害に関する国際共同研究では，PC受診者の24％に何らかの精神障害が発見された[1]．また，その後のレビュー[2]でも，PC受診者のうち少なくとも1つのDSM診断※をもつ患者の比率は20〜30％と報告されている．日本における大規模な調査はないが，上に述べたWHOによる国際共同研究の一部として長崎で行われた調査の結果をみると，何らかの精神障害がみられた患者はPC受診者の15％と記載されている．

2 精神科への紹介が困難なことも多い

　PCでこのような精神障害患者を発見し，精神科に紹介しようと考えたときに，それがスムースに進まない場合も稀ではない（「第4章 精神科との連携」参照）．この場合には，**その後の治療もPCで行わざるを得ない**ことになる．

　精神科紹介が難しい理由の1つは，**患者が精神科に対する忌避感や恐れなどのようなネガティブな先入観をもち，精神科受診を嫌がること**である．欧米の資料であるが，PC医が精神科に紹介状を書いたときに，実際に精神科を受診した患者は約半数にとどまることが知られている[3]．

　また，PCを定期的に受診している慢性身体疾患患者に精神障害が併発する頻度は，身体疾患をもたない人よりも高い[4]．このような**慢性身体疾患に精神障害が併発した患者が，PCのほかに精神科にも通院することはかなり大きな負担の増加になり，これも嫌う患者もいる**．

　精神科の側にも問題がある．精神科医が十分に話を聞かずにすぐ薬を処方する，しかもだんだんに薬が増えるなどの不満をもち，不安が強まる患者はさほど稀ではない．精神科を受診しても，もとのPCに戻ってしまう患者もいる．また，最近は初診を予約制にしている精神科が多くなり，初診までに時間がかかる場合もある．このようにして，患者（およびPC医やそのほかの医療者）の精神科に対するネガティブな先入観がさらに強まるという悪循環も生じているのであろう．

※ DSM：diagnostic and statistical manual of mental disorders．アメリカ精神医学会が作成し，世界で広く用いられている精神障害の診断基準集である．

3 自殺防止における重要な役割

　PCにおける精神医療にはさらに積極的な意味もある．その一例は，**PC医が自殺防止の最も重要なゲートキーパーである**ということである．自殺既遂者の自殺前の医療機関受診状況をみると，自殺前1年以内に77％がPCを受診している[5]．これらの患者の多くはすでに精神障害，主としてうつ病に罹患していると推定されるが，PC受診時にこのうつ病を発見して治療をはじめることができれば，自殺防止のために非常に有効であろう．さらに，自殺前1カ月以内では45％がPCを受診している[5]．これは自殺の危険が差し迫った時期であり，自殺の危険を発見して精神科に紹介することができれば，これも自殺防止のために非常に大きな役割を果たすことになる．

＜文献＞
1) Lecrubier Y : Widespread underrecognition and undertreatment of anxiety and mood disorders : results from 3 European studies. J Clin Psychiatry, 68 (Suppl 2) : 36-41, 2007
2) Katon WJ & Walker EA : Medically unexplained symptoms in primary care. J Clin Psychiatry, 59 (Suppl 20) : 15-21, 1998
3) Trivedi MH, et al. : Consensus recommendations for improving adherence, self-management, and outcomes in patients with depression. CNS Spectr, 12 (Suppl) : 1-27, 2007
4) 堀川直史，他：プライマリケアを受診する慢性身体疾患患者のうつ病．精神科治療学，23：977-984, 2008
5) Luoma JB, et al. : Contact with mental health and primary care providers before suicide : a review of the evidence. Am J Psychiatry, 159 : 909-916, 2002

第1章 はじめに：プライマリ・ケアにおける精神医療の重要性，現状と今後の課題

2 なぜプライマリ・ケアに精神障害患者が多いのか

堀川直史

1 患者の受療行動

　プライマリ・ケア（PC）に精神障害患者が多いことを前稿で述べたが，それはなぜであろうか．いくつかの理由があると思われるが，その1つは**患者の受療行動，すなわち精神障害患者の多くが少なくとも最初は精神科ではなく精神科以外の診療科を選択する**ということである．米国の大規模な一般人口調査によると，6カ月間に精神障害のために医療機関を受診した患者の大多数はPCを受診し，精神科を受診したものはわずかに4％であった[1]．日本ではこのような大規模な研究は行われていないが，三木[2]が抑うつ症状のために心療内科を受診した患者がはじめにどの診療科を受診したかを調査している．これによると，内科が圧倒的に多く（64.7％），婦人科（9.5％），脳外科（8.4％）がこれに続き，精神科（5.6％）と心療内科（3.8％）はあわせても約1割にとどまる．

　このような患者の受療行動は，先に述べたような患者の精神科に対する忌避感や恐れなどのようなネガティブな先入観に関係しているのであろう．

　それとともに，精神障害は身体症状を伴うことが稀ではなく，この身体症状の診療を求めて，患者がPCを受診することも多いであろう．なお，この場合患者は身体症状を訴え，精神症状を述べないことが多い．これは精神障害を見逃さないための注意点の1つである．うつ病と不安障害についてであるが，患者が自分からは精神症状を訴えなかったとしても，質問すれば精神症状を肯定する場合が多いことが知られている[3]．

2 慢性身体疾患と精神障害は併発しやすい

　PCに精神障害患者が多いことのもう1つの理由は，**慢性身体疾患と精神障害が併発しやすい**ことである[3]．さまざまな慢性身体疾患患者がPCで診療を受けている．主にうつ病について調査が行われているが，主要な慢性身体疾患患者におけるうつ病の頻度は一般人口調

表 ● 主要な慢性身体疾患患者におけるうつ病の頻度

身体疾患	うつ病の頻度（％）
糖尿病	10〜30
慢性肝炎	28
虚血性心疾患	17〜27
脳血管障害	14〜19
慢性関節リウマチ	13

（文献4を参考に作製）

査の2～3倍に上昇する[1]．疾患別にみると，発表された頻度は互いに少しずつ異なっているが（表），いずれも10～20％とみることができる[4]．

<文献>
1) Katon WJ & Walker EA：Medically unexplained symptoms in primary care. J Clin Psychiatry, 59 (Suppl 20)：15-21, 1998
2) 三木 治：プライマリ・ケアにおけるうつ病の実態と治療．心身医学，42：585-591, 2002
3) 堀川直史，他：精神科以外の診療科との連携，コンサルテーション・リエゾン精神医学とプライマリケアにおける精神医学．精神科治療学，25：61-69, 2010
4) 堀川直史，他：プライマリケアを受診する慢性身体疾患患者のうつ病．精神科治療学，23：977-984, 2008

第1章 はじめに：プライマリ・ケアにおける精神医療の重要性，現状と今後の課題

3 どのような精神障害が多いのか

堀川直史

■ プライマリ・ケアで頻度の高い精神障害

プライマリ・ケア（PC）における精神医療ではうつ病が注目されている．うつ病はもちろん重要であるが，PCを受診することの多い精神障害患者はうつ病ばかりではない．PCにおける精神障害の診断分布については比較的多くの研究が行われている．そのうち，最近の比較的精密な方法による研究を表にまとめた[1]．ここには，ヨーロッパ，インドなどの研究が含まれている．この表から，**PCで特に頻度の高い精神障害は，うつ病性障害**※（PC受診者の9～36％），**不安障害（8～35％），身体表現性障害（11～36％）の3つである**ことがわかる．

この3つの精神障害はいずれも一般に頻度の高い「common mental disorders」である．そのほかに，この3つは特に多くの身体症状を伴うことが一般的である．この身体症状の診療を求めて患者がPCを受診することも，PCにおいてこの3つの精神障害の頻度が高いことの理由の1つであろう．

表 ● PCにおける精神障害の診断分布

筆頭著者 （発表年度）	国名	何らかの 精神障害（%）	うつ病性 障害（%）	不安障害 （%）	身体表現性 障害（%）	他の精神障害 （%）
Ansseau (2004)	ベルギー	43	14	19	18	アルコール依存：10
Toft (2005)	デンマーク	50	14	16	36	器質性精神障害：3 アルコール依存：2
Broers (2006)	ボスニア・ヘルツェゴビナ	26	10	14	16	アルコール依存：<5 摂食障害：<5
Norton (2007)	フランス	31	9	8	11	アルコール依存：11
Avasthi (2008)	インド	42	11	35	26	アルコール依存：1
Cwikel (2008)	イスラエル	31	21	11	12	摂食障害：15
Roca (2009)	スペイン	54	36	26	29	記載なし
Serrano-Blanco (2009)	スペイン	45	10	17	記載なし	記載なし

（文献1を参考に作製）

<文献>
1）堀川直史，他：精神科以外の診療科との連携，コンサルテーション・リエゾン精神医学とプライマリケアにおける精神医学．精神科治療学，25：61-69，2010

※ うつ病性障害：DSMには抑うつ症状を主とするいくつかの精神障害の診断基準がある．大うつ病性障害，気分変調性障害などである．これらを総称してうつ病性障害と呼ぶ．双極性障害はこれに含まれない．

第1章 はじめに：プライマリ・ケアにおける精神医療の重要性，現状と今後の課題

4 プライマリ・ケアにおける精神医療の問題点とその対策

堀川直史

1 プライマリ・ケアにおける精神医療の問題点

　プライマリ・ケア（PC）では精神障害が見逃されやすいといわれている[1]。これは事実だろうか．これまでの大規模な調査によると，PCを受診した大うつ病患者[※1]のうち，PC医が何らかの精神医学的問題があると考えた患者の比率は69〜92％であるが，大うつ病とはっきりと診断した患者は15〜34％に低下する[2]．すわわち，PCでは精神障害が見逃されやすいというよりも，**精神的不調に気づくことは多いが，それを適切に診断することが難しい**という言い方がより正確であろう．

　PCにおける精神障害の治療はどうだろうか．これについては，うつ病の治療に関するレビュー[3]から，主要な結論を引用しておきたい．①大うつ病患者の51.6％は治療を受けている．しかし，②ガイドラインレベルに達した治療を受けているものは21.7％のみである．これは，多くの患者がPCで治療を受けていることによる．③4カ月後に抑うつ症状評価尺度のスコアが50％以上改善した患者は，PC医が薬を処方したものでは40〜44％にとどまる．すなわち，**PCにおける精神障害，少なくともうつ病については，適切な治療が行われているとはいえない**であろう．

　PCにおける精神医療にはいくつかの問題点があるが，以上の2点，すなわち①**精神障害の診断が難しい**，②**十分な治療が行われていない**，という2点を特に重要な問題点と考えることができるように思われる．

2 診断の困難さに対する対策

　この対策であるが，①の精神障害の診断が難しいという点については，**DSMなどの診断基準による診断を徹底することがよいと思われる**[1]．以下，これについて解説しておきたい．

1）DSMによる診断の長所

　従来の精神障害の診断方法は総合的な判断であった．すなわち，症状と経過に加えて，家族歴，生活歴，病前性格，心理社会的ストレス因子，身体的問題，さらに面接のときに医師が受ける印象などを総合的に考え，原因を推定して診断が決定された．精神障害の原因を，内因性[※2]，心因性，器質性という3つに大別するという考え方も，このような診断方法を前提としたものである．この方法は，総合的な判断であり，しかも推定された原因にしたがって治療方針を立てることができるという意味で優れている．しかし，この方法には大きな欠点

※1 大うつ病：major depression．DSMのうつ病性障害の1型であり，典型的な症状がそろったうつ病である．
※2 内因：現在も詳細は不明であるが，精神障害の原因になり得ると想定される何らかの身体的・遺伝的素因．

があった．1つは，この診断方法に習熟することが非常に難しく，長期間の精神医学の専門的なトレーニングが必要なこと，いまひとつは診断が医師の主観によって左右されるため，精神科専門医同士であったとしても，診断一致率が低いことであった．

一方，**現在のDSMなどの診断方法**はこれと全く異なっている．すなわち，**主要な症状の中で評価者間一致率が比較的高い症状を選び，これらの症状とその短期経過のみによる診断基準をつくり，この診断基準を用いて精神障害を診断するという方法**である．この方法は操作的診断法と呼ばれるが，**平易で簡潔であり，診断一致率が高く，さらに精神医学の専門的なトレーニングを受けなくても，この診断基準を用いることができる**．

PCにおける精神障害の診断はこの方法がよいと思われる．すなわち，本書で取り上げられる精神障害，そのなかでも臨床においてとりわけ重要と思われるいくつかの精神障害の診断基準を準備し，それにしたがって診断する．その後は，よい治療関係を保つための対応上の配慮を行い（「第3章§4. 身体疾患患者の心理的ケア」参照），診断にあった向精神薬を処方する．このような方法で治っていく患者も稀ではない．もし症状が改善しなければ，その時点で精神科に紹介するという考え方がよいと思われる（「第4章 精神科との連携」参照）．

2）多軸診断と包括的アプローチ

以下は，原則として精神科専門医が行うことであろう．DSMの長所は上に述べた通りであるが，このような単純化に伴う短所もある．その1つが，操作的診断法による診断が精神障害に関係するさまざまな要因に関する評価と原因についての判断を含んでいないことである．したがって，この診断のみによっては，総合的な評価や原因に基づく治療を行うことができない．

DSMはこれについての対策も準備している．それが多軸診断とそれに基づく包括的アプローチである．例として，筆者が診療しているある中年の男性透析患者の多軸診断の結果とそれに基づく治療方針を図に示す．上に述べた精神障害の診断は図の第Ⅰ軸の評価である．そのほかに，パーソナリティと知能の問題を第Ⅱ軸に記載し（これも診断基準がある），第Ⅲ

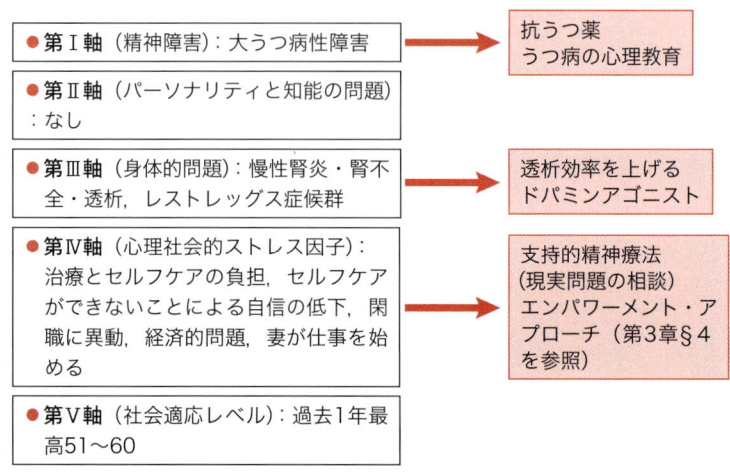

図　DSMの多軸診断の結果とそれに基づく治療方針の例

軸と第Ⅳ軸には身体的問題と心理社会的ストレス因子を記載する．さらに，第Ⅴ軸には過去1年あるいは過去1週などの社会適応レベルを規定された方法にしたがって数値で記載する．そして，このような多軸診断に基づき，各軸の問題に対してそれぞれ治療的なアプローチを行う．この多軸診断と包括的アプローチは非常に重要であり，正確にはこのようにしてはじめてDSMを本当に臨床に役立てることが可能になるということもできる．

PCでここまで行うことができれば，それは非常に望ましいことである．しかし，PCでは診察時間が制限されていることなどを考えると，これはやはり精神科専門医が行うこととみるべきであろう．あるいは，これを行うことが精神科医の専門性であるということすらできると考えている．

3 十分な治療が行われていないことに対する対策

十分な治療が行われていないことに関して問題になることは，実際には向精神薬，特に抗うつ薬の使用についてであろう．欧米に比較して，**日本では抗不安薬と睡眠薬が多量使用されていること**はいくつかの調査から明らかである．これに対し，**抗うつ薬の使用は不徹底である**．例えば，筆者らが行った地域医師会との共同調査によると，PC医がうつ病と診断した場合に，常用量の抗うつ薬を処方する人は約半数であり，抗うつ薬を処方するが初回使用量にとどめる人が1/4，抗うつ薬を使用しない人も1/4であった[4]．また，抗うつ薬の使用を考えるときに，PC医の半数以上が，①うつ病という診断が正しいかについて自信がないばかりではなく，②抗うつ薬を使うことが適切か，③抗うつ薬の種類の選択は適切か，④抗うつ薬の使用量は適切かなどを迷い，心配していた[4]．

精神障害に関する講演会などは頻繁に開かれている．それにもかかわらず，このような心配をもつPC医が多いことに注目すべきであろう．すなわち，**従来の広報，啓発活動の効果は不十分であり，新しい方法を考えなければならない**．私見であるが，実際の患者を何らかの形でPC医と精神科医が併診することができれば，PC医はより具体的に精神障害の診療の方法を経験し，自信をもって治療を行うことができるようになるのではないかと考えている．このような方法については，「第4章 精神科医との連携」でさらに詳しく述べることにしたい．

<文献>
1) 堀川直史，他：精神科以外の診療科との連携．コンサルテーション・リエゾン精神医学とプライマリケアにおける精神医学．精神科治療学，25：61-69，2010
2) Lecrubier Y：Widespread underrecognition and undertreatment of anxiety and mood disorders：results from 3 European studies. J Clin Psychiatry, 68 (Suppl 2)：36-41, 2007
3) Trivedi MH, et al.：Consensus recommendations for improving adherence, self-management, and outcomes in patients with depression. CNS Spectr, 12 (Suppl)：1-27, 2007
4) 安田貴昭，他：プライマリケアにおけるうつ病診療の実態－「Collaborative Care（協同的ケア）」を実施するための予備調査－．精神科治療学（印刷中）

第2章

主要な精神疾患

- §1 眠れない（不眠と不眠症）……………………… 22
- §2 気が沈んで何もする気が起きない（うつ病）…… 44
- §3 動悸を感じ気持ちが落ち着かない（不安障害）… 83
- §4 主に身体症状を訴える患者 ……………………… 111
- §5 摂食障害とアルコール依存 ……………………… 132
- §6 適応障害と外傷後ストレス障害（PTSD）……… 150
- §7 認知症とせん妄 …………………………………… 160
- §8 パーソナリティ障害 ……………………………… 218

第2章 主要な精神疾患

§1 眠れない（不眠と不眠症）

1 「よい眠り」とは何か

佐藤 幹，伊藤 洋

1 はじめに

　起床時に爽快感があり，日中に過度の眠気がなく，活動に支障のない休息がとれたときに，前夜の睡眠は適正であったと判断する．患者が訴える不眠感だけを拠り所にしていると，訴えに応じるままに睡眠薬の処方量が増えてゆく危険がある．また，不眠症状に注意が集中すること自体が，不眠の増悪因子となる．特に不眠症患者には，**夜の睡眠よりも日中の活動に目を向けさせる**ことが重要である．一方，客観的な評価からは，入眠潜時[※1]が30分未満，中途覚醒時間が総睡眠時間の5％程度，睡眠効率[※2]80％程度，が若年健常成人の正常域である．

2 睡眠の評価

　主観的および客観的評価がある．主観的評価には，入眠時刻や覚醒時刻，離床時刻などを本人に記入させる睡眠日誌と各種質問紙[※3]がある．客観的評価として，終夜睡眠ポリグラフ検査（polysomnography：PSG），アクチグラフ[※4]などを用いる．不眠症患者は，自己の睡眠に関する主観的評価を，客観的評価に比較して過小評価する．

3 睡眠の個人差と睡眠構築の変化

　睡眠には，個人差がある．量的には，5時間以下の睡眠で日中の精神作業能力を保つことができる短時間睡眠者と，10時間以上の睡眠時間を要する長時間睡眠者，概日リズムの側面からは，朝型と夜型などの違いが知られている．加齢により，睡眠構築は変化する．PSGで計測すると，平均的な睡眠時間は，25歳で約7時間，45歳で6.5時間，65歳で6時間と，20年ずつ加齢するにしたがって30分ずつ短縮する（図1）[1]．また加齢によって，中途覚醒の増加，徐波睡眠の減少，睡眠効率の低下など，睡眠の質は劣化する．高齢になると，概日リズムを司る視交叉上核の細胞数が減少し，昼夜のメリハリが少なくなることが原因の1つであると考えられる．したがって，加齢によって，若い頃のように眠れなくなることは，生理的に正常な変化といえる．これらの知見は，**自分の睡眠を，他者や自己の若い頃と比較することには意味がないこと，睡眠には個人差があり，万人に当てはまる適正な睡眠時間は存在しないこと**を示している．

※1　入眠潜時：就床してから入眠するまでに要する時間
※2　睡眠効率：実際に睡眠がとれている時間/ベッド上で過ごす時間×100（％）
※3　各種質問紙：ピッツバーグ睡眠質問票（Pittsburgh sleep quality index：PSQI）や不眠重症度尺度（insomnia severity index：ISI）などがある
※4　アクチグラフ：加速度センサーを内蔵した携帯型活動量計測・記録装置（アクチグラム）を用いた検査．PSGと比較して睡眠構築の厳密な測定は困難であるが，入院を必要とせず2週間程度の連続計測が可能である．睡眠・覚醒のリズムを観察することに適している

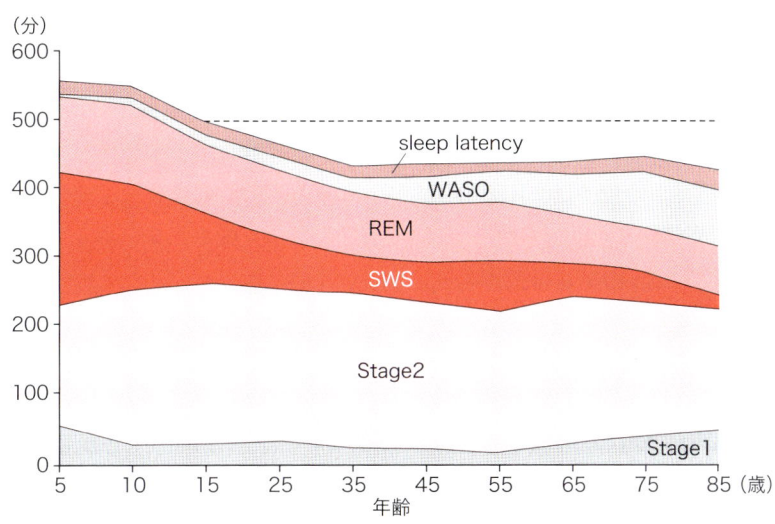

図1● 睡眠構築の加齢変化
sleep latency：入眠潜時
WASO：wake time after sleep onset，中途覚醒時間
SWS：slow wave sleep，徐波睡眠
REM：rapid eye movement，レム睡眠
（文献1を参考に作製）

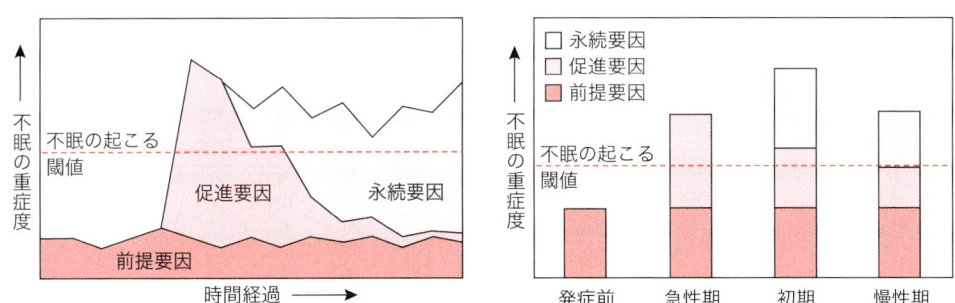

図2● 不眠症の病態モデルと不眠症を慢性化させる要因
（文献3を参考に作製）

　睡眠時間と抑うつの関係について，抑うつの程度が低いものは，通常の睡眠時間が6～7時間であった[2]．米国がん協会の調査は，1日の睡眠時間が6.5～7.4時間である対象者が最も長命であったと報告している．また，**睡眠不足により糖尿病や高血圧，脂質異常症のリスクが高まる**．これらからは，**睡眠時間は短すぎても長すぎても適切ではない**ことがわかる．

4 不眠の要因と睡眠衛生

　不眠を慢性化させる要因として，①前提要因：性格，体内時計の特徴（朝型・夜型），遺伝要因，②促進要因：不安，ストレス，身体疾患，生活習慣の変化，③永続要因：就寝後の眠れないことに対する不安，睡眠に対しての誤った対処行動，不適切な治療，が挙げられる[3]．不眠が慢性化するにしたがって，永続要因が強くなっていく（図2）．そのため永続要因を排

して良好な睡眠を導かなくてはいけない．

　眠れずに長時間ベッドで過ごすことは，不眠と寝室を条件づけてしまい，その結果，生理的過覚醒を強化して不眠を増悪させる．寝不足（感）を補うための寝坊や長時間の昼寝も，夜間睡眠に悪影響を及ぼす．したがって，**眠くなってから就寝し，覚醒したら速やかに離床し，寝室から出る**ことが重要である．また，体温を低下させて睡眠を安定させる作用を有するメラトニンは，体内時計と明暗環境の2つに支配されている．照度が一定の条件下で，起床後14～16時間後にメラトニン分泌が開始され，その2～3時間後に眠気が生じる．したがって**就床時刻ではなく起床時刻を定時にする**ことで，よい睡眠がもたらされる．

＜文献＞
1) Ohayon MM, et al.：Meta-analysis of quantitative sleep parameters from childhood to old age in healthy individuals：developing normative sleep values across the human lifespan. Sleep, 27：1255-1273, 2004
2) Kaneita Y, et al.：The relationship between depression and sleep disturbances：a Japanese nationwide general population survey. J Clin Psychiatry, 67：196-203, 2006
3) Spielman AJ, et al.：A behavioral perspective on insomnia treatment. Psychiatr Clin North Am., 10：541-553, 1987

第2章 主要な精神疾患

§1 眠れない（不眠と不眠症）

2 「眠れない」と訴える患者
不眠症状のタイプと原因

原田大輔, 伊藤 洋

1 はじめに

国民の20％が不眠に悩んでいる現在，患者から「眠れない」という訴えを聞くことは，プライマリ・ケアの診療場面でも日常茶飯事である．本稿では，「眠れない」という訴えにどのようなタイプがあり，その背景にどのような疾患を考慮すべきかを述べる．

2 不眠症状のタイプ

1) 入眠障害

不眠の訴えのなかで，最も頻度が高い．床に就いてから眠りに入るまでの時間が延長している状態をいう．一般的には，週に3回以上入眠までに30分以上かかり，本人がそれを苦痛に感じていることで判断される．ただし，個人差や年齢差が大きい．

2) 中途覚醒

いったん入眠した後，翌朝の望む起床時刻に覚醒するまでの間に，何度も覚醒してしまう状態をいう．加齢に伴う生理的変化として中途覚醒回数は増加していくが，再入眠が困難，回数が著しく多い，日中に強い眠気が出現する，などの場合に障害とみなされる．

3) 早朝覚醒

本人の望む起床時刻，あるいは通常の覚醒時刻の1～2時間以上早くに覚醒してしまい，再入眠が困難となる状態をいう．加齢に伴う生理的変化で睡眠覚醒リズムは前進する（早寝早起きになる）ため，高齢者に高頻度で認められる．うつ病においても，比較的特異的に出現する．

4) 熟眠障害

睡眠時間はある程度とれるが，主観的に「深く眠った感じがしない」と満足感のなさを訴える状態をいう．原発性不眠症の訴えに多い．その場合，終夜睡眠ポリグラフ検査などの客観的評価で睡眠障害の証拠は認めなくても，患者は「全く一睡もできなかった」という表現で不眠感を執拗に訴える．

3 不眠症状の原因

実地の臨床場面において，不眠症状を訴える患者を前にしたときに必要なのは，その原因を検索することにある．その際には，「5P分類」[1]を念頭において対応するのが有用である．5P分類とは，睡眠障害の原因を①身体的原因（Physical），②生理的原因（Physiological），

③心理的原因（Psychological），④精神医学的原因（Psychiatric），⑤薬理学的原因（Pharmacological）の5つに分類してその頭文字をとったものである．患者の眠りを侵す原因として，どのPに一番比重がおかれるのかを見極めることが重要である．

1）身体的原因

内科的，外科的なさまざまな身体疾患による痛み・痒み・発熱あるいは喘息発作や頻尿など，あらゆる身体症状が睡眠障害の原因になりうる．

2）生理的原因

転居・入院など急激な環境変化や睡眠にとって好ましくない生活習慣などにより，睡眠は障害される．特に，5時間以上の時差のある国外へジェット機で旅行した際に起こる時差ぼけや交代制勤務（例：看護師，24時間操業の工場勤務）など，概日リズムが外界のリズムとずれることによるリズム位相性の障害がここに含まれる．

3）心理的原因

仕事上の失敗，失恋，落第，職場・学校あるいは家庭内での人間関係のトラブルなどによる不安や心配といった心理的な問題が挙げられる．冠婚葬祭に代表されるすべてのライフイベントが睡眠障害の原因になる．

表●不眠症をきたしやすい身体疾患と薬剤・嗜好品

a）身体疾患

中枢神経系	Parkinson病，てんかん，脳血管障害
循環器	期外収縮，狭心症，心筋梗塞，高血圧，うっ血性心不全
呼吸器	気管支喘息，肺気腫，慢性気管支炎，気管支拡張症
消化器	逆流性食道炎，胃・十二指腸潰瘍，潰瘍性大腸炎
内分泌・代謝	甲状腺機能亢進症，Cushing症候群，糖尿病
産婦人科	月経前症候群，月経困難症，妊娠，更年期障害
腎・泌尿器	腎不全，夜間頻尿・多尿をもたらす疾患
その他	疼痛や痒みをもたらす疾患

b）薬剤・嗜好品

薬剤	抗Parkinson病薬，片頭痛治療薬，精神刺激薬，抗菌薬（ニューキノロン系），抗ウイルス薬，抗腫瘍薬，ステロイド，降圧薬，利尿薬，気管支拡張薬，消化性潰瘍治療薬（H_2ブロッカー），インターフェロン製剤，非ステロイド性抗炎症薬（NSAIDs）
嗜好品	ニコチン，カフェイン，アルコール
その他	鎮咳薬，総合感冒薬，セイヨウオトギリソウ，朝鮮人参

（文献2を参考に作製）

4) 精神医学的原因

気分障害，神経症性障害，統合失調症などの精神疾患に伴って引き起こされる睡眠障害であり，睡眠障害はすべての精神疾患にみられるといっても過言ではない．

5) 薬理学的原因

降圧薬，ステロイド，インターフェロン製剤，喘息治療薬（テオフィリン），甲状腺ホルモン製剤，アルコール・睡眠薬の依存・離脱，コーヒー，タバコなどさまざまな薬物や嗜好品によって睡眠障害は誘発される．

4 おわりに

不眠症状のタイプとその原因について概説した．プライマリ・ケアにおいて周知すべきは，ほとんどすべての身体疾患は，何らかの睡眠障害を引き起こし，処方薬剤，OTC薬，嗜好品には，睡眠障害を引き起こすものが多い，ということである（表）[2]．「眠れない」という訴えの背景には，実に多種多様な病因・病態が潜んでおり，それ故に，詳細に注意深く医療面接を行い，鑑別診断を行っていく必要がある．

＜文献＞
1) 山寺 亘，伊藤 洋：不眠症候群．「脳とこころのプライマリケア― 5．意識と睡眠」（千葉 茂/編）：pp.556-563, シナジー社, 2012
2) 山寺 亘，伊藤 洋：その他の理由で眠れない．「プライマリ・ケア医のための睡眠障害―スクリーニングと治療・連携」（内村直尚/編）：pp.38-44, 南山堂, 2012

第2章 主要な精神疾患

§1 眠れない（不眠と不眠症）

3 どのような種類の不眠症があるのか

大渕敬太, 伊藤 洋

1 はじめに

患者が不眠を訴えた場合，系統的な医療面接を通して症状を具体的にとらえ，鑑別診断を行う必要がある．不眠症の原因は，生物学的・心理学的・社会学的な観点から多岐にわたる．留意すべきは，原因によらず患者の主訴には，夜間の睡眠困難（不眠）と日中の覚醒困難（過眠）のいずれもがあるということである．第一にすべきことは，不眠症以外の睡眠障害を除外することにある．

2 睡眠障害の診断分類

睡眠障害の診断分類には，2005年に改訂された睡眠障害国際分類第2版（The International Classification of Sleep disorders 2nd edition：ICSD-2）[1] が用いられる．その大分類は，以下の8項目からなり，下位分類として計79の診断が記載されている．

1）不眠症

詳細は次項「3 ICSD-2の不眠症とは」を参照のこと．

2）睡眠関連呼吸障害

睡眠中の呼吸障害を特徴とする障害群である．代表的な障害には，中枢性睡眠時無呼吸症候群，閉塞性睡眠時無呼吸症候群，睡眠関連低換気/低酸素血症候群などが挙げられる．

3）中枢性過眠症

主訴が日中の眠気であり，その原因が夜間睡眠の妨害や概日リズムの乱れではない障害群である．最も代表的なのはナルコレプシーであるが，特発性過眠症，行動誘発性睡眠不足候群なども含まれ，鑑別診断には，反復睡眠潜時検査（multiple sleep latency test：MSLT）を必要とする．

4）概日リズム睡眠障害

社会生活上，望ましいとされる睡眠覚醒パターンに同調できない障害群である．起床したいときに覚醒できず，逆に適切でない時間に活動しているため，夜間の不眠と日中の眠気を呈する．プライマリ・ケアで遭遇しやすいのは，思春期に多い睡眠相後退型，高齢者に多い睡眠相前進型である．

5）睡眠時随伴症

入眠時，睡眠中，睡眠から覚醒への移行期に生じる不快な身体的事象や経験を指す．ノンレム睡眠からの覚醒時に生じるのは，睡眠時遊行症，睡眠時驚愕症などで児童に多い．レム睡眠に伴って起こる代表的な睡眠時随伴症は，高齢者に多いレム睡眠行動障害である．

6）睡眠関連運動障害

睡眠を妨げる比較的単純で常同的な運動を呈する障害群である．代表的な障害には，レストレスレッグス症候群と睡眠時周期性四肢運動障害がある．

7）孤発性の諸症状，正常範囲と思われる異型症状，未解決の諸症状

正常な睡眠と正常でない睡眠のボーダーラインに位置する症状などである．長時間睡眠者や短時間睡眠者，睡眠時無呼吸症候群との関連がないいびき単独の問題などが含まれる．

8）その他の睡眠障害

睡眠障害の原因が他の多くのカテゴリーが重複している．環境性睡眠障害や診断を確定するのに十分なデータがない疾因が不明の過眠症が含まれる．

3 ICSD-2の不眠症とは

ICSD-2では，「不眠症」という診断を導くのに「適切な睡眠環境下において，睡眠の質や維持に関する訴えがあり，これに基づいて日中の機能障害が認められる」ことを求めている（表1）[1]．診断に際して強調されているのは，不眠の結果生じる日中の機能障害（倦怠感，集中力・記憶の低下，気分の障害，日中の眠気，身体症状など）の存在である．この不眠症全般基準は，あくまでも症候論的な規定であり，不眠症をもたらす原因別に，11の下位分類が記載されている（表2）[1]．ICSD-2の不眠症とは，その総称である．

プライマリ・ケアを含めて一般臨床で汎用されている，いわゆる慢性の不眠症（神経質性

表1 ● ICSD-2における不眠症の全般基準

A.	入眠困難，睡眠維持困難，早朝覚醒，慢性的に回復感のない，質のよくない睡眠が続くと訴える．子どもの場合は大抵保護者から報告され，就床時のぐずりや1人で眠れないといった睡眠障害がある
B.	眠る機会や環境が適切であるにもかかわらず上述の睡眠障害が生じる
C.	夜間睡眠の障害に関連して，以下のような日中障害を少なくとも1つ報告する

　　ⅰ）疲労または倦怠感
　　ⅱ）注意力，集中力，記憶力の低下
　　ⅲ）社会生活上あるいは職業生活上の支障，または学業低下
　　ⅳ）気分がすぐれなかったり，いらいらする（気分障害または焦燥感）
　　ⅴ）日中の眠気
　　ⅵ）やる気，気力，自発性の減退
　　ⅶ）職場で，または運転中に，過失や事故を起こしやすい
　　ⅷ）睡眠の損失に相応した緊張，頭痛，または胃腸症状が認められる
　　ⅸ）睡眠について心配したり悩んだりする

（文献1，p.2より転載）

不眠症，不眠恐怖症）は，おおむね米国精神医学会による『精神疾患の診断・統計マニュアル 第4版 改訂版（DSM-IV-TR）』の原発性不眠症[2]に該当し，ICSD-2の不眠症下位分類における精神生理性不眠症と逆説性不眠症を合わせた概念に相当する[3]．

4 おわりに

　ICSD-2の不眠症全体は，「睡眠障害の5P分類」と称されている，身体的（Physical），生理学的（Physiological），心理学的（Psychological），精神医学的（Psychiatric），薬理学的（Pharmacologic）のいずれをも原因としうる（"第2章§1-2．「眠れない」と訴える患者"参照）．不眠症の診断には，不眠に基づく日中の身体的・心理的・社会的機能障害の存在，つまり生活の質（QOL）が低下していることが必要とされる．「ストレスフルな生活が続いていることで夜の睡眠が安定せず，昼間の作業や学習に支障をきたしていませんか？」などと聞く，不眠に基づく日中の機能障害に関する医療面接が不可欠である．

表2 ● ICSD-2における不眠症の下位分類

1. 適応障害性不眠症（急性不眠症）
2. 精神生理性不眠症
3. 逆説性不眠症
4. 特発性不眠症
5. 精神疾患による不眠症
6. 不適切な睡眠衛生
7. 小児期の行動的不眠症
8. 薬物または物質による不眠症
9. 身体疾患による不眠症
10. 物質あるいは既知の生理的病態によらない特定不能な不眠症（非器質性不眠症）
11. 特定不能の生理性（器質性）不眠症

（文献1，p.1より転載）

＜文献＞
1) 「睡眠障害国際分類 第2版 診断とコードの手引」（米国睡眠学会/著，日本睡眠学会診断分類委員会/訳），医学書院，2010
2) 「DSM-IV-TR精神疾患の分類と診断の手引」（米国精神医学会/著，高橋三郎，他/訳），医学書院，2002
3) 山寺亘，伊藤洋：不眠症．「睡眠障害診療ガイド」（日本睡眠学会認定委員会睡眠障害診療ガイドワーキンググループ/監修），pp.22-31，文光堂，2011

第2章 主要な精神疾患

§1 眠れない（不眠と不眠症）

4 プライマリ・ケアでみる不眠症と精神科に紹介する不眠症

大渕敬太，伊藤 洋

1 はじめに

不眠症の初期治療は，プライマリ・ケアが担っている．本稿ではプライマリ・ケアにおける不眠症診断の流れ，治療の原則，そして睡眠障害専門機関との連携[1]について概説する．

2 不眠症の鑑別診断

"夜うまく眠れなくて困っている"という「不眠」の症候から「不眠症」という診断を導く．第一にすべきことは，睡眠関連呼吸障害（睡眠時無呼吸症候群）や睡眠関連運動障害（レストレスレッグス症候群）など，不眠症以外の睡眠障害を除外することである（「第2章§1-3．どのような種類の不眠症があるのか」参照）．それらを除外したうえで，不眠に基づく日中の身体的・心理的・社会的機能障害の存在，生活の質（QOL）の低下を確認して，『睡眠障害国際分類 第2版（ICSD-2）』[2]における不眠症と診断する．なお，可能な範囲でピッツバーグ睡眠質問票（Pittsburg sleep quality index：PSQI），エップワース眠気尺度

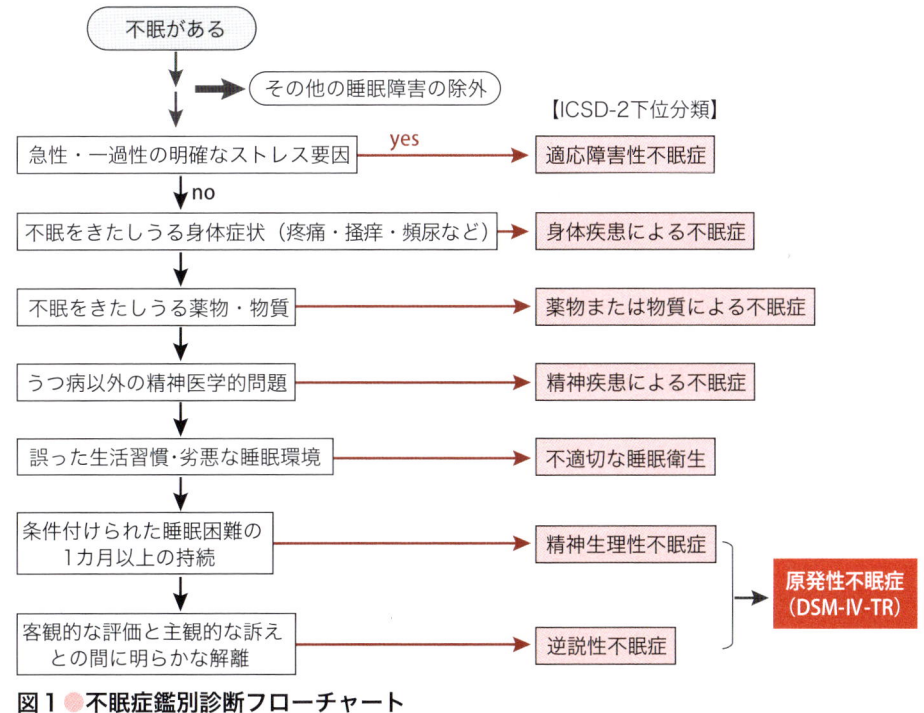

図1 ● 不眠症鑑別診断フローチャート
（文献1を参考に作製）

(Epworth sleepiness scale：ESS），睡眠日誌（sleep diary，2週間程度）を実施し，診断の補助として活用すべきである．

患者がICSD-2[2]）の不眠症全般基準を満たす場合，各不眠症の鑑別は，基本的にその下位分類に準拠して図1（p.31)[1]）の順に従って行う．その際に，不眠症状に潜在する精神疾患を見逃してはならない．ほとんどすべての精神疾患は，睡眠障害を伴いうる．精神疾患に伴う不眠症としては，うつ病性障害の鑑別が最も重要である．

ICSD-2の不眠症下位分類は，その内因性の病理（ストレス耐性や性格傾向，誤った生活習慣）や外因性の要因（身体疾患・精神疾患の存在や薬物・物質の乱用）などから，一次性の不眠症と続発性の不眠症に大別される[2]．ただし，1人の不眠症患者の睡眠を侵す原因は，1つだけに限られることはむしろ少ない．診断が確定したとしても，別の診断と関連する要因が併存しうることも忘れてはならない．

3 プライマリ・ケアにおける不眠症診断・治療・連携のガイドライン（図2)[3]

不眠症の診断および治療には，プライマリ・ケアと精神科医療機関あるいは睡眠医療専門機関との円滑な連携がきわめて重要である．以下，そのガイドラインを示す．

①うつ病性障害に限らず，精神疾患の存在が疑われる場合には，精神科医へ紹介する．

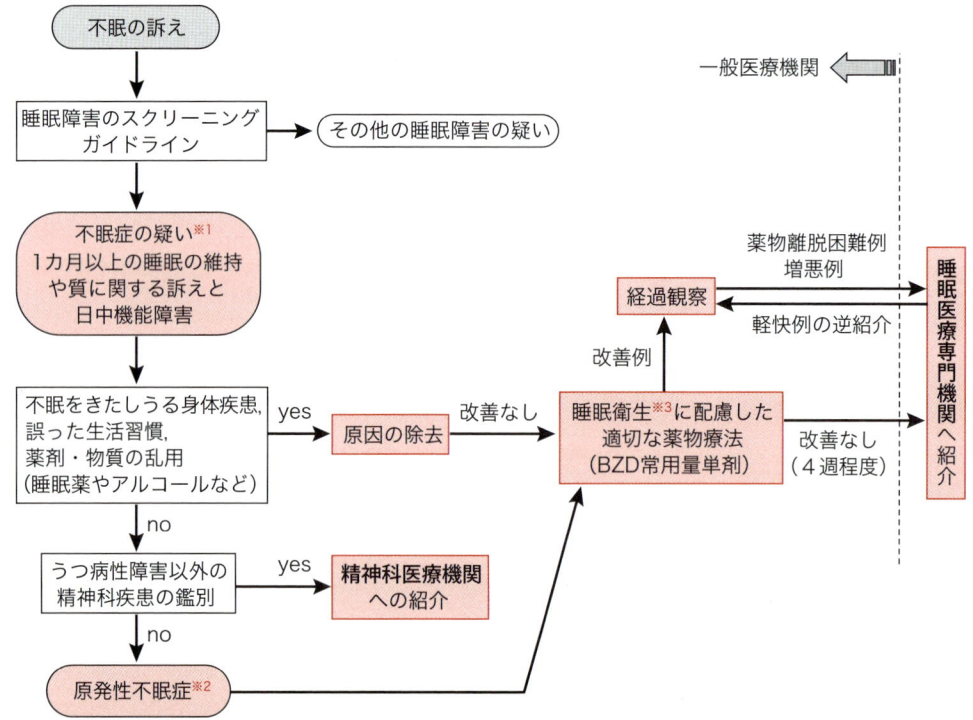

図2● プライマリ・ケアにおける不眠症の診断・治療・医療連携フローチャート
BZD：ベンゾジアゼピン受容体作動薬
※1〜3については、以下を参照する
　※1：ICSD-2の不眠症全般基準
　※2：DSM-IV-TRの原発性不眠症
　※3：睡眠障害対処12の指針
（文献3を参考に作製）

②不眠症と睡眠関連呼吸障害あるいは睡眠関連運動障害の並存例，不眠症から睡眠薬あるいはアルコール依存性睡眠障害への移行例など複雑な病態が疑われる場合には，睡眠ポリグラフ検査の施行や専門的な薬物調整などを目的に，睡眠医療専門医へ紹介する．
③プライマリ・ケアにおける不眠症治療として，睡眠衛生指導を最優先する．
④睡眠薬（ベンゾジアゼピン受容体作動薬：BZD）の単剤常用量投与までの適切な薬物療法は，睡眠衛生指導の補助療法として，プライマリ・ケアにおいて施行する．
⑤BZDの多剤併用に陥る前に，抗うつ薬への変更あるいは併用投与を考慮し，精神科医あるいは睡眠医療専門医へ紹介する．
⑥プライマリ・ケアあるいは精神科医において，4週間前後の経過観察にて改善が認められない治療抵抗例，いったん経過が良好であっても薬物離脱困難例や増悪例については，診断の見直しや薬物調整を目的に，あるいは認知行動療法などの非薬物療法の導入を視野に入れて，睡眠医療専門医へ紹介する．
⑦睡眠医療専門医における治療が奏効し，BZD単剤使用程度までに軽快した症例は，プライマリ・ケアあるいは精神科医に逆紹介され，経過観察される．

4 おわりに

現代のストレス社会，不規則な生活習慣により，不眠症の潜在的な未治療患者は大きな広がりを示している．不眠症医療には，プライマリ・ケア，精神科医療機関，睡眠医療専門機関との間で，より積極的な医療連携への取組みが必要不可欠である．

＜文献＞
1) 山寺 亘，他：不眠症の診断・治療・連携ガイドライン．睡眠医療，2：285-289, 2008
2)「睡眠障害国際分類 第2版 診断とコードの手引」（米国睡眠学会/著，日本睡眠学会診断分類委員会/訳），医学書院，2010
3) 山寺 亘，伊藤 洋：不眠症．「睡眠障害診療ガイド」（日本睡眠学会認定委員会睡眠障害診療ガイドワーキンググループ/監修）：pp.22-31, 文光堂，2011

第2章 主要な精神疾患

§1 眠れない（不眠と不眠症）

5 原発性不眠症 1
説明と生活指導

山寺 亘，伊藤 洋

1 原発性不眠症（primary insomnia）[1, 2]とは

1）発症機制

　　代表的な一次性の不眠症である．有病率は一般人口の1〜2％と推定され，女性に多い．心理的なストレスや環境変化，身体疾患などを契機として，不眠の訴えが1カ月以上持続する．契機となった状況が解決しても不眠は持続する．発症機制として，①不眠への過度な不安や緊張が身体化され，情動不安定，筋緊張の亢進，予期不安などとして現れ，覚醒レベルの高い状態が持続する，②学習された睡眠を妨げる連想（睡眠に関する状況や行動を眠れないことに関連づけることをくり返して，不眠をもたらす負の条件づけを生じる）がみられる，の2点が考えられる．患者は眠れないことを過度に気にするため不眠への恐怖が続き，慢性的に身体化された不安や緊張が，さらに一層不眠を増強するという悪循環が形成されて，不眠が持続する．

2）患者の特徴

　　自己が望む時刻の入眠は困難だが，単調な作業中など眠りを意図しない際には入眠困難を認めず，自宅以外の方が寝つきやすい場合がある．精神疾患による睡眠障害とは異なり，不眠以外の訴えは少ない．日中の機能障害は，不眠に伴う症状として自覚される．元来の性格傾向は，完全主義，神経質であり，加齢現象として睡眠内容が劣化する中高年世代に多い．患者は，終夜睡眠ポリグラフ検査による客観的な睡眠内容に比較して，主観的な睡眠状態を過小評価する傾向がある．典型例は，若年〜中年成人で発症する．経過はさまざまであるが，数週〜数カ月かけて増悪し，その後年余にわたり改善しない睡眠困難が固定し，慢性化していく．予後は，仮に不眠症の適切な診断，加療がなされない場合には，症状が10年単位で長期間継続する．医療面接を通して，表1[1]のA〜Eを満たすことで診断される．

2 患者への説明

　　本症の疾患概念，発症メカニズムと治療の原則について，患者へ理解を促すことがきわめて重要である．また，正常睡眠に関する基礎知識（レム睡眠とノンレム睡眠，恒常性維持機構と概日リズム機構，加齢現象としての睡眠内容の変化，など）を伝えることは，睡眠衛生指導の一環として大きな治療的意義を有する．

3 治療の原則と生活指導

　　本症の治療原則は，睡眠についての正しい理解をもつように指導することであり，睡眠衛生指導を通して，学習された睡眠妨害連想に関する認知の再構成を治療目標とする．睡眠衛

表1　原発性不眠症の診断基準（DSM-IV-TR）

A.	主要な訴えは，少なくとも1カ月間続く睡眠の開始または維持の困難または非回復性の睡眠である
B.	睡眠障害またはそれに伴う日中の疲労感が，臨床的に著しい苦痛または社会的・職業的または他の重要な領域における機能の障害を引き起こしている
C.	睡眠障害が，ナルコレプシー，呼吸関連睡眠障害，概日リズム睡眠障害または睡眠時随伴症の経過中にのみ起こるものではない
D.	その障害は，他の精神疾患の経過中にのみ起こるものではない
E.	その障害は，物質または一般身体疾患の直接的な生理学的作用によるものではない

（文献1より転載）

表2　睡眠衛生指導〜睡眠障害対処12の指針〜

1.	睡眠時間は人それぞれ，日中の眠気で困らなければ十分
2.	刺激物は避け，眠る前には自分なりのリラックス法
3.	眠たくなってから床に就く，就床時刻にこだわりすぎない
4.	同じ時刻に毎日起床
5.	光の利用でよい睡眠
6.	規則正しい3度の食事，規則的な運動習慣
7.	昼寝をするなら，15時前の20〜30分
8.	眠りが浅いときは，むしろ積極的に遅寝・早起きに
9.	睡眠中の激しいイビキ・呼吸停止や足のぴくつき・むずむず感は要注意
10.	十分眠っても日中の眠気が強いときは専門医に
11.	睡眠薬代わりの寝酒は不眠のもと
12.	睡眠薬は医師の指示で正しく使えば安全

（文献4，5を参考に作製）

生指導を主として，適切な薬物療法を施行する．適切な薬物療法とは，睡眠薬（ベンゾジアゼピン受容体作動薬：BZD）の眠前単剤常用量投与を指す（「第2章§1-6．原発性不眠症2」参照）[3]．

　睡眠衛生（sleep hygiene）とは，外的環境要因と睡眠にかかわる生活習慣の総称である．**睡眠衛生に則った生活指導によって，睡眠に関する正しい知識を与え，質のよい睡眠をとることができるように生活上の条件を整え，日常生活を通して睡眠に対して有利に作用させる工夫を実践させる．**これは本症に限らず，すべての不眠症，すべての睡眠障害についての治療的対応の大原則となる．

　睡眠衛生指導の具体例は，厚生労働省委託研究班による「睡眠障害対処12の指針」（表2）[4]にまとめられている．睡眠衛生指導は，プライマリ・ケアにおいて施行されることが望ましい．「かかりつけ医」の方が患者の身体状況や生活環境を全人的に把握しやすく，より具体的な指導が早期に可能であり，薬物投与に至らずに治療が終結する症例も少なくない[3]．睡眠衛生指導に際して治療者に求められる姿勢は，患者への傾聴（よく聞く），受容（つらさを受

け止める）そして共感（ともに悩む）であり，良好な患者-治療者関係を基盤として効果が発揮される．

　＜文献＞
1) 「DSM-Ⅳ-TR精神疾患の分類と診断の手引（新訂版）」(米国精神医学会/著, 高橋三郎, 他/訳), 医学書院, 2003
2) 「睡眠障害国際分類 第2版 診断とコードの手引」(米国睡眠学会/著, 日本睡眠学会診断分類委員会/訳), 医学書院, 2010
3) 山寺亘, 伊藤洋：不眠症.「睡眠障害診療ガイド」(日本睡眠学会認定委員会睡眠障害診療ガイドワーキンググループ/監修), pp.22-31, 文光堂, 2011
4) 「睡眠障害の対応と治療ガイドライン 第2版」(内山真, 睡眠障害の診断・治療ガイドライン研究会/編), じほう, 2012
5) 厚生労働省：精神・神経疾患研究委託費　睡眠障害の診断・治療ガイドライン作成とその実証的研究班, 平成13年度研究報告書

第2章　主要な精神疾患

§1　眠れない（不眠と不眠症）

6 原発性不眠症2
睡眠薬を使うとき，使い方とやめ方

山寺　亘，伊藤　洋

1 原発性不眠症の薬物療法

　　原発性不眠症の治療は，睡眠衛生指導を主として，適切な薬物療法を施行する．適切な薬物療法とは，**睡眠薬（ベンゾジアゼピン受容体作動薬：BZD）の眠前単剤常用量投与**とする[1]．

2 薬物療法の実際と注意点[1,2]

　　すべての不眠症に対する睡眠薬の投与は，原因の除去や基礎疾患の治療，そして睡眠衛生指導を補助する対症療法ではあるが，必要最小限かつ十分に併用される必要がある．プライマリ・ケアにおける薬物療法として，睡眠薬（BZD）の眠前単剤常用量投与を原則とする．**睡眠薬投与に際しては，その作用と副作用を十分に説明して，患者の不安を取り除くことが重要である**．就床約30分前には服用させ，その後には，大事な作業は行わないように指導する．

1）睡眠薬の使い分け

　　作用特性（血中消失半減期あるいは受容体選択性，表1）[2]に関する知識に習熟して，睡眠薬を使い分ける．一般的には，主訴である不眠の現象型と，患者の年齢，不眠に対する不安の程度や身体状況を勘案して，薬物を選択する．

2）副作用・薬物相互作用を考慮

　　副作用（表2）[2]と薬物相互作用を考慮して，薬物を調整する必要がある．特に，睡眠薬とアルコールの併用禁止は，必ず徹底されるべきである．

3）高齢者における副作用の予防

　　高齢者における副作用の出現を最小限に予防するため，BZDの慎重な投与が必要である．指針として，①半減期の短い薬物（活性代謝産物をもたない）の処方，②筋弛緩作用の少ない薬物の処方，③初期投与量は通常の1/2～2/3程度とする，④トイレに行く際は点灯を促す，などが挙げられる．

4）BZDの多剤併用を防ぐ

　　BZDの多剤併用に陥る前に，抗うつ薬の使用｛［トラゾドン塩酸塩（レスリン®），ミアンセリン塩酸塩（テトラミド®），ミルタザピン（リフレックス®）］｝などへの変更あるいは併用｝を考慮する．多くの鎮静系抗うつ薬は，そのレム睡眠抑制作用，睡眠維持作用，睡眠深

表1 ● BZD系睡眠薬の消失半減期による分類

作用時間	一般名	製品名	臨床用量 (mg)	消失半減期 (時間)
超短時間作用型	ゾルピデム酒石酸塩	マイスリー®※	5〜10	2
	トリアゾラム	ハルシオン®	0.125〜0.5	2〜4
	ゾピクロン	アモバン®※	7.5〜10	4
	エスゾピクロン	ルネスタ®※	1〜3	5
短時間作用型	エチゾラム	デパス®	1〜3	6
	ブロチゾラム	レンドルミン®	0.25〜0.5	7
	リルマザホン塩酸塩	リスミー®	1〜2	10
	ロルメタゼパム	エバミール®, ロラメット®	1〜2	10
中間作用型	ニメタゼパム	エリミン®	3〜5	21
	フルニトラゼパム	ロヒプノール®, サイレース®	0.5〜2	24
	エスタゾラム	ユーロジン®	1〜4	24
	ニトラゼパム	ベンザリン®, ネルボン®	5〜10	28
長時間作用型	フルラゼパム塩酸塩	ダルメート®, ベノジール®	10〜30	65
	ハロキサゾラム	ソメリン®	5〜10	85
	クアゼパム	ドラール®	15〜30	36

※非ベンゾジアゼピン系睡眠薬
(文献2より引用)

表2 ● BZD系睡眠薬の主な副作用と副作用発現時の対策

	症状	対策
持ち越し効果	日中の眠気, ふらつき, 脱力, 頭痛, 倦怠感	● 睡眠薬の減量 ● 短時間作用型への変更
記憶障害	前向性健忘(服用後から入眠まで, 中途覚醒時, 翌朝覚醒時などのできごとの健忘)	● アルコールとの併用禁止 ● 必要最小限の服用量 ● 服用後は速やかに就床
早朝覚醒・日中不安	早朝に目が覚める, 連用時に日中の不安が増強する	● より長時間作用型への変更
反跳性不眠・退薬症状	睡眠薬連用後, 急激な中断で以前よりさらに強い不眠が出現. 不安・焦燥, 振戦, 発汗, 稀に痙攣	● ω1選択性睡眠薬の使用 ● 睡眠薬の漸減 ● 漸減困難な場合は, 長時間作用型へ置換後の漸減
筋弛緩作用	ふらつき, 転倒 (特に高齢者で出現しやすい)	● 高齢者ではω1選択性睡眠薬など, 筋弛緩作用の少ない薬物を使用する
奇異反応	不安・緊張の亢進, 興奮・攻撃性の増加, 錯乱状態	● 睡眠薬の減量 ● アルコールとの併用禁止

(文献2を参考に作製)

度維持作用から，不眠症の夜間睡眠に対して有利に作用すると考えられている．抗うつ薬投与を考慮する際には，治療の場を，抗うつ薬による薬物療法の経験が豊富な精神科医あるいは睡眠医療専門医へ移すことが好ましい．

5）ラメルテオンの処方

ラメルテオン（ロゼレム®）1回8 mg，1日1回[1,2]

選択的メラトニンMT_1・MT_2受容体作動薬であり，2010年より使用できるようになった．乱用や依存が生じず，睡眠構築を修飾することなく鎮静や抗不安作用によらない睡眠導入をもたらすと考えられている．概日リズムに問題のある若年者の軽症例や身体疾患を抱えた高齢者などの不眠症状，特に初期治療に適している．

3 軽快後の適切な薬物中止計画[2]

患者の不眠感の改善および不眠に対する恐怖心の軽減が得られた後，下記①と②を確認したうえで，③のようにBZDの減量・中止を開始する．
①患者の生活環境に睡眠衛生上の問題がない．
②睡眠薬の減量に伴って出現しうる反跳性不眠や退薬症候の説明に対して，強い不安が出現しない．
③1カ月以上常用した後に中止する場合は，少なくとも数カ月をかけての慎重な中止を心がける．

薬物中止の実際は，長時間作用型BZDでは休薬期間を徐々に延ばしていく隔日法（約2週間ずつかけて，1日おき3日おきと投与間隔を延長していく方法）が基本となり，短時間作用型BZDでは投与量を徐々に減らしていく漸減法（2週間ごとに元の投与量の1/4量ずつ減量していく方法）が基本となる．両者を組み合わせて，薬剤量を3/4〜1/2に漸減してから隔日の投与に移行させるのが最も合理的である．また，高力価の超短時間作用型BZDで漸減法が困難な場合には，いったん，長時間作用型BZDや抗不安薬に置換してからの中止を試みる．

＜文献＞
1）山寺 亘，伊藤 洋：不眠症．「睡眠障害診療ガイド」（日本睡眠学会認定委員会睡眠障害診療ガイドワーキンググループ/監修），pp.22-31，文光堂，2011
2）「睡眠障害の対応と治療ガイドライン 第2版」（内山 真，睡眠障害の診断・治療ガイドライン研究会/編），じほう，2012

第2章 主要な精神疾患

§1 眠れない（不眠と不眠症）

7 「レストレスレッグス症候群」の治療

岩下正幸，伊藤 洋

1 はじめに

　　レストレスレッグス症候群（むずむず脚症候群，restless legs syndrome：RLS）は，主に**夕方から夜間に下肢を動かしたい強い衝動にかられる感覚運動障害**である．就床時に多く，入眠障害，睡眠維持困難，熟眠障害が出現し，不眠の原因となる．一般有病率が高い一方で，認知度はいまだ低いため，他の疾患と見誤る場合が多く，**不眠症の鑑別診断として念頭におくべき疾患**である．

2 RLSの疫学・分類・診断[1,2]

1）疫学・分類

　　RLSは，特発性（一次性）と二次性に分類され，特発性RLSの一般有病率は，日本を含むアジア諸国では1～5％とされ，性差は男性に比べ女性がおよそ2倍高い．家族集積性を有し関連遺伝子の存在が指摘されている．**二次性RLSの原因疾患には，①腎不全，②鉄欠乏性貧血，③妊娠，④Parkinson病，⑤関節リウマチ，⑥薬物・物質性（抗精神病薬・抗うつ薬・抗ヒスタミン薬，アルコール・タバコ・カフェイン）などがある**．病態については，中枢ドパミン機能不全や鉄代謝障害などが考えられている．

2）診断

　　RLSの診断は，主に患者の主観的症状より確定する．必須診断基準の，**①脚の異常感覚により脚を動かしたくてたまらない衝動と不快感，②休んでいたり，じっとしているときに悪化，③脚の運動により軽減あるいは消失，④夕方から夜に出現あるいは悪化（日内変動）**，をすべて満たすことで確定される．ただし，必須項目のすべてを満たさない場合でも，①家族歴，②L-ドーパやドパミンアゴニストによる治療反応性，③周期性四肢運動障害（periodic limb movement disorder：PLMD）の並存，といった補助項目を有するときはRLSと判断される．

　　鑑別疾患には，抗精神病薬などによるアカシジア，多発性神経障害，下肢血管障害，気分障害などを考える．

3 RLSの治療法[2]

　　二次性RLSはその**原因疾患の治療・原因薬物の除去**を優先する．鉄剤の補充は血中フェリチン値45～50μg/L以下での使用が推奨されている．

　　非薬物療法として，①睡眠衛生指導（規則正しい睡眠リズム，寝る前のリラクゼーション），②行動療法（就寝前の軽い運動・マッサージ，温浴もしくは冷たいシャワー），③日中の適度

表 RLS治療に使われる主な薬剤

一般名 （商品名）	分類	用法・用量	注意事項
プラミペキソール塩酸塩水和物 （ビ・シフロール®）	非麦角系ドパミンアゴニスト	1日1回，就寝前〜就寝2・3時間前，0.125〜0.75 mg	RLS適応薬．腎排泄性であり，腎不全では原則禁忌
ロピニロール塩酸塩 （レキップ®）	非麦角系ドパミンアゴニスト	1日1回，就寝前〜就寝2・3時間前，0.25〜4 mg	肝排泄性
レボドパ （ドパストン®，ドパゾール®）	ドパミン前駆物質	1日1回，就寝前，100〜600 mg	augmentationや副作用に注意
クロナゼパム （リボトリール®，ランドセン®）	抗てんかん薬	1日1回，就寝前，0.5〜1.5 mg	ベンゾジアゼピン系薬であり睡眠作用も強い．ふらつきなどに注意
ガバペンチン （ガバペン®）	抗てんかん薬	1日1回，就寝前，300〜1,800 mg	腎排泄性．過鎮静などの副作用あり
ガバペンチンエナカルビル （レグナイト®）	GABA誘導体	1日1回，夕食後，600 mg	RLS適応となった新規薬剤．ガバペンチンよりも副作用は少ないとされる

※適応外薬の用法・用量については海外報告による

な運動，④体調管理，⑤退屈でじっとしているときは家事やゲームなどに集中して症状から意識をそらす，などがある．軽症者では非薬物療法のみでも軽快が期待される．

重症例，特に週2回以上の症状があるときは，これらに加えて**薬物療法**（表）[2]を行う．第一選択薬は**非麦角系ドパミンアゴニスト**であり，ほかには抗てんかん薬・ドパミン前駆物質などを用いることが多い．ドパミン作動薬は長期・高用量の使用で症状の増強（augmentation）を起こすことがあり，その際には減量や他剤への切り替えを要する．本邦におけるRLSの適応薬は，プラミペキソール（ビ・シフロール®）とガバペンチンエナカルビル（レグナイト®）がある．

<文献>
1）「睡眠障害国際分類 第2版 診断とコードの手引」，（米国睡眠学会／著，日本睡眠学会診断分類委員会／訳），医学書院，2010
2）中村真樹，井上雄一：レストレスレッグス症候群の現状と治療．臨床精神薬理，15（4）：451-460，2012

第2章 主要な精神疾患

§1 眠れない（不眠と不眠症）

8 睡眠時無呼吸症候群
プライマリ・ケアで行うこと

青木 亮, 伊藤 洋

1 睡眠時無呼吸症候群とは

　睡眠時無呼吸症候群は，睡眠障害国際分類 第2版（ICSD-2）[1]では睡眠関連呼吸障害に分類される．中枢性および閉塞性に分けられるが，**臨床で遭遇するほとんどが，閉塞性睡眠時無呼吸症候群（obstructive sleep apnea syndrome：OSAS）である．**

　OSASとは，睡眠1時間あたりに上気道閉塞による10秒以上持続する無呼吸あるいは低呼吸が5回以上生じ，それにより夜間睡眠の分断や動脈血酸素飽和度の低下をきたす障害である．ICSD-2におけるOSASの診断基準を表に示す．主症状としてイビキ，睡眠時の窒息感やあえぎ呼吸，覚醒時の倦怠感，日中の眠気などが認められる．無呼吸による夜間睡眠の分断は中途覚醒や熟眠障害といった不眠を生じ，それによる日中の眠気，精神作業能力の低下が問題となる．また，夜間の低酸素血症による，高血圧，耐糖能低下，動脈硬化，虚血性心疾患，脳梗塞などの代謝内分泌疾患，循環器系疾患が合併する．

　有病率は成人男性の2〜4％，成人女性の0.5〜2％であり，明確な性差がある．身体的な特徴として，肥満あるいは小下顎・下顎後退が認められる．

　治療は，経鼻的持続陽圧呼吸療法（nasal continuous positive airway pressure：n-CPAP）が主流であり，睡眠1時間あたりの無呼吸低呼吸回数（apnea hypopnea index：AHI）が20以上である症例では，わが国での健康保険が適用される．そのほか，AHIが20未満で下顎後退など顔面形態上の影響が大きい症例では，口腔内装置が適応される．

2 プライマリ・ケアで行うこと

1）OSASを疑うとき

　OSASではその高い有病率にもかかわらず，**本人に自覚症状を欠く場合が多く**，その結果多くの未診断・未治療患者が潜在・放置されてしまうという問題がある．イビキについてもベッドパートナーからの指摘によりはじめて自覚されるケースがほとんどであり，周囲の人からの情報収集が重要である．**夜間に頻回にトイレに起きる，起床時の口渇感，頭重感が強いなどもOSASを疑う所見となる．**

　また，日本人では肥満度が高くない場合でもOSASを発症する．AHI 20以上のOSAS患者を対象とした調査では，約30％がBMI 30以上の肥満者で，体重増加がOSAS発症に最も重要な因子であった．一方で，BMIが25未満の肥満を伴わない患者も約30％存在することが明らかになった[2]．これは東アジア人に特有の顔面構造的な特徴によるものであり，一見して肥満がないからといってOSASを否定してはならない．

　医療面接に加えて，客観的なスクリーニング検査も重要であり，現在パルスオキシメトリ法（動脈血酸素飽和度測定）が広く用いられている．非肥満者においては無呼吸時の酸素飽

表 ICSD-2における成人の閉塞性睡眠時無呼吸症候群の診断基準

AとBとD，またはCとDで診断基準を満たす
A．以下のうち少なくとも1つ以上が該当する
ⅰ）患者が，覚醒中の非意図的睡眠エピソード，日中の眠気，爽快感のない睡眠，疲労感，または不眠を訴える
ⅱ）患者が呼吸停止，喘ぎ，または窒息感で覚醒する
ⅲ）ベッドパートナーが，患者の睡眠中の大きないびき，呼吸中断，またはその両方を報告する
B．睡眠ポリグラフ検査記録で以下のものが認められる
ⅰ）睡眠1時間あたり5回以上の呼吸事象（無呼吸，低呼吸，または呼吸努力関連覚醒）
ⅱ）各呼吸事象のすべて，または一部における呼吸努力のエビデンス（呼吸努力関連覚醒は，食道内圧測定で確認するのが最も望ましい） または，
C．睡眠ポリグラフ検査記録で以下のものが認められる
ⅰ）睡眠1時間あたり15回以上の呼吸事象（無呼吸，低呼吸，または呼吸努力関連覚醒）
ⅱ）各呼吸事象のすべて，または一部における呼吸努力のエビデンス（呼吸努力関連覚醒は，食道内圧測定で確認するのが最も望ましい）
D．この睡眠障害は，現在知られている他の睡眠障害，身体疾患や神経疾患，薬物使用，または物質使用障害で説明できない

（文献1, p.55-56より改変して転載）

和度の低下が肥満者ほど顕著でないため，感度の低下が問題であり，非肥満者に呈しては鼻・口の気流を検知するフローセンサー法の方が，より感度が高いと考えられている[3]．これらのスクリーニング検査でOSASが疑われる場合は，速やかに睡眠専門医療機関を紹介し，終夜睡眠ポリグラフ検査につなげていく必要がある．

2）治療

肥満によって発症している場合，栄養指導により減量が図られれば，上気道周囲組織の肥厚が軽減し気道が開大し，症状は軽減する．また，アルコールは上気道開大筋活動を抑制するため，OSASの増悪因子となる．飲酒習慣が肥満に与える影響も考え合わせると，OSAS患者に対しては極力アルコールを控えるよう指導する必要がある．

さらに，**不眠の訴えがあるからといって安易にベンゾジアゼピン系睡眠薬を投与してはならない**．ベンゾジアゼピン系睡眠薬の筋弛緩作用により，アルコールと同様にOSASを増悪させる可能性がある．n-CPAP装着の違和感によって不眠が生じ，治療コンプライアンスに支障をきたし，やむをえず睡眠薬を使用する場合は，非ベンゾジアゼピン系睡眠薬で筋弛緩作用の少ないゾルピデム酒石酸塩（マイスリー®）やゾピクロン（アモバン®）を選択する．

<文献>
1)「睡眠障害国際分類 第2版 診断とコードの手引」（米国睡眠学会/著，日本睡眠学会診断分類委員会/訳），医学書院，2010
2) 佐藤 誠：日本人の睡眠時無呼吸症候群．「睡眠呼吸障害 Update」（井上雄一，山城義広/編），pp.101-107，日本評論社，2002
3) 谷川 武，他：SASスクリーニングのグランドデザイン．Prog Med, 26 (11)：83-86, 2006

第2章 主要な精神疾患

§2 気が沈んで何もする気が起きない（うつ病）

1 うつ病を疑うのはどのようなときか

山下吏良, 角田智哉, 野村総一郎

1 はじめに

　気分が落ち込む，元気が出ない，体がだるい，疲れがとれない，食欲がない，眠れないなどの心の不調や体の不調は，誰でも経験することである．しかし，こうした状態が長く続けば，それは正常からの偏倚である．もちろん，先行するストレスによるものかもしれないし，うつ病などの精神的な不調によって引き起こされている可能性がある．

　ここでは，プライマリ・ケアでうつ病を疑うサインと一般的に言われるうつ病のサインに分けて述べたい．

2 プライマリ・ケアでうつ病を疑うサイン

　うつ病者が呈するのは精神症状だけではない．身体症状が併存した場合には，それを強く訴える傾向が強い．そのために，表1に挙げたような状態に陥ることがある．かといって，さぼったり怠けたりしているわけではないから，「大丈夫です」と我慢する．もちろん，最近の啓発により精神的な不調を理解しているうつ病者もいるから，「休めません」と言わないからといって，うつ病が否定できる訳ではない．表1のようなサインは，これがあれば，うつ病を強く疑うという意味でとらえるとよい．

　表2に挙げたのは，精神科の臨床で重症度の目安として用いるHamilton depression rating scale[1]の身体症状を抜粋したものである．このような身体症状が複数存在することも当然あるので，注意が必要である．

表1 ● うつ病の身体症状の特徴

- 説明のつかない身体症状
- あいまいな身体症状・いわゆる不定愁訴
- 理学的生化学的検査所見とかけ離れた身体症状
- 上記の状態であまりに調子が悪そうだから休養を勧めると「大丈夫です」「休めません」と答える

表2 ● 精神疾患でみられる身体症状

消化器系	放屁, 消化障害
循環器系	頻脈, 頭痛
呼吸器系	過呼吸, ため息
生殖器系	性機能不全
泌尿器系	頻尿

（文献1を参考に作製）

3 一般的なうつ病のサイン

　うつ病のサインとは，結局のところは，うつ病の症状なのかどうかということに尽きる．つまり，この人のこの症状は，うつ病で説明がつくのだろうかということになる．現在の診断基準についての詳細は他の稿に譲るが，DSM-IV[2)]で言えば，①抑うつ気分，②興味や喜びの喪失，③体重の減少または体重の増加，④不眠または過眠，⑤精神運動制止あるいは焦燥感，⑥易疲労感または無気力，⑦自責感，⑧思考力，集中力，判断力の低下，⑨自殺がうつ病の症状である（表3）．

表3　うつ病の症状

（1）抑うつ気分
- 以前と比べて表情が暗く元気がない
- 生き生きとした感じがない
- 飲酒量が増える

（2）興味，喜びの喪失
- 以前楽しんでいた趣味が楽しめない
- テレビなどを見ても楽しめない
- 周囲との交流を避けたりするようになる

（3）体重の減少または体重の増加
- 体重の急激な減少もしくは増加
- 食欲の減少もしくは増加

（4）不眠または過眠
- 寝つきが悪い，目が覚めるとなかなか寝つけない
- 遅刻，早退，欠勤の増加

（5）精神運動制止あるいは焦燥感
- 動作が遅くなる
- 返事が遅くなる
- 落ち着きなくからだを動かす

（6）易疲労感または無気力
- 体調不良の訴えが多い
- 朝，午前中が特に調子悪そう（うつ病の日内変動）

（7）自責感
- ちょっとしたことで自分を責める

（8）思考力，集中力，判断力の低下
- 仕事の能率が低下し，ミスが増える
- 約束を忘れる
- 簡単な計算ができない

（9）自殺
- 自傷行為（リストカットで受診をすると本気で死ぬつもりはないと判断されがちだが，自殺念慮による自傷行為も存在する）

（文献2，p.345-346を参考に作製）

4 うつ病だと気づかれにくいケース

　最後に，うつ病が気づかれにくいケースも紹介したい．前述のような状態があればうつ病を疑ってよいのだが，なかには，一見元気そうに見えることもある．例えば，典型的なうつ病では午後に症状が改善するために「退社前に元気になる」と指摘されることもあるし，うつ病の人はまじめな人が多いので，周囲に自分の不調を気づかれまいと無理して頑張って動いている人もいる．なかには，心を鍛えるために，無理矢理ジョギングをしている人もいたりする．このように，体の症状が前面に出てうつ病のように見えないタイプ（仮面うつ病）や性格的なものだとされてしまうケース，本人が気をつかって悟られまいとしているケースはうつ病だと気づきにくいのだが，ちょっとでも疑ったら，本人や周囲に「最近，以前と比べて何かおかしいなと思うことはありませんか？」と変化を尋ねてみる．うつ病のサインには敏感になってなり過ぎることはない．

　　＜文献＞
　1）Hamilton M：A rating scale for depression. J Neurol Neurosurg Psychiatry, 23：56-62, 1960
　2）「DSM-IV-TR 精神疾患の診断・統計マニュアル（新訂版）」（米国精神医学会/著，高橋三郎，他/訳），医学書院，2004

第2章 主要な精神疾患

§2 気が沈んで何もする気が起きない（うつ病）

2 うつ病のスクリーニング検査

角田智哉, 野村総一郎

1 はじめに

　精神科外来では「話を聞いてもらいたい」と来院される方が少なくないわけだが, 病院における臨床である以上は診断をくだし治療方針を策定するという作業が重要であるのは言うまでもない. かといって患者の訴えを傾聴するだけでは診断することもできないし, 実際に1人の患者に割ける時間も限りがある. そのため診断・治療方針の策定をするには, 傾聴, 共感を示しつつ状態像を効率的に把握するに尽きる.

　通常, 精神科外来では, 多彩な精神症状から症状を抽出し, 状態像の把握を行い, 経過観察のなかで診断を確定するという流れが必要となる. しかし, プライマリ・ケアの分野であれば, 身体症状を主訴で来院したなかから, 適切な診断と治療や専門医への紹介などを適切に行う必要があり, 精神科以上に効率的な対応が求められると考えられる. 本稿ではこのようなときに用いられるスクリーニング検査にどのようなものがあるのかを概観し, その限界と有効性について検討したい.

2 スクリーニング検査

1) 精神科で使われるスクリーニング検査

　スクリーニング検査では, 安価であること, 簡便に実施できること, そして有用であることが求められる. 安価という意味では, 厚生労働省による「心の健康度自己評価票」がある. ただし, 普及しているという意味では, ツングのうつ病自己評価尺度（Zung self-rating depression scale）や, ベックのうつ病尺度（Beck depression inventory）が一般的であり, 精神科の外来ではハミルトンうつ病尺度が使われることが多い. しかし, いずれもプライマリ・ケアで行うには質問項目が多く, 使いにくいかもしれない.

2) プライマリ・ケアに適したスクリーニング検査

a) 二項目質問法

　質問項目の少ない検査だと2003年に発表されたArrollらによるスクリーニングのための二項目質問法もある[1]. これは, 「過去1カ月間, 気が重かったり, 落ち込んだり, 絶望したりして悩むことがよくあるか」という抑うつに関する質問と「過去1カ月間, 興味や楽しみがほとんどないことで悩むことがよくあるか」という興味・関心に関する質問からなり, どちらか1つの質問でもあてはまる場合には, 感度80％, 特異度70％以上のうつ病のスクリーニングとなる. また, 1つでもあてはまったうえで, 「この問題に関して助けが必要か」との質問を加え, はい, もしくは, いつもではないが必要であれば, 感度96％, 特異度89％のスクリーニング検査になると報告されている[2].

47

b) PRIME-MD-PHQ-2/PHQ-9

　少ない質問で負担が少ないという点において，最近では"PRIME-MD-PHQ-2[3]/PHQ-9[4] (primary care evaluation of mental disorders-patient health questionnaire 2/9)"がある．PHQ-2は，「最近1カ月間，気分が重かったり，憂うつだったり，絶望的に感じるか」「最近1カ月間，何かやろうとしてもほとんど興味がもてなかったり楽しくない」の2項目からなる質問である．これもどちらかの質問にあてはまればPHQ-9を実施することが勧められる．PHQ-9は日本語版である「こころとからだの質問票」(表)も開発されている[5]．プライマ

表 ● こころとからだの質問票

	この2週間，次のような質問にどのくらい頻繁に悩まされていますか？	全くない	数日	半分以上	ほとんど毎日
1	物事に対してほとんど興味がない，または楽しめない				
2	気分が落ち込み，憂うつになる，または絶望的な気持ちになる				
3	寝つきが悪い，途中で目が覚める，または逆に眠り過ぎる				
4	疲れた感じがする，または気力がない				
5	あまり食欲がない，または食べ過ぎる				
6	自分はダメな人間だ，人生の敗北者だと気に病む，または自分自身あるいは家族に申し訳がないと感じる				
7	新聞を読む，またはテレビを見ることなどに集中することが難しい				
8	他人が気づくぐらいに動きや話し方が遅くなる，あるいはこれと反対に，そわそわしたり，落ちつかず，普段より動き回ることがある				
9	死んだほうがましだ，あるいは自分を何らかの方法で傷つけようと思ったことがある				

※上の1～9の質問によって，仕事をしたり，家事をしたり，他の人と仲良くやっていくことがどのくらい困難になっていますか？
全く困難でない□　　やや困難□　　困難□　　極端に困難□

評価

1から9にチェックされた数から評価する	
半分以上，ほとんど毎日で5つ以上のチェックがある場合 ➡ (そのうちの1つは質問1または2)	大うつ病性障害
半分以上，ほとんど毎日で2～4つのチェックがある場合 ➡ (そのうちの1つは質問1または2)	その他のうつ病性障害

＊9は数日，半分以上，ほとんど毎日のいずれにチェックしても1つと数える
＊大うつ病性障害，その他のうつ病性障害は，死別に伴う正常の反応性うつ状態，躁病エピソードの既往，身体疾患，薬物に伴うものを除外して評価する
＊質問※からおよその生活機能全般の困難度を評価する

(文献5より引用)

リ・ケアでPHQ-2/PHQ-9を用いたうつ病のスクリーニングの検証からは，PHQ-9では，10点以上であればうつ病の可能性が高くなる[4]．

3 限界

2011年に報告された，うつ病スクリーニング検査の精度に関する研究において，患者バイアスが指摘されている[6]．ここでは，「うつ病と診断されて治療中の患者を適切に除外している割合」と系統的レビューとメタ解析が，そうした患者のバイアスの可能性を評価しているかどうかが調べられている．Medline，PsycINFO，CINAHL，Embase，ISI，SCOPUS，Cochraneをデータベースとし，17のシステマティックレビューとメタアナリシスから抽出した197本の論文のうち，うつ病と診断されたか，またはうつ病治療中の患者を除外したものは，わずか8本（4％）だけだったことを示した．系統的レビューやメタ解析で，そのような患者が含まれているかを評価しているものはなかった．このように，現行のスクリーニング検査の精度に関しては正しく評価されていない可能性がある．そういった限界はあるものの，それぞれのスクリーニング検査は，精神科の診断でも必要なものであり，使用する意義は十分にある．大事なのは，**スクリーニング検査のみで，うつ病と確定診断せずに，丁寧な臨床面接から診断を確定することである．**

<文献>
1) Aroll B, et al.：Screening for depression in primary care with two verbally asked questions：cross sectional study. BMJ, 15：1144-1146, 2003
2) Aroll B, et al.：Effect of the addition of a "help" question to two screening questions on specificity for diagnosis of depression in general practice：diagnostic validity study. BMJ, 15：884, 2005
3) Kroenke K, et al.：The Patient Health Questionnaire-2：validity of a two-item depression screener. Medical Care, 41：1284-1292, 2003
4) Aroll B, et al.：Validation of PHQ-2 and PHQ-9 to screen for major depression in the primary care population. Ann Fam Med, 8：348-853, 2010
5) Muramatsu K, et al.：The patient health questionnaire, Japanese version：validity according to the mini-international neuropsychiatric interview-plus. Psychological Reports, 101：952-960, 2007
6) Thombs BD, et al.：Risk of bias from inclusion of patients who already have diagnosis of or are undergoing treatment for depression in diagnostic accuracy studies of screening tools for depression：systematic review. BMJ, 18：343：d4825, 2011

第2章 主要な精神疾患

§2 気が沈んで何もする気が起きない（うつ病）

3 うつ病を診断する具体的な方法

角田智哉，野村総一郎

1 はじめに

1）うつ病の分類

　うつ病者がうつ状態を呈していることは当然だが，うつ状態であるからうつ病という訳ではない．うつ状態をもたらす障害には，ほかにも統合失調症，神経症などの精神障害も含まれるし，脳梗塞後など外因に原因があることや，ストレス性に引き起こされることもある．かつて，うつ病になりやすいとされた「努力型，責任感が強い，几帳面」などのメランコリー親和型の特徴をもつうつ病を内因性うつ病と呼んでいた．しかし，内因性のうつ病と心因性のうつ病を区別して診断することは難しく，現在の診断基準ではストレスの有無などによらず，臨床症状とその持続期間から診断することとなっている．最近の標準的な診断基準であるDSM-Ⅳでは，気分障害を，大うつ病性障害と双極性障害（Ⅰ型，Ⅱ型），気分変調症，気分循環性障害，その他のうつ病性障害（月経前不快気分障害，小うつ病性障害，反復性短期うつ病性障害など）に分類している．

2）うつ病を鑑別疾患に挙げる重要性

　日本において，うつ病者が，初診医を受診したときに，うつ病・うつ状態と診断されたのは11％，異常なしとされたものは9％であること，特に，国際比較において，うつ病と正しく診断された割合が20％もいないことが指摘されている．これは，恐らくはうつ病についての知識の有無が問題ではないと考えられる．精神科に受診する場合には，精神的な不調を自覚するか周囲に指摘されているため，うつ病を疑うことは容易であるが，プライマリ・ケアにおいて身体症状を主訴に受診した場合に鑑別疾患に挙げようとしなければ難しいからである．これは，精神科においては精神的な訴えが全面に出ているために，器質・症状性うつ病が見逃されやすいのと同じである．

　まずは，鑑別疾患として挙げ，うつ病を疑うことが大切である．そのためには，多彩な症状や診察や検査の結果では説明ができないような身体症状を訴えるような場合には，スクリーニング検査を実施することなどを決めておくことが必要である．

2 面接の進め方

　うつ病の診断率を向上させるためには，丁寧に医療面接を行っていくことが必要である．そして，基本的には，共感性とコミュニケーション技術が大切になる．

　診察の導入では，はい／いいえで答えられるような質問（closed question）ではなく「○○は，どんなふうですか」などの文章で答える質問（open question）を用いて，患者の話を遮らず，できるだけ長く患者自身の言葉で語ってもらうのがよい．相手の話すリズムを崩さ

ないことも大切である．また多くの情報を引き出すために，**患者の言葉をくり返すことも有効なことが多い**．例えば，「睡眠はどうですか」との質問に対して「あまり眠れてないんです」と返ってきた場合を考えてみる．この場合に「では寝つくのは遅いですか」「朝はいつもより早く起きますか」などとclosed questionに進む前に一言「あまり眠れてないんですか．それは体がつらそうですね」などとくり返すとよい．実際にやってみればわかるが，共感を示すことにもなるので話が広がり情報が増えることが多い．また，曖昧であった言葉は「○○についてもう少し詳しく教えてもらえませんか」とsemi-open questionを織り交ぜながら面接を進めていくのがコツである．そして，ある程度，異常な憂うつな状態が確認できたところで，DSM-Ⅳなどの診断基準（表）[1]にそって，「食欲が落ちていませんか」「体重は減りましたか」などのclosed-questionで補っていけばよい．

1）抑うつ気分

- ●最近，気分はどうですか？
- ●気分が落ち込んだり，滅入ったり，憂うつになったりすることがありませんか？

　うつ病の中核症状の1つであり，どのタイプのうつ病であろうと存在する症状であるため，疑ったら上記のように質問する必要がある．

表　DSM-Ⅳによる大うつ病の診断基準

大うつ病エピソード
A. 以下の症状のうち5つ（またはそれ以上）が同じ2週間の間に存在し，病前の機能からの変化を起こしている．これらの症状のうち少なくとも1つは（1）抑うつ気分，あるいは（2）興味または喜びの喪失である 　①その人自身の言明か，他者の観察によって示される，ほとんど1日中，ほとんど毎日の抑うつ気分 　②ほとんど1日中，ほとんど毎日の，すべて，またはほとんどすべての活動における興味，喜びの著しい減退 　③食事療法をしていないのに，著しい体重減少，あるいは体重増加，またはほとんど毎日の，食欲の減退または増加 　④ほとんど毎日の不眠または睡眠過多 　⑤ほとんど毎日の精神運動性の焦燥または制止 　⑥ほとんど毎日の疲労感または気力の減退 　⑦ほとんど毎日の無価値感，または過剰であるか不適切な罪責感 　⑧思考力や集中力減退，または決断困難がほとんど毎日認められる 　⑨死についての反復思考，特別な計画はないが反復的な自殺念慮，または自殺企図，または自殺するためのはっきりした計画
B. 症状は混合性エピソード（躁状態とうつ状態の混合した状態）の基準を満たさない
C. 症状は，臨床的に著しい苦痛，または社会的，職業的，または他の重要な領域における機能の障害を引き起こしている
D. 症状は，物質（例：乱用薬物，投薬）の直接的な生理学的作用，または一般身体疾患によるものではない
E. 症状は死別反応ではうまく説明されない．すなわち，愛する者を失った後，症状が2カ月を超えて続くか，または著明な機能不全，無価値観への病的なとらわれ，自殺念慮，精神病性の症状，精神運動制止があることで特徴づけられる

（文献1を和訳して引用）

2) 興味または喜びの喪失

- ●普段の休日は，どんな感じで過ごしますか？
- ●趣味は何かありますか？
- ●最近は趣味を楽しめてますか？

　精神科ではアンヘドニアと呼ばれ，DSM-Ⅳでは，うつ病の診断に必要な症状である．ただし，興味や喜びが喪失していますかと尋ねられても答えにくいように，この項目は質問を工夫しなければならない．上記のように，日頃から好きでやっているような本人の興味や関心のある活動を尋ねて具体化する必要がある．

3) 食欲

- ●いつもと比べて食欲はどんな感じですか？
- ●ダイエットしてないのに体重が減ってませんか？
- ●食欲が増えて，体重が増えてませんか？

　うつ病の場合には一般的に食欲は減少するが，ときに増加する例もある．うつ病のなかには，食欲がないのに無理に頑張って食べている人もいるので「食欲がないのに体のために無理して食べていたりしませんか」などの問いもときには有効である．

4) 睡眠障害

- ●睡眠はどうですか？
- ●いつもより寝つきが悪くありませんか？
- ●夜中に何度も目が覚めたり，いつもより早く目が覚めていることはありませんか？

　睡眠障害もほぼ必発の症状である．教科書的なうつ病の多くは，早朝覚醒が著しく，3・4時に目が覚めて再入眠できないことが多い．

5) 精神運動制止と焦燥感

- ●訳もなくイライラしたりしませんか？
- ●イライラして，じっとしていられないことがありますか？

　抑うつ気分などで気分を問うた際にイライラすると言われることもある．このイライラは焦燥感を表す言葉である．逆に精神運動制止は，応答時間が長くかかるなど思考がうまく働かないことによる症状である．面接時の様子の会話の応答時間や話す時間などから判断したり，他人から指摘されないか尋ねるとよい．

6) 易疲労感，気力低下

- ●最近，体調はどうですか？
- ●いつもより疲れやすかったり，疲れが残りやすかったりしませんか？
- ●いつもより気力が低下していると感じることはありませんか？

　うつ病における身体症状もめずらしくはない．そういった意味で体調を尋ねながら，徐々に疲れやすさや易疲労感・倦怠感を同定していくとよい．

7) 無価値観，罪責感

●自分は価値のない人間だと感じたりしてませんか？
●過去の行動で悪いことをしたと罪悪感を感じたりしていませんか？

　これもうつ病では大事な症状である．うつ病では，すでに解決したような過去の些細な失敗をくり返し思い悩むことがある．10年以上前の，他人から見たら些細なことを思い悩んで自分は生きている価値もないと考えている人もいるのである．**このような状態は罪業妄想と呼ばれ，うつ病の3大妄想と言われるような微小妄想である**．微小妄想にはほかに，実際には治る病気なのに「不治の病になった」と考える心気妄想，実際にはそのような状況にはないのに「お金がないので入院費が払えない．土地を手放さなければならない」と考えるような貧困妄想がある．

8) 思考力・集中力・決断力低下

●物事に集中できなかったり，考えがまとまらないということはないですか？

　新聞やテレビが理解できないという訴えや，仕事がたまる，家事が手につかないといった訴えがある．高齢者になると記憶力の低下から認知症を疑われることもある．この場合でも他の問診からうつ病との鑑別を行っていけばよい．

9) 自殺に対する考え

●このまま消えてなくなりたいと思ったことはないですか？
●ひょっとして，いっそのこと死にたいと思ってはいませんか？

　うつ病で問題になる症状の1つである．自殺については切り出しにくい話題であるが，ここで自殺の考えを聞けることで，自殺防止の約束ができる可能性が生まれてくる．うつ病を鑑別する場合の面接では忘れてはならない項目である．もし，上記の質問を肯定するようであれば，具体的に自殺を予定しているかどうかを尋ねることも必要である．そこで，切迫していれば精神科への紹介も必要になる．切迫感がない場合でも「あなたは今はそう思えないかもしれないけれど，今の状態は病気です．良くなるように思えないかもしれないけれど必ず良くなるものです．だから，今は死ぬよりつらいかもしれないけれど死なないと約束してください」などと自殺防止の約束をすることを忘れてはならない．

　　　＜文献＞
1) American Psychiatric Association. Diagnostic and statistical manual of mental disorders. (4th ed., text revision), 2000

第2章 主要な精神疾患

§2 気が沈んで何もする気が起きない（うつ病）

4 プライマリ・ケアでみるうつ病と精神科に紹介するうつ病

角田智哉，野村総一郎

1 神経科への紹介閾値

　うつ病が厚生労働省により，がん，脳卒中，心臓病，糖尿病と並ぶ5大疾病と位置づけられ重点対策がとられることになったように，うつ病は頻度の高い疾患である．しかし，うつ病患者の半数は医療受診をしないか，しても精神科以外を受診する人が40％で，精神科を受診するのは10％に過ぎないと言われている．このような背景があるからこそプライマリ・ケアでうつ病を見つけることと治療することは大事なことであり，精神科に紹介すべきうつ病患者を精神科治療へと紹介することが大事になってくる．

　一方で，精神科へ紹介すべきうつ病像を明らかにすることは簡単なことではないのも事実である．プライマリ・ケア医のうつ病治療の経験の有無や精神医療への理解だけでなく，紹介先との環境などがさまざまだからである．紹介閾値に影響する要素としては表1に示したものが指摘されている[1]．本稿で述べるのは専ら表中の「3．プライマリ・ケア医の心療対応能力」についてであるが，それぞれの事情のなかで紹介閾値を決定するのが望ましいのではないだろうか．

　一般的には，精神科へ紹介すべき患者は下記のような場合である．
- 自殺の危険性がある
- 精神病症状を有している
- 双極性障害（躁うつ病）の可能性がある
- 初回の抗うつ薬で反応性に乏しい（1種類の抗うつ薬を用いて反応性がないか不十分である）

以下に詳細を述べる．

2 神経科へ紹介すべきうつ病像

1）自殺の危険性がある

　自殺の危険性といっても評価は必ずしも簡単ではない．本人の自殺への切迫度にも幅がある．逆に，**希死念慮が明確でない場合も自責感が強い場合などには危険性が高まることもあり，紹介を考えてもよい**．自殺の危険性の評価には，本人の症状のほかに①自殺の家族歴・自殺企図の既往歴，②社会資源の喪失もしくは欠如（財政基盤の喪失など），③大きなライフイベント，④支援体制の充実（一人暮らしかどうか，見守ってくれる人はいるのか），⑤併発する精神疾患の有無などから総合的に判断すべきである．

2）精神病症状を有している

　幻覚妄想を伴うようなうつ病は，それ自体で重症度は高い．例えば，罪業・貧困・心気妄想といったうつ病で認めるような妄想のほかにも「誰かに狙われている」などの被害妄想で

表1 ● 紹介閾値に影響する要素

1. プライマリ・ケア医と患者の信頼関係	
2. 精神科医・精神医療へのアクセシビリティー 　a. 地理的・時間的な近接性 　b. 患者の心理的抵抗の強さ 　c. 依頼先の精神科医の人柄や力量	
3. プライマリ・ケア医の心療対応能力	
4. プライマリ・ケア医の患者抱え込みの執着度	

（文献1を参考に作製）

表2 ● 治療抵抗性うつ病のStage分類

Stage0	十分な抗うつ薬治療を受けていない
Stage1	1種類の十分な期間・量を用いた抗うつ薬治療への不十分な反応
Stage2	2種類の抗うつ薬をそれぞれ十分な期間・量を用いても不十分な反応
Stage3	1種類の増強治療に不十分な反応
Stage4	2種類の増強治療に不十分な反応
Stage5	ECTに不十分な反応

ECT：electroconvulsive therapy（電気痙攣療法）
（文献2を和訳して引用）

も同様である．うつ病の妄想の場合には心理的に理解できることが多いが，そうでない場合もある．こういった場合には，診断や治療が異なってくる可能性がある．さらには，抗うつ薬による副作用（activation syndrome）なども危惧される．このように幻覚妄想を伴う場合には，紹介が望ましい．

3）双極性障害の可能性がある

躁状態を過去に呈していた場合や初期治療中に躁状態を認めた場合には，双極性障害の可能性があるので紹介が望ましい．双極性障害の場合は，抗うつ薬の内容によっては病勢に悪影響を及ぼすこともあり，原則的には使用しない．また，双極性障害の場合には自殺の危険性の評価も難しいことから紹介が望ましい．

4）初回の抗うつ薬で反応性に乏しい

一般に治療抵抗性うつ病とは表2で示したStage分類で2以上をさすことが多い[2]．多くの治療抵抗性うつ病の研究も同様である．したがってStage 2以上は専門家が治療をすることが望ましいと思われる．初回（1種類）の抗うつ薬には7割程度に改善が見込めることなどを考えると，初回の抗うつ薬で不十分な場合には紹介を考慮してよい．2種類で反応しない場合には，精神科で診るべきである．

＜文献＞
1）宮崎 仁：素人が心療に関わっても大丈夫 紹介閾値をめぐるジレンマ．「プライマリ・ケア医による自殺予防と危機管理 あなたの患者を守るために」（杉山直也，他/編），pp.74-75，南山堂，2010
2）Thase ME & Rush AJ：Treatment-resistant depression.「Psychopharma-chology：The Fourth Generation of Pro-gress」（Bloom FE & Kupfer DJ ed.），pp.1081-1097, Raven Press, 1995

第2章 主要な精神疾患

§2 気が沈んで何もする気が起きない（うつ病）

5 うつ病患者への接し方

角田智哉, 野村総一郎

■ 接し方の共通事項

　　うつ病の治療の柱は主に①休養, ②薬物療法, ③精神療法からなる．これは，どんなタイプのうつ状態であろうと必要である．一方で，うつ病患者個人の社会背景やストレス因子は千差万別であり，ひとくくりにすることはできない．よって，休養の期間もとり方も違うし，薬物への反応性も異なる．当然，精神療法も違ってくる．よって，うつ病患者への接し方もそれぞれ異なるので正解はないように思う．そのなかで共通して必要なことを述べていきたい．

1) 傾聴

　　まずは聞くことである．ただ聞くだけではなく，アイコンタクトや相づちをうちながら，患者の「聞いてもらった」感を満足させることである．一方で，面接は医師がコントロールしなければ，有限な時間を効率的に利用できなくなるので注意が必要である．患者の邪魔をしないようにしながら，間の手をいれなければならない．邪魔をすると患者はイライラするし，結局は面接時間が延びることになる．

2) 共感

　　うつ病に限った話ではないが，医師−患者関係の確立は大事である．それには共感が必要である．これも相手あっての共感なので，態度で示さなければ患者には治療者の共感した状態を伝達することはできない．**基本的には，傾聴しながらおうむ返しをするのが大事になる．**「眠れなかった」という患者の言葉に対して「眠れなかったんですね」と事実をくり返したり，「眠れなかったんですね．それは体がつらそうですね」などと相手の気持ちを組んだ言葉を組み込むことである．共感しないと患者からの情報は少なくなるので治療上好ましくない．共感が足りないと，医師の言葉は否定や意見の押し売りのように捉えられる．精神科の情報のほとんどは口頭による面接から得られる．良質な情報を得るために，共感は欠かせない．

3) 決めつけない

　　精神科面接は相手の心理的な状態を評価していく作業でもある．その情報を中立的な立場で吟味する必要がある．例えば，初診でいきなりパーソナリティ障害と診断したり，本人がストレスを陳述したからといって，急性ストレス性障害／心的外傷後ストレス性障害などとするのは慎んだ方がよい．パーソナリティ障害と考えていたらうつ病だったとか本当のストレスは別にあったなどはめずらしくない．**症状を拾いだせたら，いったんは状態像として経過をみていくのが望ましい．**精神障害の多くが経過で診断が変わるのはめずらしくない．こ

れは誤診ではなく，前駆症状がそのように見えるだけなのである．例えば，うつ状態を呈したとしてもうつ病とは限らずに，統合失調症，躁うつ病のその時点での状態を診察しているのかもしれないからである．最初の見立て通りにいかなかったときには，診断が違う可能性や治療法の変更を検討するべきである．

これは改善したときにも同様であり，**少し良くなったところで「良くったね」と改善を押しつけないことである**．病前より良いならいざ知らず，症状の改善中に「良くなったね」と伝えると「いや，良くなってない」と返答し病態が留まる人が少なからずいる．本人が「良くなってきました」という部分に同意しながら，はやる患者さんに待ったをかけるくらいでちょうどいいことが多い．

4) 病気であることを説明する

うつ病が①心身ともにエネルギーが低下している状態であること，②気疲れや怠けでは決してないこと，③心の弱さとは関係ないこと，④治療をすれば多くの人に改善が見込めることを伝えなくてはならない．そのうえで，悲観的になりやすく自身を失っている時期には重要な判断は避け，自信が回復してからでよいことを伝える．さらに，自殺をしないことをくり返し伝えていくことも必要である．また，治療には休養と薬物療法が必要であることを伝え，休養は十分にとることを伝えたい．急性期には1日中寝ていいことを保証した方がよい．良くなるためにリフレッシュが必要だと考え，朝は散歩を無理矢理行う人もいる．しかし，これらの「〜しなければならない」という考えは急性期には特に有害である．以上を医学的な視点でゆっくりと説明することである．軽々しい調子やなれなれしい態度は避けるべきである．

第2章 主要な精神疾患

§2 気が沈んで何もする気が起きない（うつ病）

6 うつ病と診断したときの患者と家族への説明

山下吏良，角田智哉，野村総一郎

1 患者への説明

うつ病の可能性がある人に対する基本的な対応としては，表[1]のような点が挙げられる．1の病気であることは，各種パンフレットを用いてもよい．以下の説明をゆっくりとした低い音程の口調で丁寧に説明する．

- 誰でもかかる可能性がある身近な病気である
- やる気の問題や気のもちようではないし，いわゆる遺伝病でもない
- 脳内の神経機能に変調が起きており，医学的な治療が必要である
- しかし，死に至る恐れのある病気であり，自殺の背景にはうつ病がある
- 早期に発見し，治療につなげることで自殺が予防できる

表中の4の「治癒の時点」はおおよそ3カ月を目安にしてよいと思う．その他の項目は，うつ病の重症度の軽重を問わず大切なことである．

2 家族や友人，職場の人への説明

周囲の人と本人に同じ説明をする．決して違う説明はしないことが大事である．ただし，

表 ● 軽症うつ病患者への初診時の小精神療法

1. 「病気である」ことを医療者が確認する．「なまけ」ではない
2. できるだけ精神的休養のとれる態勢をとらせる．休業できないとしたら，できるだけ業務量を減らすように厳命する．できれば，職場の上司にそのことをわかってもらう努力をする．家人には，いたずらに「頑張れ」とねじを巻いてはいけないと，これまた厳命する
3. 薬の有効性を説く．服薬を決して忘れてはならない
4. 予想できる治癒の時点をはっきりと厳命する
5. 治療中自殺をしないことを誓わせる
6. 治療終了まで人生にかかわる大問題（退職，転居など）についての決定を延期させる
7. 治療中一進一退のあることを教える．多くの病気はその快癒期に三寒四温がある．一喜一憂するな．気分や症状のよしあしは2週間単位くらいではかるように提案する
8. 投薬によってときに不快な副作用が起こりうることを教えておく．特に，口渇，排尿困難，いらいら

（文献1より引用）

家族には日常生活をともにし，見守ってもらうという点で気苦労があるので，以下のことを説明する．

1) ゆっくり休ませる

本人のペースを大切に，あわてたり，焦らせたりしない．家族が手伝ってあげられることは手伝い，できるだけ心身ともに休ませる．

2) 話をしっかり聞く

悩みを1人で抱え込ませないようにする．余裕のあるときに時間をつくって，本人の話をゆっくり聞く．

3) 特別なことはしない

気分転換に飲みに誘う，温泉旅行に連れて行くなど特別なことをする必要はない．むしろ患者の負担になることが多い．

4) 過度な心配は避ける

周囲の人が心配しすぎると，「治療がうまくいかないのは自分のせいだ」「自分はそんなに悪いのか」と落ち込むことがあるので，本人には平常心で対応する．

5) ときにはブレーキ役に

患者はうつの症状が軽くなってくると社会復帰を望む．回復が不十分であるときほど，復帰を主張する傾向があるので，焦らないように一丸となって「**治りぎわの回復のしかたが大事である．うつ病を発症する前よりも余裕のもてる状態になるのが回復のポイント**」と説明する．病前の元気な状態でもその環境で抑うつになったのだから，回復して復職する際には病前よりもストレス耐性が問われるものである．

6) ときには距離をおく

患者はやりきれない思いを家族にぶつけたり，度重なる甘えや攻撃がでたりすることもあるが，それはうつの症状の1つであることが多い．本人の感情に巻き込まれ，振り回されると，周囲の人も滅入るので，ときには距離をおいて本人を見守る環境をつくるように説明する．

7) 重大な決定は先延ばし，または棚上げにする

うつ病のときは退職や離婚といった決定をしがちだが，病気によって悲観的になっていることが多く，後悔することが多い．大事なことは急がずに先延ばしにするように説明する．

8) 薬をうまく利用する

「癖になるので薬は使いたくない」「気合いで治す」と本人が言い張ることもあるが，周囲の人が薬の重要性を理解し，医師の指示を守って薬を服用し続けられるようサポートしてもらうように説明を行う．

9) 自殺の可能性について説明する

症状によらず，治療の予測は難しいので入院の適応を話しておくとよい．一般的な適応としては，以下の通りである．

●自殺念慮（自殺をしたいと思うこと）が強いとき
●ほとんど食べず，衰弱がみられるとき
●焦燥感（いらいら感）が激しいとき
●外来治療でなかなか良くならないとき
●自宅ではゆっくりと静養できないとき

＜文献＞
1)「軽症うつ病―「ゆううつ」の精神病理」(笠原 嘉/著)，講談社，1996

第2章 主要な精神疾患

§2 気が沈んで何もする気が起きない（うつ病）

7 抗うつ薬を処方するのはどのようなときか

田中徹平，野村総一郎

1 抗うつ薬の有効性

　DSM-Ⅳの大うつ病性障害の基準（「第2章§2-3．うつ病を診断する具体的な方法」参照）を満たすうつ病に対しては，抗うつ薬の適応がある．さらに，中等症以上のうつ病に対しては，抗うつ薬による治療が必要であると言えるし，その点に関しては，大きく迷わないものと思われる．しかしながら，軽症のうつ病もしくは閾値下の抑うつ，すなわち，うつ病の中核症状である抑うつ気分もしくは快楽消失のどちらかと，その他の症状を満たすものの軽症のうつ病とは診断されない抑うつ状態への抗うつ薬の使用となると，判断に迷うところも出てくるであろう．

　実際，新規抗うつ薬4剤〔fluoxetine（prozac®），パロキセチン塩酸塩水和物（パキシル®），venlafaxine（effexor®），nefazodone（serzone®），英字表記のものは日本では未認可（2012年11月現在）〕の抗うつ効果について，すでに発表されているプラセボ対照試験の論文，公開データ，米国食品医薬品局（FDA）に報告された未公開試験データなどを含む全データを用いて検証したところ，ハミルトンうつ病評価尺度（HAM-D）での評価が28点以上の重症のうつ病でないと，プラセボと比較して有意差が得られなかったとする報告もある[1]．この論文の結果を言い換えると，軽症や中等症のうつ病の患者に対する抗うつ薬の効果は，プラセボと差がないこととなる．しかしながら，本論文には，カットオフ値，解析対象薬選択，試験期間，対象患者などの問題点があるということが，日本うつ病学会および日本臨床精神神経薬理学会が構成した「新規抗うつ薬検討ワーキンググループ」によって指摘されている[2]．

　また，ガイドライン上の扱いに関しては，アメリカ精神医学会（American Psychiatric Association：APA）発行のガイドラインでは，軽症以上のうつ病に対する抗うつ薬の使用を推奨している一方で，英国国立医療技術評価機構（National Institute for health and clinical excellence：NICE）発行のガイドラインでは，軽症のうつ病とうつ病と診断されない閾値下の抑うつに対する抗うつ薬の使用は，リスク−ベネフィット比が乏しいとし，安易な使用を戒めており，認知行動療法や構造化された指導つきの運動などを推奨している[3,4]．

　上記のようにガイドライン上，軽症のうつ病もしくは閾値下の抑うつに対する抗うつ薬の使用については温度差があるものの，NICEのガイドラインにおいても，中等症以上のうつ病の既往がある場合，閾値下の抑うつが2週間以上遷延する場合，他の介入で改善を認めない場合などには，抗うつ薬による治療を考慮するよう勧めている[4]．

2 プライマリ・ケアにおける抗うつ薬の適応

わが国の一般のプライマリ・ケアの診療場面では，認知行動療法や構造化された指導つきの運動を行うことが困難であるため，軽症以上のうつ病に対しては，抗うつ薬の有害事象（「第2章§2-12．抗うつ薬の注意すべき副作用」参照）に留意しながら，慎重に抗うつ薬を使用するのがよいと考える．

また，閾値下の抑うつに対しては，大うつ病性障害の基準を満たさない軽うつ状態が2年以上持続する気分変調症に対し，抗うつ薬の効果があるとする報告もなされている[5]．安易な抗うつ薬の処方は，NICEガイドラインの記載と同様に戒めるべきであるが，うつ病の既往の存在や抑うつ状態が遷延しているなど，個々の症例に対して，抗うつ薬の適応を慎重に吟味していくことが必要であり，その判断に迷う場合には，精神科専門医に紹介するのがよいと考える．

＜文献＞
1) Kirsch I, et al.：Initial severity and antidepressant benefits：a meta-analysis of data submitted to the Food and Drug Administration. PLoS medicine, 5：e45, 2008
2) 「新規抗うつ薬検討ワーキンググループ」委員会報告．新規抗うつ薬検討ワーキンググループ，2008. http://www.jscnp.org/news/081215_kouutsu.pdf
3) American Psychiatric Association (APA)：Practice guideline for the treatment of patients with major depressive disorder. 3rd ed. pp.1-152, American Psychiatric Association (APA), 2010
4) National Institute for health and clinical excellence (NICE)：Depression The treatment and management of depression in adults. pp.1-64, National Institute for health and clinical excellence (NICE), 2009
5) Lima MS, & Moncrieff J：Drugs versus placebo for dysthymia. Cochrane database of systematic reviews (Online), CD001130, 2000

第2章 主要な精神疾患

§2 気が沈んで何もする気が起きない（うつ病）

8 抗うつ薬の選択と実際の使い方

田中徹平，野村総一郎

1 はじめに

　三環系抗うつ薬（tricyclic antidepressants：TCA）には，抗ヒスタミン作用，抗コリン作用，抗α1作用などがあり，これらの作用から生じる過鎮静などの中枢神経症状，自律神経症状，起立性低血圧などの心循環系に対する影響などさまざまな副作用の問題があった．そこで，セロトニンやノルアドレナリンの脳内での濃度を選択的に増やすことで，このような副作用を解決しようと選択的セロトニン再取り込み阻害薬（selective serotonin reuptake inhibitors：SSRI）およびセロトニン・ノルアドレナリン再取り込み阻害薬（serotonin noradrenaline reuptake inhibitors：SNRI）が開発された．有効性に関する報告では，SSRIやSNRIが，TCAと比べ遜色ないとするメタ解析の報告[1]もあり，現在，副作用の少ないこれらの薬が，TCAに取って代わって，抗うつ薬治療の中心となっている．そのため，**一般のプライマリ・ケアの診療場面においても，SSRIやSNRIで治療を開始するのがよいと考える．**表に現在，わが国で上梓されているSSRIとSNRIの容量および副作用プロフィールを挙げた[2]．

表 ● 新規抗うつ薬の副作用プロフィール

	容量 (mg/日)	抗コリン作用	嘔気/胃腸障害	鎮静	不眠/激越	性機能不全	起立性低血圧	体重増加
SSRI								
エスシタロプラム	10〜20	−	++	−	++	++	−	−
フルボキサミン	50〜150	+	+++		+	+		
パロキセチン	10〜40	+	++	−	++	++	−	+
セルトラリン	25〜100		++		++	++		
SNRI								
デュロキセチン	20〜60	−	++		++	++		
ミルナシプラン	30〜100	−	++	−	++	++	−	−
NaSSA								
ミルタザピン	15〜45	−	−	++	−	−	+	+

SSRI：選択的セロトニン再取り込み阻害薬
SNRI：セロトニン・ノルアドレナリン再取り込み阻害薬
NaSSA：ノルアドレナリン・セロトニン作動性抗うつ薬
（文献2を参考に作製）

2 抗うつ薬の処方の実際

1）選択

次に，SSRI，SNRIに分類される抗うつ薬のなかで，どの抗うつ薬を選択するかという問題であるが，大うつ病性障害に対する12種類の新規抗うつ薬の急性期治療における反応率と認容性を統計学的手法により比較検討したmultiple analysis of new-generation antidepressant 研究では，塩酸セルトラリン（ジェイゾロフト®）およびエスシタロプラムショウ酸塩（レクサプロ®）が反応性および認容性ともに優れているという結果となっている[3]．本研究の結果をふまえるならば，塩酸セルトラリンもしくはエスシタロプラムショウ酸塩で治療を開始するのが望ましいが，本研究では認容性は脱落率で評価がなされており，その理由などは明らかにされてはいない点に留意すべきである．脱落には，治療効果がないことによる脱落と副作用による脱落があり，どちらの影響が大きいのか脱落率のみで判断することは困難であること，また，表（p.63）に示したように各抗うつ薬の副作用プロフィールは異なっていることを考えると，処方に際しては，**その薬剤のもつ副作用プロフィールと個々の患者のもつ特性や過去の治療に対する反応性などを勘案し決定するのがよいと考える**．

2）増量のしかた

投与に際しては，少量から開始し，副作用に注意し認容性を確認しながら漸増するのを原則とする．下痢，嘔気といった消化器系の副作用や頭痛などは，投与初期によく認める副作用であるが，通常，数週間内服することで次第に改善していくこと，抗うつ薬の効果は，投与直後から現れるのではなく，2～3週間程度内服を続けることで徐々に効果が出てくることをあらかじめ説明しておくと，アドヒアランスの改善につながるものと考える．また，副作用（「第2章§2-12. 抗うつ薬の注意すべき副作用」参照）が出現した際には，症状に応じて減量ないしは変薬も求められる．

3）効果を認めない場合

十分量を十分期間投与した初回の抗うつ薬の治療により，約2/3の患者は，抗うつ薬に反応を示し，そのうち約半数の患者が寛解状態となる．つまり，初回の抗うつ薬治療で，抗うつ薬による治療に反応しない患者が約1/3，抗うつ薬に反応するも寛解状態に至らない患者が約1/3いることになる．これらの患者に対して取りうるアプローチであるが，①別の抗うつ薬への変更（switching），②抗うつ薬以外の薬剤（リチウム，第2世代抗精神病薬など）による増強（augmentation），③抗うつ薬の併用（combination）が挙げられる．しかしながら，②および③のアプローチは，抗うつ薬の相互作用の問題，抗うつ薬の併用や増強療法により，抗うつ薬単剤での治療と比較しセロトニン症候群などの副作用が惹起されやすいため，プライマリ・ケアでの治療では勧められず，慎重に行うべきであると考える．そのため，①の抗うつ薬の変更がよいと考えるが，副作用の強いTCAに変更を図るよりは，①SSRIから他のSSRIへの変更，SNRIから他のSNRIへの変更や，SSRIとSNRI間での変更がよいと考える．2種類の抗うつ薬による十分量十分期間にわたる治療で改善を得ない患者は，約1/3程度いるが，これらの症例は，難治のうつ病の可能性があるため，精神科専門医に紹介すべきであると考える[4]．

以上，うつ病と診断し，抗うつ薬を開始する場合の抗うつ薬の選択，増量のしかたおよび効果を認めない場合の対応をポイントに解説を行ったが，抗うつ薬の使用の前に，うつ病の診断をしっかり行うことは言うまでもない．また，**治療がうまく行かない場合に，過去に（軽）躁病エピソードがないかどうか，DSM-IVのII軸（人格障害）やIV軸（心理社会因子）の問題が隠れていないかどうかなどを再度，検討することが肝要と考える**．

<文献>
1) Williams JW, et al.：A systematic review of newer pharmacotherapies for depression in adults：evidence report summary. Annals of internal medicine, 132：743-756, 2000
2) Bauer M, et al.：World Federation of Societies of Biological Psychiatry (WFSBP) Guidelines for Biological Treatment of Unipolar Depressive Disorders in Primary Care. The world journal of biological psychiatry：the official journal of the World Federation of Societies of Biological Psychiatry, 8：67-104, 2007
3) Cipriani A, et al.：Comparative efficacy and acceptability of 12 new-generation antidepressants：a multiple-treatments meta-analysis. Lancet, 373：746-758, 2009
4) Rush AJ, et al.：Acute and longer-term outcomes in depressed outpatients requiring one or several treatment steps：a STAR*D report. Am J Psychiatry, 163：1905-1917, 2006

第2章 主要な精神疾患

§2 気が沈んで何もする気が起きない（うつ病）

9 抗うつ薬はいつまで続けるのか

田中徹平，野村総一郎

■ 治療の目標と投与期間

うつ病治療は，急性期，継続期，維持期の3つに区分される（図）．

1）急性期

うつ病の急性期においては，「第2章§2-8．抗うつ薬の選択と実際の使い方」で解説したように，選択的セロトニン再取り込み阻害薬（SSRI）およびセロトニン・ノルアドレナリン再取り込み阻害薬（SNRI）を中心に薬剤を選択し，副作用に注意しながら漸増し，寛解状態を得ることを目標に治療を行う．

2）継続期

いったん，寛解状態が得られたならば，再燃（1つのうつ病相のなかで抑うつ症状が再度出現すること）の予防を目的とした継続期（継続療法）に移行していく．継続療法における抗うつ薬の投与量に関しては，寛解状態を得た量を継続した方が，減量した場合と比べて再燃率が低いため，抗うつ薬の量を減量することなく継続するのがよいと一般に考えられている[1]．また，継続療法の期間については，薬物療法に反応後4〜5カ月以内に抗うつ薬を中止した場合の再燃率が50〜70％であったのに対して，抗うつ薬による治療を継続した群における再燃率が0〜20％であったという報告もあり，アメリカ精神医学会（APA）発行のうつ病の治療ガイドラインでは4〜9カ月間は少なくとも継続することを推奨している[1,2]．

上記のように，**初回のうつ病の患者に対しては，寛解状態が得られた後に，抗うつ薬を減量することなく，最低4〜9カ月間投与することが推奨されている．**

3）維持期

継続療法の後，さらに，表にあてはまる場合には，再発（1つのうつ病相が終了した後に，新たなうつ病エピソードが出現すること）のリスクが高く，再発の予防を目的とした維持

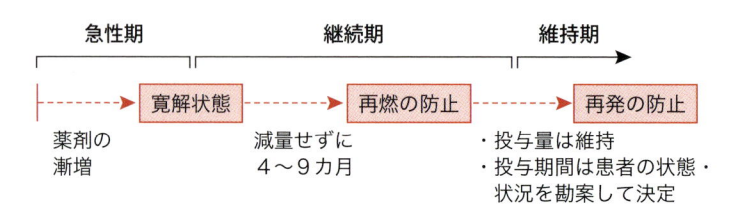

図　抗うつ薬投与の期間

（維持療法）への移行を考慮すべきである[1]．この維持療法においても，抗うつ薬は急性期および継続期で投与した量を，継続して処方するのがよいとされている[1]．維持療法をどのくらいの期間行うべきかについてのコンセンサスは現段階ではないが，リチウムによる増強療法で改善を得た場合に関しては，少なくとも1年以上は継続する方がよいという報告がある[3]．それ以外の場合に関しては，抗うつ薬を中止した場合の再発の危険性，家族などのサポートの有無などを勘案して決定するのがよいと考える．

表　維持療法を考慮する再発の危険因子

1．	閾値下の抑うつ症状の持続
2．	複数回の大うつ病性障害の既往
3．	過去の重症度
4．	初発年齢が若い
5．	気分障害以外の精神科併存疾患の存在
6．	慢性身体疾患の存在
7．	精神疾患（特に気分障害）の家族歴
8．	心理社会的ストレッサーの存在
9．	否定的認知スタイル
10．	持続的な睡眠障害

（文献1を参考に作製）

<文献>
1）American Psychiatric Association (APA)：Practice guideline for the treatment of patients with major depressive disorder. 3rd ed. p.152, American Psychiatric Association (APA), 2010
2）Prien RF, & Kupfer DJ：Continuation drug therapy for major depressive episodes：how long should it be maintained? Am J Psychiatry, 143：18-23, 1986
3）Bschor T, et al.：How long should the lithium augmentation strategy be maintained? A 1-year follow-up of a placebo-controlled study in unipolar refractory major depression. Journal of clinical psychopharmacology, 22：427-430, 2002

10 抗うつ薬のやめ方と，注意点

§2 気が沈んで何もする気が起きない（うつ病）

田中徹平，野村総一郎

■ 再発と離脱症状を防ぐ

　急性期治療により寛解状態を得て，継続期に移行し，継続療法中もうつ病の再燃を認めない場合には，抗うつ薬の中止が検討されよう．その際には，まず，再発の危険性について，患者および家族とよく話すことが重要である．うつ病は，再発をくり返す病気であり，いわゆる「心のかぜ」に表現されるような，必ずしも軽症で予後がよいという病気ではない．抗うつ薬を中止し，**うつ病が再発した場合に，不眠や食欲低下などの不調のサインを見逃さず，早めに受診するといった対処行動について，話し合っておくことが重要である．**

　患者および家族と話し合い，抗うつ薬を中止する方針が決定したら，**急激な中止が離脱症状（discontinuation syndrome）を惹起しうるため，少なくとも数週間をかけて漸減中止していく．**離脱症状には，吐気，嘔吐などの消化器症状，頭痛，悪寒，関節痛などの感冒様症状，不安，焦燥感などの精神症状，知覚異常，不眠などがあり，半減期の短い抗うつ薬に多いとされている[1]．通常，これらの症状は1～2週間以内に消退するが，症状が強い場合や遷延する場合には，いったん，元の量に戻したうえで，さらに，ゆっくりとしたペースで漸減していく，もしくは，半減期の長い抗うつ薬に置換したうえで，漸減して行くのがよい．

　漸減に際しては，うつ病の再発の有無を注意深くみながら行い，もし，再発するのであれば，再び，抗うつ薬を増量し急性期の治療を開始することとなる．寛解状態を得てから6カ月以内に，20％の患者が再発するという報告もあるため，抗うつ薬を上記のように注意深く漸減中止した後は，数カ月にわたって，再発の有無について見て行く必要がある[2]．

　最後に，前稿「第2章§2-9．抗うつ薬はいつまで続けるのか」の表（p.67）に挙げた再発の危険性が高く，継続療法に移行した症例に対しても，上記の注意点は同様にあてはまる．これらの症例では，再発の危険性は高いため，再発の危険性や対処行動について，より慎重に相談したうえで中止をするかどうか決定する必要があると言えよう．

＜文献＞
1) Rosenbaum JF, et al.：Selective serotonin reuptake inhibitor discontinuation syndrome：a randomized clinical trial. Biological psychiatry, 44：77-87, 1998
2) Solomon DA, et al.：Multiple recurrences of major depressive disorder. Am J Psychiatry, 157：229-233, 2000

第2章 主要な精神疾患

§2 気が沈んで何もする気が起きない（うつ病）

11 抗不安薬と睡眠薬を併用するのか
使い方とやめ方

田中徹平, 野村総一郎

■ BZD併用の有効性と注意点

うつ病の一症状として，不安や不眠が出現している場合もあれば，うつ病と不安障害とが併存している場合もある．うつ病と不安障害の併存は，多く指摘されるところであり，その併存率は約57％とする報告もある[1]．前者であれば，うつ病の治療が奏効するにつれて改善していくであろうが，後者は，うつ病が重症化，慢性化しやすく，予後不良で自殺率も高いため，精神科専門医への紹介が適切であろう[2]．

中等度以上の不安や不眠を伴ううつ病に対する，ベンゾジアゼピン受容体作動薬（BZD）の併用の効果を検討したメタ解析の結果によると，併用群においては，抗うつ薬単剤治療群と比較して治療からの脱落が有意に低く，治療初期（1～4週間）においては，うつ病の評価尺度の得点の改善率が有意に高かったが，6～8週間経過した時点においては，この有意差は消失していた[3]．抗うつ薬の効果は，投与初期には現れにくく，効果発現に2～3週間はかかることも考慮に入れると，うつ病開始当初に，不安や不眠が強い症例に対しては，BZDを抗うつ薬と併用することで患者の苦痛軽減を図り，アドヒアランスの維持に寄与するものと考える．

しかしながら，BZDは治療容量内であっても，依存（常用量依存）を形成する危険性があり，上述のメタ解析の結果も考慮すると**治療開始後4～8週以降は，漸減中止するのが望ましいと考える**．その際に，反跳性の不安や不眠が出現した場合や，振戦，発汗，心悸亢進などの離脱症状が出現した場合には，よりゆっくりとしたペースで中止するか，より半減期の長いBZDに置換したうえで漸減中止するのがよい（「第2章§1-6．原発性不眠症2」参照）．また，**重症筋無力症や閉隅角緑内障へのBZDの投与は禁忌であることにも注意が必要である．**

睡眠薬に関しては，BZD系睡眠薬以外に，非BZDであるゾピクロン（アモバン®）ゾルピデム（マイスリー®），ラメルテオン（ロゼレム®）があり，これらの薬剤はBZDと比較して，依存を形成することが少なく離脱症状を惹起しにくいという特徴があるため，これらの薬物を使用することも検討されよう．

<文献>
1) Zimmerman M, et al.：Major depressive disorder and axis I diagnostic comorbidity. The Journal of clinical psychiatry, 63：187-193, 2002
2) Bakish D：The patient with comorbid depression and anxiety：the unmet need. The Journal of clinical psychiatry, 60 (Suppl 6)：20-24, 1999
3) Furukawa TA, et al.：Antidepressant and benzodiazepine for major depression. Cochrane database of systematic reviews (Online), CD001026, 2002

第2章　主要な精神疾患

§2　気が沈んで何もする気が起きない（うつ病）

12 抗うつ薬の注意すべき副作用

戸田裕之，野村総一郎

1 はじめに

現在，わが国のすべての抗うつ薬の添付文書の「効能・効果に関連する使用上の注意」に，**「抗うつ剤投与により，24歳以下の患者で，自殺念慮，自殺企図のリスクが増加するとの報告があるため，本剤の投与にあたっては，リスクとベネフィットを考慮すること」**と記載されている．本稿では抗うつ薬の注意すべき副作用として自殺関連事象との関係について解説する．

2 米国食品医薬品局（FDA）の通達の内容

わが国に先駆けて警告を発した米国の食品医薬品局（FDA）による，抗うつ薬と自殺関連事象の増加に関するblack-box warningの内容を以下に示す[1]．

小児期，青年期および若年成人の患者への抗うつ薬投与は，自殺関連事象を増加させる危険性があるため，リスクとベネフィットを考慮して投与の可否を決定する必要がある．25歳以上の成人を対象としたプラセボ対象試験では自殺関連事象の増加は指摘されておらず，65歳以上では逆に減少する．抗うつ薬は治療開始早期に，一部の患者に対して，うつ症状を悪化させたり自殺関連事象を惹起したりする可能性がある．一方で，数カ月にわたるような長期間の抗うつ薬の使用に関する自殺関連事象への影響は不明である．

抗うつ薬の投与中に，不安，焦燥感，パニック発作，不眠，易刺激性，敵意，衝動性，アカシジア，軽躁，躁などの症状を認めることがある（いわゆるactivation syndrome）．因果関係が明確にされているとまでは言えないが，自殺関連事象が出現する際の前駆症状の可能性があるため注意をはらう必要がある．

3 抗うつ薬治療中に自殺関連事象が悪化/出現する理論的説明

Goodmanらは[2]，抗うつ薬の投与によって自殺関連事象が悪化/出現する理由として以下の6点を上げている．

第一に，うつ病をはじめとする精神疾患の存在自体が，自殺関連事象の強いリスク要因である．よって，抗うつ薬の投与後に自殺関連事象が増加するのは，**存在していたうつ病が悪化している**，もしくは，不十分/無効な薬物治療に対する反応と考えることが可能かもしれない．

第二に，精神運動制止症状が強いうつ病の患者では，抗うつ薬による治療によって**抑うつ気分が改善する前に活動性が上昇することがある**．その結果，以前から存在していた自殺念慮に従って行動する活動性が生じて，自殺関連事象を引き起こす可能性がある．

第三に，FDAの通達にも記載されているように，抗うつ薬の投与中に，不安，焦燥感，不

眠，易刺激性などを特徴とした，いわゆる activation syndrome を認めることがあり，これを見過ごすと自殺関連事象へと発展する可能性がある．

第四に，**アカシジア**は，精神運動性不穏（psychomotor restlessness）とも言われ，いらいらして落ち着かず，じっとしていられない状態を呈する．主に下肢のむずむず感や灼熱感，姿勢の絶え間ない転換，足踏みなどを伴い，不安を強く訴えて夜間に増強し歩行で軽減する．アカシジアは，通常，抗精神病薬の副作用とされているが，セロトニン選択的再取り込み阻害薬（SSRI）でも生じることがある．アカシジアと自殺関連事象に関連があるとも言われており，注意を要する．

第五に，抗うつ薬は，**双極性障害に対して脆弱な患者に投与されると躁状態を引き起こす可能性がある**．うつから躁への病相移行の際に情動不安定となり，自殺関連事象が増加すると言われている．

最後に，抗うつ薬の**副作用への脆弱性**が，遺伝と薬の交互作用を反映している可能性も指摘されている．

4 対処方法

最も重要なことは，**抗うつ薬による治療を開始した直後や，増・減量した直後の，精神症状の変化に十分に注意をはらうことである**．前述の"activation syndrome"をはじめとする精神症状・行動の変化が生じていないかどうか，注意深く臨床的な観察を行う必要がある．患者やその家族に，これらの症状が出現した際には速やかに医療機関と連絡をとるように説明しておくべきであろう．

また，若年者と抗うつ薬による自殺関連事象の増加の関係は，ほぼ明確にされているといってよい．わが国の添付文書に記載されているように，24歳以下の患者に抗うつ薬を投与する場合には，精神症状の変化に特に，注意をはらう必要がある．

さらには，抗うつ薬による自殺関連事象の増加と双極スペクトラムとの関連性にも注目すべきである．双極性障害は見過ごされやすく，単極性障害として治療が続けられていることも少なくない．また，これまでに（軽）躁病相を呈していなくとも，その後の治療経過のなかで双極性障害を呈する可能性のある，双極性障害に対して脆弱性をもっている患者にも，抗うつ薬による自殺関連事象が生じる可能性が高いと考えられている．よって，双極性障害のみならず，単極性のうつ病といえども，双極性障害の家族歴や，発症年齢，病前性格などの双極性障害を示唆する所見（bipolarity）を評価して，将来，双極性障害に発展するリスクを評価しながら抗うつ薬を使用する必要がある．

〈文献〉

1) FDA Public Health Advisory. Antidepressant Use in Children, Adolescents, and Adults. http://www.fda.gov/Drugs/DrugSafety/InformationbyDrugClass/ucm096273.htm (Accessed Feb 12 2012).
2) Goodman WK, et al.: Risk of Adverse Behavioral Effects with Pediatric Use of Antidepressants. Psychopharmacology (Berl), 191: 87-96, 2007

第2章 主要な精神疾患

§2 気が沈んで何もする気が起きない（うつ病）

13 抗うつ薬の注意すべき薬物相互作用

戸田裕之, 野村総一郎

1 SSRIの肝薬物代謝酵素チトクローム

● P450に対する阻害作用

選択的セロトニン再取り込み阻害薬（SSRI）は肝臓の薬物代謝酵素であるチトクロームP450（CYP）の阻害作用を有するため，併用した薬剤の代謝が遅延し副作用が発現しやすくなる．表1には，各々のSSRIのCYPの阻害作用をまとめた．

例えば，チザニジン塩酸塩（テルネリン®）はCYP1A2で代謝されるため，フルボキサミンマレイン酸塩（デプロメール®，ルボックス®）と併用すると，著しい血圧低下等の副作用が出現する可能性があるため投与禁忌となっている．また，ラメルテオン（ロゼレム®）はCYP1A2と3A4で代謝されるため，フルボキサミンマレイン酸塩との併用は禁忌となっている．

抗不整脈薬であるプロパフェノン塩酸塩（プロノン®）やフレカイニド酢酸塩（タンボコール®），β-遮断薬であるチモロールマレイン酸（チモプトール®）やメトプロロール酒石酸塩（ロプレソール®，セロケン®）などはCYP2D6で代謝される．そのため，CYP2D6の阻害作用を有する，フルボキサミンマレイン酸塩，パロキセチン塩酸塩水和物（パキシル®），塩酸セルトラリン（ジェイゾロフト®），特に，強い阻害作用を有するパロキセチン塩酸塩水和物と併用すると，これらの薬剤の血中濃度が上昇する可能性があるため注意が必要である．

ワルファリンカリウム（ワーファリン）は，主に，CYP2C9で代謝されるため，フルボキサミンマレイン酸塩，パロキセチン塩酸塩水和物，塩酸セルトラリン，特に，フルボキサミンマレイン酸塩との併用には注意を要する．

また，シクロスポリン（サンディミュン®）はCYP3A4で代謝されるため，フルボキサミ

表1 ● 新規抗うつ薬のCYP阻害作用

	阻害されるチトクロームP450				
	CYP1A2	CYP2C9	CYP2C19	CYP2D6	CYP3A4
フルボキサミンマレイン酸塩	+++	++	+++	+	++
パロキセチン塩酸塩水和物	+	+	+	+++	+
塩酸セルトラリン	+	+	+	+/++	+
エスシタロプラムシュウ酸塩	0	0	0	+	0

0 ：阻害作用がないか，ごく軽度
+ ：軽度の阻害作用
++ ：中程度の阻害作用
+++：強い阻害作用

表2　新規抗うつ薬の併用禁忌・併用注意薬一覧

	併用禁忌	併用注意
フルボキサミンマレイン酸塩	モノアミン酸化酵素阻害薬（セレギリン塩酸塩），チオリダジン，ピモジド，チザニジン塩酸塩，ラメルテオン，シサプリド	L-トリプトファンを含有する製剤（アミノ酸製剤，経腸成分栄養剤など），セロトニン作用薬〔トリプタン系薬剤（スマトリプタンコハク酸塩など），トラマドール塩酸塩〕，抗てんかん薬（フェニトイン，カルバマゼピン），ベンゾジアゼピン系薬剤（アルプラゾラム，ブロマゼパム，ジアゼパムなど），ロピニロール塩酸塩，メキシレチン塩酸塩，β-遮断薬（プロプラノロール塩酸塩），キサンチン系気管支拡張薬（テオフィリンなど），シクロスポリン，クマリン系抗血液凝固薬（ワルファリンカリウム），出血傾向が増強する薬剤（アスピリンなどの非ステロイド性抗炎症薬，ワルファリンカリウムなど），アルコール
パロキセチン塩酸塩	モノアミン酸化酵素阻害薬（セレギリン塩酸塩），ピモジド	セロトニン作用を有する薬剤〔トリプタン系薬剤（スマトリプタンなど）〕，セロトニン前駆物質（L-トリプトファン，5-ヒドロキシトリプトファンなど）含有製剤または食品など，トラマドール，フェンタニル，リネゾリド，セイヨウオトギリソウ（セント・ジョーンズ・ワート）含有食品など，抗不整脈薬（プロパフェノン塩酸塩，フレカイニド酢酸塩），β-遮断薬（チモロールマレイン酸塩，メトプロロール酒石酸塩），アトモキセチン，タモキシフェン，キニジン，シメチジン，フェントイン，フェノバルビタール，カルバマゼピン，リファンピシン，ホスアンプレナビルとリトナビルの併用時，ワルファリンカリウム，ジゴキシン，止血・血液凝固を阻害する薬剤（非ステロイド性抗炎症薬，アスピリン，ワルファリンカリウムなど），アルコール
塩酸セルトラリン	モノアミン酸化酵素阻害薬（セレギリン塩酸塩），ピモジド	リネゾリド，5-HT1B/1D受容体作動薬（スマトリプタンコハク酸塩，ゾルミトリプタン，エレトリプタン臭化水素酸塩），L-トリプトファンを含有する製剤（アミノ酸製剤，経腸成分栄養剤など），セイヨウオトギリソウ（セント・ジョーンズ・ワート）含有食品，ワルファリンカリウム，出血傾向が増強する薬剤（アスピリンなどの非ステロイド性抗炎症薬，ワルファリンカリウムなど），トルブタミド，シメチジン，アルコール
エスシタロプラムシュウ酸塩	モノアミン酸化酵素阻害薬（セレギリン塩酸塩），ピモジド	セロトニン作用薬〔トリプタン系薬剤（スマトリプタンなど）〕，セロトニン前駆物質（L-トリプトファン）含有製剤または食品など，トラマドール塩酸塩，リネゾリド，セイヨウオトギリソウ（セント・ジョーンズ・ワート）含有食品など，抗不整脈薬（フレカイニド酢酸塩，プロパフェノン塩酸塩），β-遮断薬（メトプロロール酒石酸塩），シメチジン，オメプラゾール，ランソプラゾール，チクロピジン塩酸塩，ワルファリン，出血症状の報告のある薬剤（フェノチアジン系抗精神病薬など），アルコール
デュロキセチン塩酸塩	モノアミン酸化酵素阻害薬（セレギリン塩酸塩）	ピモジド，アルコール，中枢神経抑制薬（バルビツール誘導体など），ロラゼパム，シプロフロキサシン，エノキサシン（臨床用量でCYP1A2阻害活性を有する薬剤），フェノチアジン系抗精神病薬（ペルフェナジン），抗不整脈薬（プロパフェノン塩酸塩，フレカイニド酢酸塩），キニジン硫酸塩水和物など，セロトニン作用薬（トラマドール塩酸塩，トリプタン系薬剤，L-トリプトファン含有製剤，リネゾリドなど），セイヨウオトギリソウ（セント・ジョーンズ・ワート）含有食品など，クロニジン塩酸塩など，アドレナリン，ノルアドレナリン
ミルナシプラン塩酸塩	モノアミン酸化酵素阻害薬（セレギリン塩酸塩）	アルコール，中枢神経抑制薬（バルビツール酸誘導体など），降圧薬（クロニジンなど），5-HT1B/1D受容体作動薬（スマトリプタンコハク酸塩など），ジゴキシン，アドレナリン，ノルアドレナリン
ミルタザピン	モノアミン酸化酵素阻害薬（セレギリン塩酸塩）	CYP3A4阻害薬〔HIVプロテアーゼ阻害薬，アゾール系抗真菌薬（ケトコナゾールなど），エリスロマイシンなど〕，CYP3A4誘導薬（カルバマゼピン，フェニトイン，リファンピシンなど），シメチジン，鎮静薬（ベンゾジアゼピン系薬剤など），アルコール，セロトニン作用薬（L-トリプトファン含有製剤，トリプタン系薬剤，トラマドール，リネゾリドなど），セイヨウオトギリソウ（セント・ジョーンズ・ワート）含有食品，ワルファリンカリウム

ンマレイン酸塩，パロキセチン塩酸塩水和物，塩酸セルトラリン，特に，フルボキサミンマレイン酸塩との併用に注意を要する．

わが国の添付文書に記載されている，併用禁忌，併用注意の薬剤のうち，プライマリ・ケアの領域で，使用する頻度が高いと思われるものを表2（p.73）に記載した．

2 その他の薬物相互作用

モノアミン酸化酵素阻害薬はすべての新規抗うつ薬と三環形抗うつ薬との併用が禁忌になっている．これは，両薬剤の作用が増強してセロトニン症候群などの副作用の出現のリスクが高くなるからである．モノアミン酸化酵素阻害薬を中止してから，表2に挙げた新規抗うつ薬を投与するには，14日間の間隔を開ける必要がある．また，モノアミン酸化酵素阻害薬に切り替える際には，フルボキサミンマレイン酸塩（デプロメール®，ルボックス®）は7日間，パロキセチン塩酸塩水和物（パキシル®），塩酸セルトラリン（ジェイゾロフト®），ミルタザピン（リフレックス®，レメロン®）およびエスシタロプラムシュウ酸塩（レクサプロ®）は14日間，ミルナシプラン塩酸塩（トレドミン®）は2〜3日間，デュロキセチン塩酸塩（サインバルタ®）は5日間の間隔をおく必要がある．

デュロキセチン塩酸塩とミルナシプラン塩酸塩は，ノルアドレナリン再取り込み阻害作用により，クロニジン塩酸塩などの降圧薬と併用すると作用を減弱させる可能性があるので注意が必要である．5-HT1B/1D受容体作動薬（スマトリプタンコハク酸塩など）は，SSRIやセロトニン・ノルアドレナリン再取り込み阻害薬（SNRI）と併用した場合に，セロトニンの濃度が上昇してセロトニン症候群などのリスクが上がるので注意が必要である．

第2章 主要な精神疾患

§2 気が沈んで何もする気が起きない（うつ病）

14 「双極性障害」を発見するための方法

戸田裕之，野村総一郎

1 双極性障害をめぐる問題

　双極性障害とは，大うつ病エピソードに加えて，過去もしくは現在に，躁病エピソードもしくは軽躁病エピソードが存在する障害である．大うつ病エピソードは患者本人が苦痛を感じていることが多く，受診の契機となりやすい．しかしながら，（軽）躁病エピソードは患者自ら苦痛を感じないことも多く，特に，軽躁病エピソードとなると周囲も患者の状態を異常ととらえないこともしばしばある．そのため，双極性障害は見過ごされやすく，診断確定までに10年近く要することも稀ではないとされ，双極性障害患者の1/3は大うつ病性障害と誤診されているとも言われている．

　一方で，**双極性障害と大うつ病性障害の治療方法の差異，特に薬物選択の違いが近年強調されるようになってきている**．大うつ病性障害の薬物治療は，選択的セロトニン再取り込み阻害薬（SSRI）やセロトニン・ノルアドレナリン再取り込み阻害薬（SNRI）などの抗うつ薬を中心に行うが，双極性障害は炭酸リチウム（リーマス®）やバルプロ酸ナトリウム（デパケン®）などの気分安定薬を主剤として薬物治療を行う．**病相が不安定化したり，不安・焦燥感が惹起されたりする危険性があるため，現在の治療ガイドラインでは，うつ病エピソードであっても，双極性障害患者への抗うつ薬の投与は推奨されていない**．双極性障害は大うつ病性障害と診断されることが多いにもかかわらず，双極性障害患者に大うつ病性障害患者と同様の薬物治療を選択すると，病状を悪化させる可能性がある．うつ病エピソードの患者を治療する際には双極性障害か否かを判断することは臨床上，非常に重要なことである．

　以上のように，双極性障害は大うつ病性障害と比較して，診断・治療ともに専門性が要求される障害である．**プライマリ・ケアの領域では，双極性障害を疑ったならば，専門家に紹介する方が無難であろう．**

2 （軽）躁病相の診断基準

　DSM-Ⅳ-TRにおける，躁病エピソードの診断基準を表1に示した．軽躁病エピソードの場合は，症状の持続期間が4日以上であること，さらには，躁病エピソードでは社会生活や対人関係に著しい障害を起こしたり，入院が必要など程重篤な症状を呈していることが必要である．

3 （軽）躁病相を見極める

　それでは，双極性障害を発見するためにはどうしたらよいであろうか？　一番重要なことは，当然のことではあるが，**双極性障害である可能性を常に疑いながらうつ病の患者を診察することである**．眼前に悲観的で意欲を消失している患者がいるときに，敢えて過去に調子

表1 ● 躁病エピソードの診断基準

A. 気分が異常かつ持続的に高揚し、開放的または易怒的ないつもと異なった期間が、少なくとも1週間持続する（入院治療が必要な場合はいかなる期間でもよい）
B. 気分の障害の期間中、以下の症状のうち3つ（またはそれ以上）が持続しており（気分が単に易怒的な場合は4つ）、はっきりと認められる程度に存在している
1．自尊心の肥大、または誇大 2．睡眠欲求の減少 3．普段よりも多弁であるか、しゃべり続けようとする心迫 4．観念奔逸、またはいくつもの考えが競い合っているという主観的な体験 5．注意散漫 6．目標志向性の活動の増加、または精神運動性の焦燥 7．まずい結果になる可能性が高い快楽的活動に熱中すること

（文献1，p351より改変して転載）

表2 ● 双極スペクトラム障害の診断基準

A. 少なくとも1回の大うつ病エピソード
B. 自然発生的な躁・軽躁病相はこれまでない
C. 以下の1つとDの2項目（または以下の2項目とDの1項目）が該当
1．第一度近親における双極性障害の家族歴 2．抗うつ薬によって惹起される躁あるいは軽躁
D. Cの項目がなければ、以下の9項目のうち6項目が該当
1．発揚性パーソナリティ 2．反復性大うつ病エピソード（3回より多い） 3．短い大うつ病エピソード（平均3カ月未満） 4．非定型うつ症状（DSM-IVの診断基準） 5．精神病性うつ病 6．大うつ病エピソードの若年発症（25歳未満） 7．産褥期うつ病 8．抗うつ薬の効果減弱（wear-off） 9．3回以上の抗うつ薬治療への非反応

（文献2より引用）

が良すぎる状態があったかどうかを聞くことは難しいと感じることは稀ならずある．そのようなときには，現在の症状を丹念に聞いて，その辛さを十分にくみ取ったのちに，治療方針の決定に重要な意味をもつからと断ったうえで，過去に（軽）躁エピソードが存在しなかったかを聞くとよい．

ただし，表1の内容を機械的に聞いても否定することが多い．「普段より浪費がちな日が続いて借金をしたことはなかったですか？」「夜ほとんど眠らずに，遊びに行ったりしていたにもかかわらず，次の日も元気で仕事をやっていた日が続いたことはないですか？」「気持ちが大きくなって，普段ならしないような喧嘩をすることがなかったですか？」などと，**具体的なエピソードが存在しなかったかを問うたうえで，その時期に，気分の高揚や睡眠欲求の減少などの，その他の症状が存在してなかったかを聞くと，うまく（軽）躁エピソードを引き出せることが多い．**

本人だけでなく，家族など周囲の人から情報を得ることも重要である．本人は過去の調子が良すぎたことに対して病識をもたないことの方が多い．家族から見て，前述のような（軽）躁病エピソードを疑わせるような時期がなかったかどうかを確認することは，双極性障害の診断をするうえで重要なことである．

　また，軽躁病エピソードの既往を確認することが困難であることや，現時点では大うつ病性障害でも双極性障害が潜在する可能性があることから，双極性障害の予測因子として双極スペクトラム障害という概念が提案されている（表2）[2]．双極スペクトラム障害の診断にあてはまる場合には，双極性障害に移行する可能性を念頭におきながら注意深く診察をしていく必要がある．

　　＜文献＞
　1）「DSM-IV-TR 精神疾患の診断統計マニュアル（新訂版）」（米国精神医学会/著，高橋三郎，他/訳），医学書院，2004
　2）田中輝明，小山 司：双極スペクトラム障害の診断．精神経誌，111（6）：633-637, 2009

第2章 主要な精神疾患

§2 気が沈んで何もする気が起きない（うつ病）

15 「仮面うつ病」をどう考えるか

戸田裕之，野村総一郎

1 仮面うつ病とは？

　仮面うつ病（masked depression）の名称は1958年にカナダのKralにより[1]提唱されたものである．心身症，身体的愁訴の訴えが多い心気症状，不安・恐怖・強迫のようなさまざまな神経症様症状が抑うつ症状を覆い隠す（mask）ことがあり，これを仮面うつ病と呼んだ．わが国では新福が[2]，1969年に身体症状を主訴として一般医を受診するうつ病患者に目を向けることを目的の1つとして積極的に仮面うつ病を取り上げた．

　新福は仮面うつ病を「定型的うつ症状，特に悲哀，憂うつが存在しないか，または見落とされるぐらいわずかであるのに反して，ほかの症状が顕著かつ支配的であるため，診断を著しく困難にしているうつ病またはうつ状態」と定義している．さらに，うつ症状を覆う仮面の性質により，精神的仮面うつ病と身体的仮面うつ病に大別している．前者は抑うつ気分が顕著でなく，ほかの精神症状が顕著になる場合を指し，強迫神経症や心気症，不安神経症などと誤られるとした．後者は，抑うつ症状が目立たなく，身体症状が顕著に出る場合を指した．一般には，仮面うつ病とは後者のことを示すことが多く，プライマリ・ケアの領域で特に問題となるのも身体症状が前面に出るタイプである．

2 どのような場合に仮面うつ病を疑うのか？

　うつ状態のときにはさまざまな身体症状を呈する．例えば，うつ病の重症度の評価スケールであるハミルトンうつ病評価スケールの，身体症状に関係のある項目を拾い上げると表のようになる．**これらの症状を訴えて身体科を受診したが，身体的な精査をしても明らかな原因がない場合は仮面うつ病を疑う必要がある．**

　しかしながら，身体的な原因がない身体症状がすべてうつ病によるものと考えるべきではない．仮面うつ病は，患者が訴えないだけで精神症状が全く存在しないわけではない．これ

表●ハミルトンうつ病評価スケールにおける身体症状

- 身体的不安（消化器系：口渇，腹が張る，胃弱，下痢，胃けいれん，げっぷ．心・循環系：動悸，頭痛．呼吸器系：過呼吸，ため息，頻尿，発汗）
- 消化器系の身体症状（食欲の低下）
- 一般的な身体症状（手足や背中，あるいは頭の重苦しさ，背部痛，頭痛，筋肉痛，元気のなさや易疲労感）
- 生殖器症状（性欲の減退，月経障害）
- 体重減少

（文献3より引用）

らの身体症状がうつ病によるものであれば，丁寧に診察をすると，日内変動を伴った抑うつ気分や，意欲の低下などが存在するのが普通である．また，これまで楽しめていた趣味などが楽しめなかったり（興味・関心の低下），思うように集中できなくて仕事の能率が低下したり（精神運動抑制）するなどの症状がないかを確認すべきである．身体症状の背後に存在している精神症状を確認することができれば，仮面うつ病である可能性がある．

3 安易に精神的なものと考えるのもよくない

しかしながら，身体的な原因がわかりづらい身体症状が存在していた場合に，抑うつ気分や意欲の低下などの精神症状が存在していたとしても，安易にうつ病などの精神障害と決めつけることも慎むべきである．

精神科の外来には，精神障害を疑われて身体科から紹介を受けた患者さんの精神症状が，身体疾患から生じていることも稀ならずある．例えば，胃がんの患者でも，腹部症状以外に，意欲の低下や抑うつ気分などの症状が出ることもある．また，頭痛と意欲の低下や集中力の低下を訴えて内科を受診したが，訴えが心気的であったため精神疾患を疑われた患者の頭部CTを撮影したところ，微小なくも膜下出血が存在したということもある．**身体症状を主訴に受診したのであれば，まずは，身体的な精査を施行して，身体疾患を除外する必要がある．**当然なことではあるのだが，精神疾患に理解の深いプライマリ・ケア医が意外と陥りやすいことではあるので注意が必要である．

<文献>
1) Kral VA：Masked depression in middle aged men. Can Med Asso J, 79：1-5, 1958
2)「仮面デプレッション」（新福尚武/著），日本メルク萬有，1969
3) Hamilton M：A ratiy scale for depression. J Neural Neurosurg Psychiatry, 23：56-62, 1960

第2章 主要な精神疾患

§2 気が沈んで何もする気が起きない（うつ病）

16 いわゆる「現代型（新型）うつ病」をどう考えるか

戸田裕之，野村総一郎

1 はじめに

　近年，「新型うつ病」や「現代型うつ病」などと称されるうつ病が増えていると言われることが多い．その特徴を表に挙げた．これらのうつ病は精神医学的な専門用語として定義されたものではなく，マスメディアを中心に話題が先行しすぎている印象を受ける．しかしながら，実際の臨床でも似通った症例に遭遇して対処に困ることも少なからずあることも事実である．本稿では，従来のうつ病の中心であった「内因性うつ病」の概念について説明をしたのちに，それと対比する形で現代のうつ病の概念について考察を試みる．

2 内因性うつ病とは

1）定義

　DSMなどの操作的診断基準が臨床で使用されるようになる以前は，うつ病は成因論的視点から分類されていた．その中心をなしていた内因性うつ病は，未知の脳の疾病の心理的表現であり，遺伝傾向の存在や，全身性の身体変化の随伴などから，脳の機能的な病気と考えられていた．典型的な内因性うつ病は，納得できる心理的なストレスがなくとも生じて，症状は程度が強いというだけでなく内容が極端であり，日常生活で経験する正常範囲内の憂うつや高揚とは明らかに隔絶し，身体面の症状も多く含む．もちろん，何らかの心理的できごとに続発することはありうるが，それはあくまでも誘因であり，病因として作用するものではなく，心理的解釈だけでは十分に了解しえないとされた．

　一方，反応性うつ病や神経症性うつ病などと称されるうつ病は，本人の性格傾向や，環境，ストレスなどからうつ病に至っているとされ，これらの要因から十分に了解可能な状態であるとされた．

表 ●「現代型（新型）うつ病」の特徴とされるもの

1．若年者に多く，全体に軽症で，訴える症状は軽症のうつ病と判断が難しい
2．仕事では抑うつ的になる，あるいは仕事を回避する傾向がある．ところが余暇は楽しく過ごせる
3．仕事や学業上の困難をきっかけに発症する
4．患者さんの病前性格として，"成熟度が低く，規範や秩序あるいは他者への配慮に乏しい"などが指摘される

（文献1を参考に作製）

2）診断の問題点

　　内因性うつ病は脳の機能的な病気によって症状を呈しているため，抗うつ薬の投与や休養などによって脳の病的な状態が改善することによって治療しうる病気である．一方で，神経症性うつ病は本人の性格傾向がうつ病の成因に深く関係しているため，薬物による治療だけでは不十分あり，カウンセリングなどを併用する必要があるとされた．

　　このように，従来型の診断の特徴は，診断することが治療論に結びついていたことである．しかしながら，従来型の診断の問題点としては，「了解可能性」という客観的に評価しづらいものを診断のよりどころとしたため，治療者間に診断の相違が生じることである．

3　いわゆる「現代型（新型）うつ病」をどう考えるか？

1）うつ症状が変化しているかどうか

　　DSM-Ⅳをはじめとする操作型診断基準は，従来型の診断基準の問題点であった治療者間の診断不一致を改善することを目的の1つとされている．曖昧になりがちな病因論は棚上げされており，症状のみで診断が可能となっているため，従来型の診断基準に比べてうつ病と診断される範囲が広くなっている．すなわち，現代のうつ病患者の症状が変化しているようにみえるのは，うつ病の症状そのものが変化しているのではなく，従来だとうつ病と診断されなかった症例が診断基準の変更により，うつ病と診断されるようになったとも言える．

　　一方で，現代のうつ病は，以前はうつ病の典型例とされた執着気質やメランコリー親和型性格を基盤とした重症のうつ病を呈する例が少ない印象を受ける．すなわち，**以前と比べると日本人の気質や性格が変化してきており，そのためうつ病という病気に罹患したときの心理的表現が変化してきているということも言える**．

　　若年者のうつ病は，これまでも精神医学的な理解が難しいとされ，古くは退却神経症（笠原）[2]，逃避型抑うつ（広瀬）[3]などの概念が提唱され，さまざまな角度から精神病理学的に研究されてきた．近年では，さらに未熟型うつ病（安部）[4]，現代型うつ病（松浪）[5]，ディスチミア親和型（樽味）[6]などが提唱されている．いずれも，表に挙げた特徴を多少なりとももっており，メランコリー親和型性格を基盤としたうつ病に比べて抗うつ薬の効果が弱く，軽症ながら難治に経過するとしている．これらはうつ病のある特徴的な症状を呈する一群をとり上げ，その治療論まで一貫した対応を提示することにより，操作的診断基準によって混乱したうつ病の概念に対して一石を投じていると言える[7]．

2）いわゆる「現代型（新型）うつ病」患者への対応

　　以上のように，いわゆる「現代型（新型）うつ病」をうつ病と考えるかどうかについては，専門家の間でも統一した見解に至っているとは言えない．では，このような症例を治療する際にはどのような対応が望まれるのであろうか．操作的診断基準に照らし合わせて「うつ病」と診断して，休養のために仕事や学校を休むことを勧めて，抗うつ薬の投与を開始するだけでは不十分である．**生活リズムを整えるように促したり，出勤訓練を工夫して行ったり，人事面での配慮を求めて職場との調整を図ったりするなど，各々の症例に即して，よりきめ細やかな対応が求められる**．

<文献>
1) 日本うつ病学会ホームページ　http://www.secretariat.ne.jp/jsmd/qa/pdf/ga4.pdf
2) 笠原 嘉：精神神経科の症候群アパシーシンドローム（退却神経症）．臨床精神医学, 23（5）：217-220, 1994
3) 広瀬徹也：逃避型抑うつ．精神療法, 32（3）：277-283, 2006
4) 阿部隆明：未熟型うつ病．精神療法, 32（3）：293-299, 2006
5) 松浪克文, 他：社会変動とうつ病．社会精神医学, 14：193-200, 1991
6) 樽味 伸：うつ状態の精神医学．現代の「うつ状態」現代社会が生む"ディスチシア親和型"．臨床精神医学, 34（5）：687-694, 2005
7) 戸田裕之, 野村総一郎：最新のうつ病の概念．公衆衛生, 72（5）：344-349, 2008

第2章 主要な精神疾患

§3 動悸を感じ気持ちが落ち着かない（不安障害）

1 パニック発作とは何か

木村大樹，木村宏之，尾崎紀夫

1 パニック発作とは

1）定義

パニック発作は，突然生じ，ほかの時期とは**明確に区別できる期間が続き**，動悸，発汗，身震い，息苦しさ，喉が詰まる感じ，胸痛，胸部不快感，嘔気，腹部不快感，めまい感，現実感消失などの**「身体症状」**と，気が狂ってしまうのではないか，このまま死んでしまうのではないか，という**「病的な不安感」**で特徴づけられる．これらの症状は，現実の危険が存在しないなかで，強い恐怖または不快感の期間が存在することを特徴とし，通常は10分以内に頂点に達する．すなわち，パニック発作はDSM-Ⅳ-TR[1]では表のように定義される．

2）プライマリ・ケアに登場する場合

身体症状を伴うので，当然，患者は「身体疾患が発病した」と考え，救急車などで精神科以外の診療科を訪れることが多いが，病院に到着するころには，症状はほぼ収まっている場合もある．受診した時点で，検査や診察しても異常所見を認めない．医師からは「問題ない

表　パニック発作の診断基準（DSM-Ⅳ-TR）

・強い恐怖または不快を感じるはっきり他と区別できる期間で，そのとき，以下の症状のうち4つ（またはそれ以上）が突然に発現し，10分以内にその頂点に達する
（1）動悸，心悸亢進，または心拍数の増加
（2）発汗
（3）身震いまたは震え
（4）息切れ感または息苦しさ
（5）窒息感
（6）胸痛または胸部の不快感
（7）嘔気または腹部の不快感
（8）めまい感，ふらつく感じ，頭が軽くなる感じ，または気が遠くなる感じ
（9）現実感消失（現実でない感じ）または離人症状（自分自身から離れている）
（10）コントロールを失うことに対する，または気が狂うことに対する恐怖
（11）死ぬことに対する恐怖
（12）異常感覚（感覚麻痺またはうずき感）
（13）冷汗または熱感

（文献1，p.416より転載）

から大丈夫」と説明されがちで，適切な対応がなされぬまま何度も発作をくり返してしまうという事態が起こり，その結果あちこちの医療機関を受診することもある．

3）予期不安と広場恐怖

患者は，パニック発作をくり返すことにより，発作の間欠期にも「また発作が起きるのでないか」と発作の再発を心配する特徴があり，これを**予期不安**という．予期不安により不安が高まってパニック発作を誘発してしまうという悪循環が生じる．また，予期不安から，パニック発作を起こす可能性のある状況や，起こった際に助けを得られない状況を回避するようになる場合があるが，これを**広場恐怖**という．

2 パニック発作の病型

パニック発作には，以下に示す3つの特徴的な型がある．

1）予期しないパニック発作

パニック発作出現に際して特に誘因がなく，患者は「勝手に発作が起こる」と感じる．DSM-IV-TRでは，パニック障害の診断において，この予期しないパニック発作を重要な特徴の1つとしている．睡眠中に起こるパニック発作である睡眠パニックもこの型に含まれる．例えば，予期しないパニック発作のために治療を求めてきた患者は，その恐怖が非常に強いと表現し，自分が今にも死にそうだった，コントロールを失いそうだった，心臓発作または脳卒中になりそうだった，または「気が狂う」と思ったと報告する．

2）状況依存性パニック発作

特定の状況や誘発因子に接した直後，あるいはそれを予期した場合に限り起こる．社交恐怖（例：人前で話さないといけないときはいつもパニック発作を経験する）や特定の恐怖症（例：犬に対する特定の恐怖症の人は，犬に出会うたびにパニック発作を経験する）に特徴的である．

3）状況準備性パニック発作

状況依存性パニック発作に似ているが，特定の状況や誘発因子に暴露した直後や，予期したときに毎回発作が起こるわけではない点で異なる（例：エレベーターに乗ったら発作が起きやすいが，エレベーターに乗っても起きないこともある）．

予期しないパニック発作をくり返すうちに状況依存性，状況準備性パニック発作へと発展していったり，状況準備性パニック発作が加わっていったりなど，発作の型が混在する場合もあり，明確に3分類されるわけではない．

3 パニック発作の歴史的経緯

何の誘因もなく突然生じる発作性の不安と，特に何ら身体疾患が認められない発作性の身体症状に関する臨床的考察に関しては，19世紀から記載が存在する[2]．その後，アメリカ南北戦争や第一次世界大戦，第二次世界大戦のときの軍人達の観察記録から，身体疾患を認め

ないにもかかわらず，著明な胸痛，心気亢進，息切れなどを訴え，さらに強い不安症状に陥る病像が相次いで報告されていった．その後，発作性の不安と，発作性の身体症状の両者が，統合されて考えられ，さらにこの2つの症状がそれぞれ中枢神経系という共通の生物学的基盤を元にして考えられるようになっていった．1980年に誕生したDSM-Ⅲのなかにパニック発作の概念が採用されて以降，急速にその概念が広がっている．そして，遺伝学，脳科学研究の進展とともに，さまざまな知見が得られるようになっている[3]

＜文献＞
1）「DSM-Ⅳ-TR 精神疾患の診断・統計マニュアル（新訂版）」（米国精神医学会/著，髙橋三郎，他/訳），医学書院，2004
2）佐伯祐一：パニック発作の症候学的特徴および歴史的成立過程．「神経症性障害・ストレス関連障害 臨床精神医学講座第5巻」（田代信雄，他/編），pp.228-237，中山書店，1997
3）Murray B Stein：Panic disorder. Lancet, 368：1023-1032, 2006

第2章 主要な精神疾患

§3 動悸を感じ気持ちが落ち着かない（不安障害）

2 「パニック発作」と考える前に除外すべき身体疾患

木村大樹，木村宏之，尾崎紀夫

1 パニック発作の評価の手順[1]

　パニック発作は，多彩な症状と，その発症形態の特徴からも推察できるように，**さまざまな身体疾患や薬物使用との鑑別が必要不可欠である**．そのために，不安や恐怖，胸痛，動悸などの発作症状や，回避行動を訴える患者が受診してきた場合には，既往歴や嗜好品などの聴取をして，**一般身体疾患に由来する発作**や，**物質・薬物誘発性の発作**でないかを慎重に検討しなければならない．診断の手順を図に示す．

2 鑑別・除外すべき身体疾患[1]

　身体疾患との鑑別はまず，**その可能性を疑うことが第一歩である**．発作状況の詳しい内容の聴取とともに，生命にかかわる疾患の除外や，甲状腺機能亢進症などパニック発作と似た症状を呈する疾患の鑑別が必要である．検査としては，必要に応じて血算，電解質，肝機能，腎機能，空腹時血糖，甲状腺機能，尿，胸部X線検査，心電図，脳波，頭部CT/MRIなどを行い，器質性の身体疾患の有無を検討する．鑑別すべき主な身体疾患は表に示した[2]が，ときに身体疾患がある患者に，パニック発作が併存する場合もある点は，注意を要する．

3 物質や薬物治療に関連した発作の確認[3]

　その後，器質性の身体疾患が除外された場合にはパニック発作を誘発する物質や薬物治療に関して確認する．パニック発作を誘発する物質としては，**カフェイン，覚醒剤，エストロゲン製剤などのホルモン製剤，ニコチン**などが挙げられる．薬物治療に関連した発作としては，喘息治療などで使用される**β遮断薬**使用時，さらには抗うつ薬や抗不安薬・睡眠薬（特にベンゾジアゼピン受容体作動薬）**の急激な減量・中断時における離脱症状**においても，不眠・不安に加え，動悸，気分不快，発汗などのパニック発作と類似の症状を呈する場合がある．また，パニック障害の患者には不安に対処するため（自己治療目的）と考えられる**アルコール乱用が高率に認められており**，併発の可能性にも注意が必要である．

4 身体疾患を適切に除外することが治療のはじまり

　パニック発作を呈する患者は，体験されるさまざまな身体症状によって「死ぬかもしれない」と強く不安に思い，精神科以外の診療科を受診する場合が多い．パニック障害などの不安障害患者に対して，安易に「ストレスのせい（気のせい）」，「からだには異常がない」などと説明すると，納得の得られない患者が複数の医療機関を受診することにつながったり，不安が助長される場合もあり，症状の遷延化につながる可能性がある．米国の調査では，パニッ

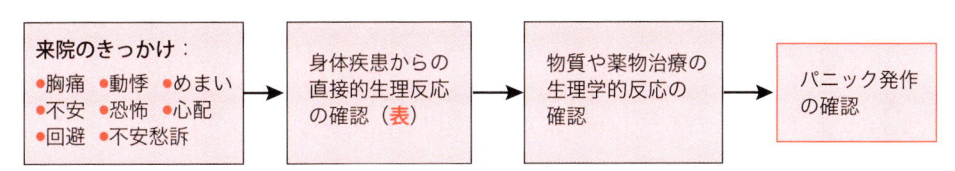

```
来院のきっかけ：
● 胸痛  ● 動悸  ● めまい
● 不安  ● 恐怖  ● 心配
● 回避  ● 不安愁訴
```
→ 身体疾患からの直接的生理反応の確認（表） → 物質や薬物治療の生理学的反応の確認 → パニック発作の確認

図 パニック発作の診断の手順
（文献1を参考に作製）

表 パニック発作と鑑別を要する身体疾患

胸痛	狭心症，心筋梗塞，肋軟骨炎，胸膜炎，解離性大動脈炎，自然気胸，肺血栓塞栓症，逆流性食道炎，帯状疱疹，肺炎
呼吸困難	過呼吸，肺梗塞，うっ血性心不全，胸膜炎，気管支喘息，慢性閉塞性肺疾患
動悸，心悸亢進	高血圧，突発性心房性頻脈，上室性頻脈，僧帽弁逸脱症，甲状腺機能亢進症，褐色細胞腫
めまい，動揺感，失神	起立性低血圧，貧血，良性発作性頭位めまい，Meniere病，特発性難聴，前庭神経炎，急性内耳炎，低血糖，脳腫瘍
しびれ感，うずき感	過呼吸，膠原病，多発性硬化症，電解質異常，胸郭出口症候群
離人感，非現実感	側頭葉てんかん
発汗，紅潮，熱・冷感	閉経，感染症，カルチノイド症候群，甲状腺機能亢進症，褐色細胞腫，低血糖
神経過敏，いらつき	甲状腺機能亢進症，褐色細胞腫，低血糖，月経前不快緊張症
腹部不快感，嘔気	過敏性腸症候群，大腸がん，Crohn病，脳腫瘍など多数

（文献2より引用）

ク障害の患者の約70％が正しい診断を受けるのに平均10カ所の医療期間を訪れていると報告されており，わが国においても同様の傾向がある[4]．

動悸や不安症状を呈した患者が来院した際は，適切に生活歴や現病歴を聴取し，然るべき検査を行ったうえで身体疾患を鑑別・除外した後に，その結果とともにパニック障害の可能性について患者に説明することが重要である．このような過程によって，患者を必要以上に不安にさせることなく，信頼感をもって適切な精神科治療につなげることができる．つまり，パニック障害などの不安障害患者にとって，適切な病歴聴取から身体疾患を除外し，適切な説明をする過程そのものが，すでに治療の一部と言える．

＜文献＞
1）熊野宏昭，久保木富房：診断と評価．「パニック障害ハンドブック」（熊野宏昭，久保木富房/編），pp.29-45，医学書院，2008
2）日野原 圭：パニック障害と鑑別すべき身体疾患．精神科治療学，19（8）：997-1002，2004
3）貝谷宣部，他：IIパニック障害，C-1身体的要因．「精神症性障害・ストレス関連障害 臨床精神医学講座第5巻」（田代信雄，越野好文/編），中山書店，161-170，1997
4）大野 裕，他：パニック障害の受診経路と治療ガイドライン策定に関する研究．ストレス科学，18：221-227，2004

第2章 主要な精神疾患

§3 動悸を感じ気持ちが落ち着かない（不安障害）

3 「パニック障害」の症状と診断

木村大樹，木村宏之，尾崎紀夫

1 はじめに

パニック障害は，一般人口の3〜4％が一生のうち一度は経験する頻度の高い疾患である．発症年齢は20歳代から30歳代が多く，女性の発症率は男性の2倍とされている．また，身体症状を呈するので精神科以外を受診する比率が高く，プライマリ・ケアを受診する患者の3〜8％はパニック障害であるとの報告がある[1]．

2 診断の手順

1）パニック発作の確認

パニック障害の診断のためには，前稿"第2章§3-2.「パニック発作」と考える前に除外すべき身体疾患"でも述べたように，第一に器質性の身体疾患や物質・薬物の作用による発作を除外することが必要である．その後，パニック発作の症状を満たしているかどうかを確認する．診断のためには，予期しないパニック発作の反復が重要な点であり，発作の起こる状況や場所が特定の場合（状況依存性発作）には，パニック障害によるパニック発作ではなく，他の精神疾患と診断される（図参照）[2]．また，身体疾患をもっている患者にパニック発作が併発する場合もある点には留意しておく必要がある．

2）パニック障害の診断

予期しないパニック発作の存在を確認した後に，パニック障害の診断を行う．DSM-IV-TRの診断基準を表1に記す．診断に際しては，くり返し予期しないパニック発作が生じているかどうかに加え，発作が再び起こることを心配したり（予期不安），「死んでしまうのではないか」と心配したり，運動を避ける，仕事を辞めるなどの発作と関連のある行動の変化が生じたりしていないかについて確認する．その後，広場恐怖の有無について確認する．

3）広場恐怖の有無

広場恐怖の診断は，表2に示した診断基準（DSM-IV-TR）をもとに行う．広場恐怖をもつ患者は，逃げられない，恥をかく，助けが得られない場所や状況にいることについての強い不安を感じる．具体的な場面としては，家の外に1人でいる場合，混雑のなかや列に並んでいる場合，バスや電車，タクシーで移動しているときなどである．そしてその状況を実際に避けたり，避けることができずに著しい不安や苦痛に耐える必要があったり，同伴者がいないといけなかったりする．パニック発作の診断の際と同様に，回避する場所や状況が特定の物に限定されている場合には，他の疾患を検討する（図参照）．

社会的状況への暴露	特定の恐怖刺激への暴露	強迫観念に関係する思考やそれらへの暴露	ストレス因子を思い出させる刺激	愛着ある人物や状況から引き離される
↓	↓	↓	↓	↓
社交不安障害	特定の恐怖症	強迫性障害	外傷後ストレス障害	分離不安障害

図● 状況依存性発作
(文献2より引用)

表1 ● パニック障害の診断基準（DSM-Ⅳ-TR）

A. （1）と（2）の両方を満たす
   （1）予期しないパニック発作がくり返し起こる
   （2）少なくとも1回の発作の後1カ月間（またはそれ以上），以下のうち1つ（またはそれ以上）が続いていたこと：
      (a) もっと発作が起こるのではないかという心配の継続
      (b) 発作またはその結果がもつ意味（例：コントロールを失う，心臓発作を起こす，"気が狂う"）についての心配
      (c) 発作と関連した行動の大きな変化

B. 広場恐怖が存在しない ➡ 広場恐怖を伴わないパニック障害
   広場恐怖が存在している ➡ 広場恐怖を伴うパニック障害

C. パニック発作は，物質（例：乱用薬物，投薬）または一般身体疾患（例：甲状腺機能亢進症）の直接的な生理学的作用によるものではない

D. パニック発作は，以下のような他の精神疾患ではうまく説明されない．
   ● 社交恐怖（例：恐れている社会的状況に暴露されて生じる）
   ● 特定の恐怖症（例：特定の恐怖症状に暴露されて生じる）
   ● 強迫性障害（例：汚染に対する強迫観念のある人が，ごみや汚物に暴露されて生じる）
   ● 外傷後ストレス障害（例：強いストレス因子と関連した刺激に反応して生じる）
   ● 分離不安障害（例：家を離れたり，または身近な家族から離れたりしたときに生じる）

(文献3, p.424-425より改変して転載)

4）併存症の確認

　パニック障害では，**他の不安障害やうつ病，パーソナリティ障害が多く併存**することが指摘されている．なかでも，うつ病が10〜65％に合併するとされているが，うつ病を併発すると，不眠，食欲低下などに加え，憂うつな気分や興味・関心の低下，そして過度に自分を責める気持ちが持続するようになる．「自分はこの世から消えてしまった方がよい」といった**希死念慮が高まる場合は早急な精神医学的介入**を必要とする．また，境界性パーソナリティ障害患者の31〜48％にパニック障害を併存するとされ[4]，しばしば救急外来などにパニック発作を訴えて受診する．境界性パーソナリティ障害が併存する場合，医療者は患者が容易に示す**「見捨てられ感」に留意する**必要がある．具体的には，患者は見捨てられ感が高まって診察後も帰院しなかったり，ぞんざいに扱われたと医療者に攻撃的になったりする．そのような場合は，粛々と身体疾患の除外を行い，後に精神科治療の必要性を伝え，専門医の受診を促すことが重要である．

表2 ● 広場恐怖の診断基準（DSM-IV-TR）

A. 逃げるに逃げられない（または逃げたら恥をかく）ような場所や状況，またはパニック発作やパニック様症状が予期しないで，または状況に誘発されて起きたときに，助けが得られない場所や状況にいることについての不安．広場恐怖が生じやすい典型的な状況には，バス，汽車，または自動車で移動していることなどである 注：1つ，または2～3の状況だけを回避している場合には特定の恐怖症の診断を，または社会状況だけを回避している場合には社会恐怖を考えること
B. その状況が回避されている（例：旅行が制限されている）か，またはそうはしなくても，パニック発作またはパニック様症状が起こることを非常に強い苦痛または不安を伴いながら耐え忍んでいるか，または同伴者を伴う必要がある
C. その不安または恐怖症性の回避は，以下のような他の精神疾患ではうまく説明されない ● 社交恐怖（例：恥ずかしい思いをすることに対する恐怖のために社会的状況のみを避ける） ● 特定の恐怖症（例：エレベーターのような単一の状況だけを避ける） ● 強迫性障害（例：汚染に対する強迫観念のある人が，ごみや汚物を避ける） ● 外傷後ストレス障害（例：強いストレス因子と関連した刺激を避ける） ● 分離不安障害（例：家を離れることまたは家族から離れることを避ける）

（文献3，p.417より転載）

5）睡眠パニック

パニック障害患者の30～45％程度で，睡眠中に突然強い恐怖感，動悸，呼吸困難感が出現する睡眠パニック発作[5]（nocturnal sleep panic）を経験しており，不眠症状の原因となるとともに，夜間の救急外来などを受診するきっかけともなりうると考えられる．このような訴えは，睡眠時無呼吸症候群などとの鑑別が必要になるので，必要に応じて睡眠ポリグラフを実施する．

6）予後

パニック障害の経過としては，パニック発作をくり返し，特に予期不安が高まり広場恐怖に伴う回避行動が顕在化することによる社会機能の低下が問題となる．発作をくり返すうちに，予期不安以外にも「身体的な病気ではないか」，「薬の副作用ではないか」などさまざまな不安を抱き，さらには抑うつ状態が慢性化し，仕事や家事ができなくなるなど社会機能が低下していく．DSM-IV-TRによれば，治療6～10年後の転帰は30％が寛解，40～50％は改善しているが症状が残存，20～30％は不変，もしくは悪化する．プライマリ・ケアの現場では，診断されないままパニック障害が遷延化しないように，パニック障害の早期発見・早期治療導入が必要である．

＜文献＞
1）Katon WJ：Clinical practice Panic Disorder. N Engl J Med, 354：2360-2367, 2006
2）熊野宏昭，久保木富房：診断と評価．「パニック障害ハンドブック」（熊野宏昭，久保木富房/編），pp.29-45，医学書院，2008
3）「DSM-IV-TR精神疾患の診断・統計マニュアル（新訂版）」（米国精神医学会/著，高橋三郎，他/編），医学書院，2004
4）Lieb K, et al.：Borderline personality disorder. Lancet, 364：453-461, 2004
5）Merritt-Davis O, et al.：NocturnalPanic：Biology, Psychopathology, and its contribution to the expression of panic disorder. Depression and Anxiety, 18：221-227, 2003

第2章 主要な精神疾患

§3 動悸を感じ気持ちが落ち着かない(不安障害)

4 「パニック障害」と診断したときの患者・家族への説明

木村大樹,木村宏之,尾崎紀夫

1 不安の捉え方を伝え,医学モデルに基づいて説明する

　パニック障害など,不安障害の患者は,「病的な不安」を恐れるあまり「不安の全くない状態」を治療目標にしがちである.このような患者に,本来,「不安」は適応的な反応であることを伝えることから治療は始まる.すなわち,生き物が外敵に遭遇した際,「不安」という反応が生じることによって,交感神経系が賦活されて心拍数や呼吸数が増加し,酸素供給を増やし「外敵から逃げる」あるいは「外敵と戦う」という生命維持に必要な適応的行動を行い,その結果,不安は解消される(図1 a).

　このような説明をしたうえで,患者が「不安から生じた反応(例:手が震える,顔が赤くなる,脈拍や呼吸数が上がる)を不適切なものと捉えている」点に着目し,反応を不適切に捉えたことが,不安を増大させ,反応を過大にする結果,悪循環が生じ,過剰な「外敵から逃げる」あるいは「外敵と戦う」という非適応的な行動に陥っている状態を伝える(図1 b).

　したがって,「不安」はわれわれが生きていくうえで欠くべからざるものであり,**「不安や不安から生じた反応を消す」ことを目標にするのではなく,「不安をもちながら暮らす」ことを目標にすべきことを伝える.**

　そのうえで,医学モデルに基づいて症状,病因,治療方法,簡単なパニック発作の対応法について患者と家族に説明する.時間をかけた丁寧な説明は,患者や家族にとって疾患理解

a) 正常な不安は生命維持にとって不可欠

外敵の存在で不安が生じる
↓
不安が身体反応(脈や呼吸数の増加)を引き起こす
↓
「逃げるか戦うか」の準備状態
↓
適応的行動
↓
不安の解消

b) 不安による反応を「不適切」と判断する

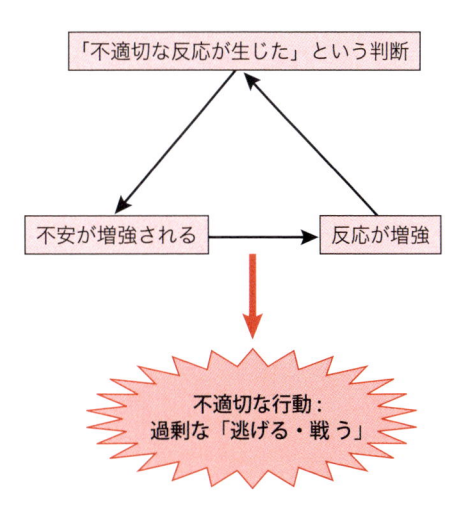

「不適切な反応が生じた」という判断
↙　　↘
不安が増強される　→　反応が増強
↓
不適切な行動:過剰な「逃げる・戦う」

図1 ●正常な不安と病的な不安

を促す心理教育になるだけではなく，周囲の理解と協力を得られ，治療関係の構築にとって重要である．

2 症状についての説明

パニック障害は，自律神経系のさまざまな身体症状を伴う不安の病であり，パニック発作，予期不安，広場恐怖という症状を認めること，決して稀な病気ではない（わが国におけるパニック障害の有病率[1]は女性が5.0％，男性が1.7％）ことをまず伝える．そして，パニック障害患者は，他人から「気のせい」「精神的に弱い」などと言われたり，「生命にかかわる身体疾患にかかっている」，「死んでしまうのではないか」，「病気は自分の性格のせい」などと思い込みやすかったりする．そのためまず**「死ぬことはない」「気が狂ってしまうことはない」ということを保証**し，「身体的所見はみられないが，脈拍や呼吸をコントロールしている脳の機能不全の状態であり医療の対象である」ことを患者に確認し，**自責感を軽減させる**ことが重要である．

さらに，パニック障害を悪化させる要因として，過労，睡眠不足，ストレス，二日酔い，風邪などが挙げられている．日常生活指導としては，規則正しい睡眠や食事などの生活指導と，適度な運動を心がけるように勧めるとよい．

3 病因の説明

最近の研究によりパニック障害では，恐怖や不安と関係しているとされる脳内の**扁桃体を中心とした神経解剖学的仮説**（恐怖ネットワーク）が想定されており，脳の機能的な疾患であるという理解が進んでいる[2]．しかし，一方で，**過労やストレス**により発症しやすいことや，**不安や思考の悪循環**によって発作が習慣化すること，予期不安により日常生活の緊張が高まることなど，心理的な要因も強く影響することが知られている[3]．つまり，脳機能の問題と，心理的問題の両面がパニック障害の発症に関連していると考えられている．そのため，両者の関係を患者・家族に伝えることが重要である．

4 治療方法の説明

1）薬物療法

抗うつ薬の一種である選択的セロトニン再取り込み阻害薬（selective serotonin reuptake inhibitors：SSRI）がパニック障害に有効である（"第2章§3-7.「パニック障害」と「社交不安障害」の薬物療法1"参照）．ただし，SSRIの効果が現れるまでには少なくとも2週間程度かかるので，急性期はベンゾジアゼピン系の抗不安薬を併用する．

2）認知行動療法

患者は，予期せぬパニック発作のため完全主義が脅かされ，回避的になっている．そのため，物事のとらえ方（認知）は「不安を完全にコントロールしなければならない」と極端になり，病的な不安を体験している．認知行動療法（図2）では，患者の病的認知を修正しつつ完全主義の背景にある低い自己評価について共有する．また，パニック障害は，認知行動療法のなかの「暴露療法」の効果が立証されており，図3に示したように不安階層表を治療者と一緒に作成し，一番不安の少ない状況から一番不安の大きい状況まで試しながら行動の

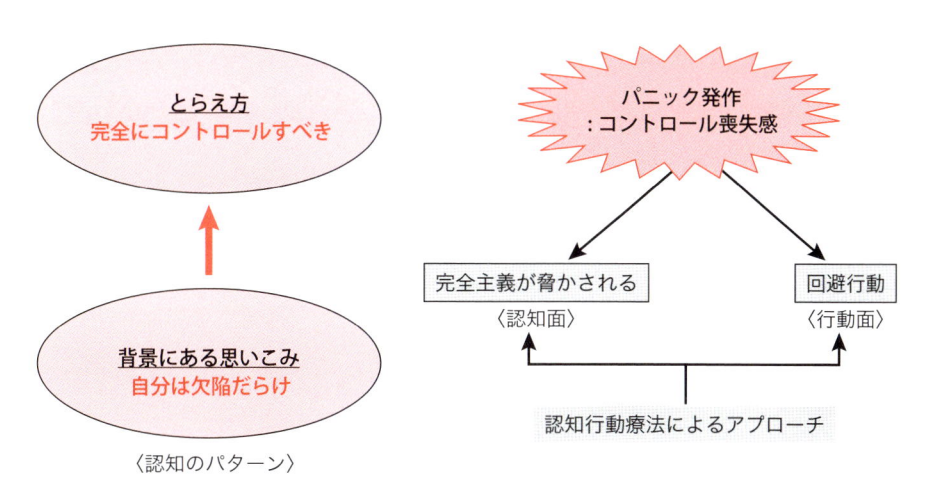

図2 ●パニック障害に対する認知行動療法の説明モデル

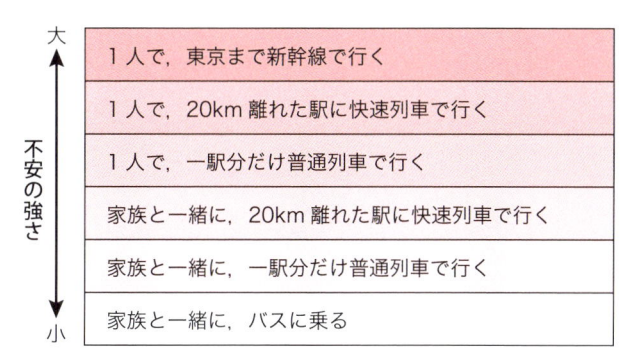

図3 ●不安階層表の例：公共交通機関に対する広場恐怖が生じた患者

変容を促す．そして，不安に暴露する状況に留まるなかで不安が軽減する経験を通じて「不安に直面しても大丈夫」という感覚を取り戻していく．

5 パニック発作への対応[3]

抗不安薬を中心とした頓服薬利用のほかに，音楽を聞いたり，ガムをかんだり，人と話をしたりなどのリラックス方法や注意をそらす対処法を伝える．ただし，パニック発作の完全消失をめざすのではなく，発作をもちながら生活することを推奨する．なお，従来，緊急対処法として行われてきたペーパーバック法は，CO_2を改善せず低酸素の危険があるため推奨されていない．

<文献>
1) Kaiya H, et al.：Factors associated with the development of panic attack and panic disorder. Psychiatry Clin Neurosci, 59：177-182, 2005
2) Gorman JM, et al.：Neuroanatomical hypothesis of panic disorder, revised. Am J Psychiatry, 157 (4)：493-505, 2000
3) 熊野宏昭，久保木富房：診断と評価．「パニック障害ハンドブック」(熊野宏昭，久保木富房/編)，pp.29-45，医学書院，2008

第2章 主要な精神疾患

§3 動悸を感じ気持ちが落ち着かない（不安障害）

5 「社交不安障害」の症状と診断

木村大樹，木村宏之，尾崎紀夫

1 社交不安障害の症状[1]

　社交不安障害をもつ人は，**他人の目に曝される場面**を過度に恥じたり，屈辱的と考えるために，そのような場面を**恐れ，避ける**のが特徴的である．さらに，**顔面紅潮，発汗，振戦などの身体症状**を伴うことがあり，それが他人に気づかれることに恐れをいだき，他人の目を怖がる．その苦痛が非常に強いため，ほとんどの対人接触を避けるか，堪え難いものとして我慢し，その結果，社会機能に重大な支障をきたしうる．

　重大な社会機能障害にもかかわらず，**患者は個人の「内気さ」，「性格」の問題と捉えていることが多く**，障害をもつなかで半数程度しか治療を求めないとされている．発症年齢は10代前半であることが一般的で，多くは慢性の経過をたどり，症状が出現してから15～20年後に受診すると言われる．

　米国で行われた疫学調査の結果，社交不安障害の生涯有病率は12％，12カ月有病率が7％にも上り，精神障害のなかでアルコール依存症，うつ病に次ぐ高い頻度を示している．一方，日本では12カ月有病率が0.8％と報告されており，米国と比べてかなり頻度が低い結果になっている．日米の頻度の差が，どこに由来するのかは不明であるが，人前で自分の意見を表明することが要求される米国社会と，控えめにすることが場合によって美徳とみなされる日本社会との差異に起因するものかもしれない[2]．

　このような症状は，かつては医療者からも単なる個人の「内気さ」，「性格」の問題としてみなされ，医療の対象とは捉えられなかった．しかし，近年，高い有病率と重度の日常生活における機能障害が着目されるようになり，さらに選択的セロトニン再取り込み阻害薬（SSRI）を使用した薬物療法の発展や認知行動療法などの実証的な精神療法の開発が進むにつれて，治療可能な病気として捉えられるようになってきており，適切な診断・評価が望まれるようになっている．

2 社交不安障害の診断

　DSM-Ⅳ-TRによる社交不安障害の診断基準は表の通りである．規準Aは，他人の注目を浴びる（あるいはそう思える）状況に対して，顕著で持続的な恐怖感を示すことである．この基準には「人前で不完全な恥ずべき形でしか行動がとれないのではないか（例：拙劣なプレゼンテーションしかできない）」に加え，「人前で不安症状を呈してしまうのではないか（例：手が震える）」という恐れも含まれている．基準Bに，パニック発作に至る場合がありうることが記載されているが，パニック障害と異なり，社会的状況にのみ依存した形で生じるものである．鑑別のためには，患者に「不安や不快を感じる場面ではあなたは何を考えていますか？」と聞くと判明することが多い．さらに，基準Cで明らかにされているように，

表●社会不安障害の診断基準（DSM-IV-TR）

- A：社会的状況に対する持続的で顕著な恐怖
  - 社会的状況とは人の注目を受ける（かも知れない）状況
  - 人から否定的評価を受けること，恥ずかしい思いをすること（人に不快な思いをさせること）が怖い
- B：恐れている社会的状況への暴露が不安を惹起する
  - ときに，その状況が誘因となってパニック発作が生じる
- C：本人はその恐怖が過剰または不合理であることを自覚している
- D：恐れている社会的状況を避けるか，強い不安をもって耐え忍んでいる
- 身体疾患や薬物によるものではない

（文献3，p439-440を参考に作製）

「恐怖が過剰で不合理であるとの自覚」をもっている．また，不安を惹起する社会的状況が，1つないし2つの特定の状況に限定されている場合は「非全般性社交不安障害」となるが，ほとんどの社会的状況に対して不安が生じる場合は「全般性社交不安障害」とする．

社交不安障害の臨床症状評価尺度として**Liebowitz Social Anxiety Scale日本語版**[4]**(LSAS-J)** が用いられる．これは，患者が症状を呈することが多い行為状況と社交状況を4段階で評価する．LSAS-Jは，あくまで症状評価や治療反応性を評価するものであり，診断に使用すべきものではない．

3 診断時の注意

よく知らない人がいるような社会的状況での不安，あがり，内気さは一般的なものであり，その不安または回避によって臨床的に著しい障害や苦痛が引き起こされていない場合には社交不安障害と診断されない．さらに，社交不安や回避症状が，本態性振戦や吃音症，斜視，肥満などの一般身体疾患から生じていると考えられる場合も社交不安障害とは診断されない．

社交不安障害の患者の多くが，**うつ病，アルコール依存症，パーソナリティ障害などが併存**することが知られている．つまり，うつ病やアルコール依存の基礎に社交不安障害が存在する場合が多く，これらの疾患がみられたときは背後に社交恐怖が存在しないかを確認することが重要である．

<文献>
1) Stein MB & Stein DJ：Social anxiety disorder. Lancet, 371：1115-1125, 2008
2) 尾崎紀夫：社会不安障害．「助産学講座4 母子の心理社会学」（村瀬聡美，我部山キヨ子/編），医学書院，2008
3) 「DSM-IV-TR．精神疾患の診断・統計マニュアル」（米国精神医学会/著，高橋三郎，他/訳），医学書院，2002
4) Asakura S, et al.：Reliability and validity of the Japanese version of the Liebowitz Social Anxiety Scale. Seishin Igaku (Clinical Psychiatry), 44：1077-1084, 2002

第2章 主要な精神疾患

§3 動悸を感じ気持ちが落ち着かない（不安障害）

6 「社交不安障害」と診断したときの患者・家族への説明

木村大樹，木村宏之，尾崎紀夫

1 はじめに

　社交不安障害の患者は，**対人場面にて強い不安を自覚する**という特性上，医療者・治療に対しても回避的となりやすい．さらに，患者自身も単なる「内気」，「性格」の問題として症状を捉えている場合がある．しかし，患者は非常に強い苦痛を長期に感じており，適切な治療を受けることは重要である．そのため，社交不安障害の患者が来院した際には，受診してきたこと自体を歓迎，評価し，長年苦しんできた苦悩を共感し傾聴する姿勢が必要である[1]．

2 症状の説明

　社交不安障害は，「人前でプレゼンテーションをする」や「公共の場所で食事をする」など他人に注目を浴びる場面や，人前で行為をする場面において，持続的な強い不安・恐怖を自覚するという症状と，その際に赤ら顔や手のふるえ，吐き気，瀕回の尿意を訴えるなどの身体表出症状，さらにはパニック発作をきたすことがある疾患であることを伝える．そして，それら社交的場面に強い不安を感じ，回避したり我慢したりするなかで社会的機能が著しく障害されていること，さらには薬物療法や認知行動療法を用いて治療可能な病気であることも併せて伝える．

3 病因の説明

　社交不安障害患者の生物学的研究が進み，近年，病態生理が明らかになりつつある．社交不安障害患者を対象としたfMRIやPET研究にて，**不安状態に一致して扁桃体の活動が強くなる**ことが明らかとなっている[2]．さらに扁桃体は他の脳領域とも相互に連絡しており，**扁桃体を中心とした脳内ネットワーク**が，恐怖の認知や不安の表出に深くかかわっていると考えられている．これらの脳内ネットワークに対して，ベンゾジアゼピン（benzodiazepine：BZD）系薬物は，GABA受容体を介して扁桃体の過剰な活動を抑制したり，恐怖関連の出力を減らしたりする．さらに選択的セロトニン再取り込み阻害薬（SSRI）を長期投与することで，**扁桃体における恐怖などの情報出力を調整する**といわれている[3]．
　これらの生物学的な知見と薬物療法について患者に伝えることは，疾患理解の向上だけでなく，薬剤への不安の強い患者・家族へのアドヒアランス向上にも有用であると考えられる．

4 治療方法の説明

1）薬物療法

　現在，社交不安障害に対して**SSRIが第一選択薬**となっている（"第2章§3-7．「パニック障害」と「社交不安障害」の薬物療法1"参照）．SSRIは効果発現までに少なくとも2週

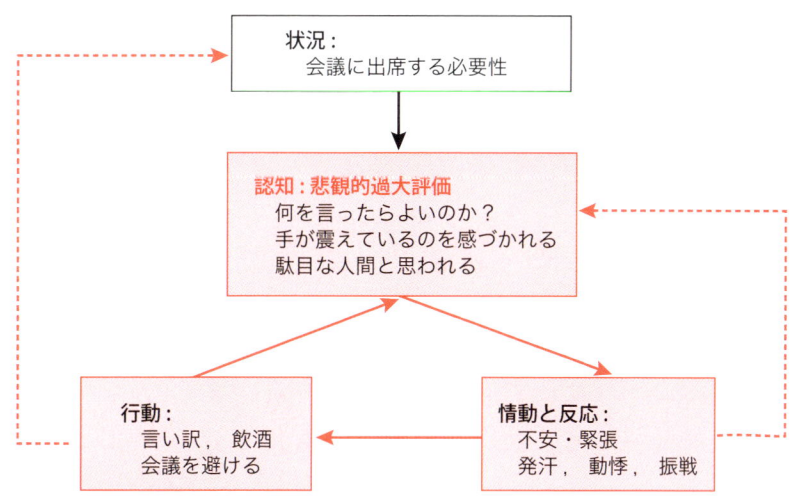

```
            状況：
       会議に出席する必要性
              ↓
      認知：悲観的過大評価
       何を言ったらよいのか？
       手が震えているのを感づかれる
       駄目な人間と思われる
       ↑                    ↑
  行動：              情動と反応：
   言い訳，飲酒         不安・緊張
   会議を避ける         発汗，動悸，振戦
```

図●社交不安障害に関する説明モデルの例

間程度かかると言われており，急性期はベンゾジアゼピン系抗不安薬（以下BZD）を併用する場合もある．BZDは急性の不安症状に対して即効性が期待できる．またBZDは**依存や耐性が問題**となるため，短期間使用の可能性をあらかじめ伝え，投与量が多くならないように注意する．さらに急な中断・減量により，めまい，ふらつき，不眠，不安などが生じる**（離脱症候群）**ことがある．そのため内服量の変更は医師と相談しながら行うよう伝える．

2）認知行動療法

"第2章§3-4.「パニック障害」と診断したときの患者・家族への説明"で触れた「不安の捉え方」をまず伝えたうえで，図のよう社交不安障害の認知行動療法の基本モデルを用いた説明をする．例えば会議に出席するというような人目に触れるような状況に対して，図のような極端な悲観的評価と行動/反応の間で悪循環となっている状況を説明し，その悪循環を改善する必要があることを伝える．その方法の1つとして**「暴露療法」**と呼ばれる手法の有用性が立証されている．「暴露療法」は，患者がこれまで避けていた社会的状況に自身を徐々に曝していき，不安に対する適応的な認知を取り戻していく方法である．すなわち，**不安階層表**（p.93第2章§3-4図3参照）をもとにして，避けている状況へ段階的に身をおいて，状況に対処できるようになることで，「不安とともに生きる」過ごし方を会得することを目標にする．

<文献>
1）横山光教：社会恐怖（対人恐怖）．「神経症性障害とストレス関連障害．精神科臨床ニューアプローチ3」（保坂 隆，他/編），pp.58-65，メジカルビュー社，2005
2）Etkin A, et al.：Functional Neuroimaging of Anxiety：A Meta-Analysis of Emotional Processing in PTSD, Social Anxiety Disorder, and Specific Phobia. Am J Psychiatry, 164：1476-1488, 2007
3）「精神薬理学エッセンシャルズ」（Stephen M. Stahl/著，仙波純一，他/監訳），pp.739-790，メディカル・サイエンス・インターナショナル，2010

第2章 主要な精神疾患

§3 動悸を感じ気持ちが落ち着かない（不安障害）

7 「パニック障害」と「社交不安障害」の薬物療法1
抗うつ薬の選択と実際の使い方

木村大樹，木村宏之，尾崎紀夫

1 はじめに

不安障害の患者は，身体症状に対しても敏感であることが多く，副作用など薬剤で生じる弊害に対しても過敏である．そのため，治療効果と副作用や自己中断のリスクなどについてあらかじめ十分に説明し，患者との関係性を構築することが重要である．

2 使用される抗うつ薬

抗うつ薬としてわが国で利用可能な主なものとして，**選択的セロトニン再取り込み阻害薬（selective serotonin reuptake inhibitors：SSRI）**，セロトニン・ノルアドレナリン再取り込み阻害薬（serotonin noradrenaline reuptake inhibitor：SNRI），三環系抗うつ薬（tricyclic antidepressant：TCA）などが挙げられる．SNRIは海外のガイドラインではパニック障害に対して第一選択薬の1つであるが，わが国では未承認であるため，ここでは取り扱わない．SSRIはわが国を含め各種ガイドラインで第一選択となっていること，TCAはSSRI登場以前より使用され現在でも使用される場面が多いことから，本稿ではSSRIとTCAの使用法について述べる．抗うつ薬は，**双極性障害**の患者に対して使用すると**躁転（躁状態を誘発すること）や病相をくり返し不安定化**する可能性がある（"第2章§2-14.「双極性障害」を発見するための方法"参照）．また，**境界性パーソナリティ障害**など衝動性の高い患者に使用すると，さらに**衝動性が亢進**する可能性がある．これらの疾患が不安障害に併存している場合には，原則として使用は避ける．

3 SSRIの特徴

SSRIは便秘や口渇，眼圧上昇，麻痺性イレウス，尿閉などの抗コリン作用がTCAに比較して少なく，治療中断に至るような副作用も全般的に少ないとされるが，嘔気などの**胃腸症状**と**頭痛**が投与初期の1～2週間に多い．嘔気への対応策として制吐薬を併用することもある．さらに，投与初期に不安，焦燥感，不眠，神経過敏といった症状（**アクチベーション症候群**）が出現することがあり，注意を要する．また，急な投与中止や減量をすると，不安，焦燥，めまい，しびれ，失調，嘔気などの症状（**中止症候群**）が出現することがあるため注意が必要である．そのほかには，不眠や傾眠，錐体外路症状，性機能障害などの副作用がある．一方で，過量服用しても心伝導系に対する影響は軽微で比較的安全である．

4 TCAの特徴

TCAは抗ヒスタミン作用による眠気や鎮静が強く，体重増加をきたすことがあり，抗アド

レナリン作用による起立性低血圧もきたしうることが特徴である．さらに，上述の**抗コリン作用が強く，さまざまな自律神経症状**が出現する．また，TCAにおいてもアクチベーション症候群や中止症候群は出現することがあるので注意を要する．さらに，**キニジン様作用により心伝導系に影響を与え，QT延長**をきたすことがあり，心伝導障害のある患者では注意が必要で，**過量服用に際しては致死的不整脈**を生じる点にも留意する．

5 パニック障害の場合

1) 薬剤の選択

　　SSRIとTCAでは効果は同程度であると言われているが，抗コリン作用などの副作用が少ないことや，認容性がTCAに勝るため，各種ガイドラインではSSRIが第一選択とされている．2012年現在，日本ではパロキセチン塩酸塩水和物（パキシル®）と塩酸セルトラリン（ジェイゾロフト®）がパニック障害に対する薬物療法として適応がある．TCAは第一選択であるSSRIが無効である場合に検討する．

2) 実際の使い方[1, 2)]

　　SSRIを使用するときには，パロキセチン塩酸塩水和物（以下パロキセチン）であれば，10 mg錠を1日1回から開始して，1週間に10 mgずつ増量し，副作用に耐えられる限度内で効果が最大となるように30 mg/日を超えない範囲で増減しながら至適量を決める．塩酸セルトラリン（以下セルトラリン）であれば25 mg錠を1日1回から開始して，1週間に25 mgずつ増量する．通常は100 mg/日を超えない範囲で増減しながら至適量を決める．セルトラリンはパロキセチンに比べてチトクロームP450阻害を介した薬物相互作用が比較的少ない（「第2章§2-13．抗うつ薬の注意すべき薬物相互作用」参照）．

　　パロキセチンもセルトラリンも効果発現までには少なくとも2～3週間，十分な効果発現までには8～12週間を要する．第一選択の抗うつ薬が無効の場合，第二選択以降の抗うつ薬としては，他のSSRI，TCAが推奨される．TCAでは，イミプラミン塩酸塩（トフラニール®），クロミプラミン塩酸塩（アナフラニール®）が用いられる．イミプラミン塩酸塩は，可能ならば，就寝前に服薬させ，10 mg錠を1日1回から開始し，改善の徴候を観察しながら1週間ごとに25～50 mgの割合で漸増する．有効性の最終評価をする前までに150 mg/日の量で少なくとも4～6週間を続ける．治療効果の発現が遅く，効果がはっきりするまでには8週間程度の治療期間を要する．服用により便秘や口渇などの抗コリン作用が強く出現する場合があり注意する．

6 社交不安障害の場合

1) 薬剤の選択

　　社交不安障害に対する，TCAの二重盲検試験の結果は報告されておらず，さらにSSRIの効果を上回るという報告もなく，抗コリン作用が強いことからも，投与は推奨されていない．現在，社交不安障害の薬物療法の第一選択薬はSSRIであり，日本で社交不安障害に対して適応を取得しているのは，フルボキサミンマレイン酸塩（デプロメール®，ルボックス®）とパロキセチン塩酸塩水和物（パキシル®）である．

2) 実際の使い方[3]

　薬物療法に対して強い不安感をもつ患者も少なくなく，使用開始時の心理教育が重要となる．患者には薬物により性格が変えられるのではなく，治療のための力強い味方となる旨を伝えるとよい[4]．

　実際の使用法としては，フルボキサミンマレイン酸塩では，25 mg錠を1日1回から開始し，1〜2週間の間隔で徐々に必要量まで増量していく．通常は，150〜200 mg/日まで漸増すると，多くの症例では改善を認める．パロキセチン塩酸塩水和物でも同様に10 mg錠を1日1回から開始して，1週間に10 mgずつ増量する．その後，1日40 mgを超えない範囲で適宜増減する．どちらも副作用に耐えられる限度内で効果が最大となるように至適量を決める．

<文献>
1) 藤原圭亮, 他：1.パニック障害・広場恐怖. 精神科治療学（増刊号）, 26：10-19, 2011
2) 越野好文：薬物療法.「パニック障害ハンドブック—治療ガイドラインと診療の実際」（熊野宏昭, 久保木富房/編）, pp.60-74, 医学書院, 2008
3) 貝谷久宣, 兼子 唯：社交不安障害に対する薬物療法の治療の実際. 精神療法, 37（4）：426-434, 2011
4) 朝倉 聡, 他：SAD研究会が提唱する我が国におけるSAD治療フロー：コンセンサス・ステイトメント. 臨床精神薬理, 12：773-779, 2009

第2章 主要な精神疾患

§3 動悸を感じ気持ちが落ち着かない（不安障害）

8 「パニック障害」と「社交不安障害」の薬物療法2
抗うつ薬はいつまで続けるのか

木村大樹，木村宏之，尾崎紀夫

1 はじめに

急性期治療により不安症状が改善しても，**内服中断後には，再発・再燃の可能性が高まる**ことが知られている．そのため，急性期治療後には維持療法が必要となる．一般に症状改善後も，**6カ月から1年程度は内服継続が望ましい**とされる．しかし，実際の臨床場面では，この期間は患者に伝える目安であり，減量に関しては不安症状以外に，患者の**社会機能の回復**などを参考にしながら，話し合いながら進めていく．症状が寛解に至らない患者や，慢性に経過している患者に対しては，薬物療法に加えて，認知行動療法を組み合わせるとよい．以下にパニック障害と社交不安障害の維持療法，減量開始時期について述べる．

2 パニック障害の維持療法

パニック障害は慢性に経過する病気でもあり，仕事や学業，家庭での生活において重大な機能障害が生じていることが多い．治療開始時は，抗うつ薬，抗不安薬を中心とした薬物療法を用いて，パニック発作の消失をめざす．パニック発作が消失し，不安・回避症状も改善した後には，再発・再燃予防のために**維持療法**を行う．わが国のガイドライン[1]では，維持療法の期間として，症状が完全に消失した後に，**6カ月から1年の継続**を勧めている．再発・再燃なく経過すれば，さらに**6カ月から1年かけて漸減**していく（図）．

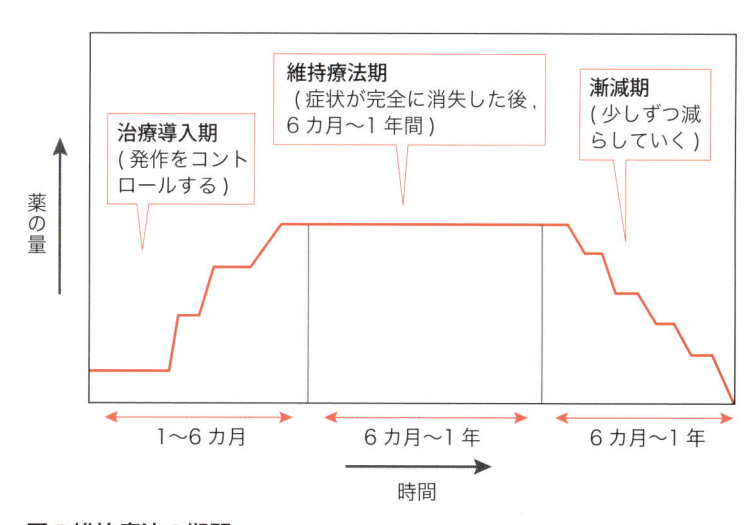

図　維持療法の期間
（文献2を参考に作製）

しかし，上述の期間は実臨床では目安でしかない．急性期治療によって突発性パニック発作が消失し，その他の不安も軽減したら，認知行動療法（暴露反応法など）をはじめとする精神療法を適切に組み合わせて実施したり，もし精神療法を受ける時間的余裕がなければ一般再来のなかの心理教育で適応的認知を身につけてもらったりする．そして，症状の改善と社会機能回復がみられたら，患者と相談しながら減量していく．

3 社交不安障害の維持療法[2]

社交不安障害は，多くが思春期などの早期に発症すること，罹病期間が数十年に及ぶこと，学業や就業機能が著しく低下する疾患であること，さらに再発が多いことなどが特徴である．そのため，薬物療法により不安が軽減されたとしても，その後の実際の社会的な場面での機能が回復していなければならない．つまり，対人場面などでの回避傾向が軽減し，今まで困難であった行動を起こすことができるのかが治療終結時までの目標となる．社交不安障害患者の行動や思考が変わる以前に中止すれば，社交不安障害症状は再び悪化する．つまり，薬物開始後に不安症状が改善したとしても，維持療法が必要である．

維持療法の期間としては，6カ月から1年必要であるとされるが，再発率が高いことからも，患者の意向をふまえずに安易に中止とすることは望ましくない．多くの患者は「薬をいつまで飲むのか」について不安を感じており，減量までの目安を知りたいと考えている．そのため，**治療開始前に，目安の期間を告げておくが，減量に関しては実際の行動の変化次第であることを確認しておく**．このことは，薬物療法を不安に思う患者自身の判断による減量を防ぐことにもつながる．症状の変化に関しては，評価基準Liebowitz Social Anxiety Scale日本語版[3]（LSAS-J）を使用することもできる．慢性に経過している患者や薬物治療抵抗性の患者に対しては，暴露療法などの認知行動療法を併用した方が，治療有効性が高いと報告されており，患者の希望があれば勧めてみる．薬物療法に加えて，認知行動療法などを併用しながら，**"診察室の様子"** と **"実際の社会適応"** などを評価しつつ，患者と話し合いながら薬剤の減量時期を決定していく．

<文献>
1) 越野好文：薬物療法．「パニック障害ハンドブック―治療ガイドラインと診療の実際」（熊野宏昭，久保木富房／編），pp.60-74, 医学書院，2008
2) 永田利彦，山田 恒：社交不安障害．精神科治療学（増刊号），26：47-55, 2011
3) Asakura S, et al.：Reliability and validity of the Japanese version of the Liebowitz Social Anxiety Scale. Seishin Igaku（Clinical Psychiatry），44：1077-1084, 2002

第2章 主要な精神疾患

§3 動悸を感じ気持ちが落ち着かない（不安障害）

9 「パニック障害」と「社交不安障害」における抗不安薬の使用法

木村大樹, 木村宏之, 尾崎紀夫

1 ベンゾジアゼピン系抗不安薬の特徴

　ベンゾジアゼピン（benzodiazepine）系抗不安薬（以下BZD）は，効果発現がきわめて早く，迅速に臨床症状を改善する薬剤である．しかし，注意点として，**過鎮静**，**筋弛緩作用**に基づく転倒，**常用量依存**の問題などが挙げられる．依存性の問題を考慮して，使用開始当初から，患者と使用期限を話し合っておくなどの工夫が必要となる．特に消失半減期の短いBZDは依存を形成しやすい．さらに，認知面の症状として，**短期記憶の障害**が認められ，高齢者やアルコールと同時に使用したときに特に問題となる．アルコールとの併用時などでは不安・焦燥感が生じる**奇異反応**を起こす場合もあり，服薬中は**飲酒を控える**よう指導する．ただし，BZDは効果発現が比較的早いために，使用回数を守ることができれば，**頓服薬**としても期待できる．

2 パニック障害の場合

1）適応

　BZDの使用については依存性などの問題から否定的な見解が多いが，米国のガイドライン[1]にて，「患者は反復するパニック障害に悩まされ，一刻も早くそれらから解放されたいと願っている．三環系抗うつ薬（TCA）や選択的セロトニン再取り込み阻害薬（SSRI）は効果発現までに早くて2週間を要する．患者が学校を辞めたり，職を失ったり，入院したりする寸前の場合など，症状を急速にコントロールすることが必要な状況では，BZDを優先的に使用してよい」となっており，わが国のガイドライン[2]においても同様の考え方が示されており，**急性期治療におけるBZDの併用**を推奨している．しかし，日本におけるBZDの処方件数は世界的に見ても群を抜いて多く，問題視されている．漫然とした投薬を行わないように**使用期限**などをあらかじめ患者と話し合って決めておき，**漫然と長期投与しない**ように十分注意する．実際に，SSRIとBZDを併用した場合と，SSRI単独治療の場合では併用群の方が治療初期には改善が優れていることが示されており，長期経過では差がなかったことが示されている．

2）実際の使い方とやめ方

　パニック障害に対する有効性が報告されているBZDは，アルプラゾラム（ソラナックス®，コンスタン®など），クロナゼパム（リボトリール®，ランドセン®），ジアゼパム（セルシン®，ホリゾン®），ロラゼパム（ワイパックス®）である．アルプラゾラムであれば，1回量として0.4 mg錠を1日1〜2回で開始し，症状にあわせて漸増する．クロナゼパムであれば，1回量として0.25 mg〜0.5 mgを1日1回程度から開始する．アルプラゾラムは作用の

持続時間(半減期)が短く,次の服薬までに不安が増強したり,パニック発作が生じたりすることがある.クロナゼパムは持続期間が長く,1日1回投与も可能であるが服薬初期の鎮静・筋弛緩作用が強くでるために少量から開始する.各BZDの最高血中濃度到達時間,消失半減期,筋弛緩作用,服作用について,表にまとめた.

中止方法としては,BZDは抗うつ薬の効果がみられたら徐々に減量していく(図).抗う

表 ベンゾジアゼピン系抗不安薬の比較

薬剤名	最高血中濃度到達時間(時間)	消失半減期(時間)	筋弛緩作用	服用量(mg/日)
エチゾラム(デパス®)	1〜3	6	++	1〜3
ロラゼパム(ワイパックス®)	2	12	+	1〜3
アルプラゾラム(コンスタン・ソラナックス®)	2	14	±	0.4〜2.4
ブロマゼパム(レキソタン®,セラニン®)	1	8〜19	+++	3〜15
ジアゼパム(セルシン・ホリゾン®)	1	27	+++	1〜20
クロナゼパム(リボトリール®,ランドセン®)	2	27	++	0.5〜6
ロフラゼプ酸エチル(メイラックス®)	2〜4	122	±	1〜2

◆短い最高血中濃度到達時間
・早い効き目
・止めづらい
・依存を形成しやすい

◆短い消失半減期
・作用が残らない
・止めづらい
・依存を形成しやすい

◆高い筋弛緩作用
・筋緊張が緩和
・転倒の危険性

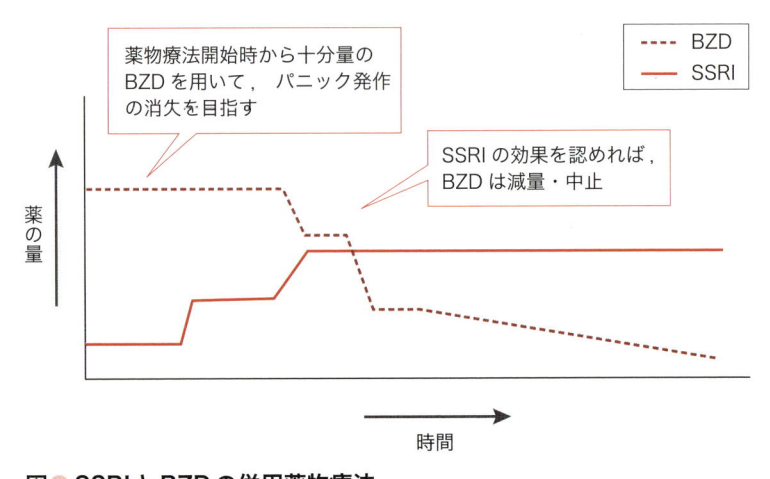

図 SSRIとBZDの併用薬物療法

薬物療法開始時から十分量のBZDを用いて,パニック発作の消失を目指す

SSRIの効果を認めれば,BZDは減量・中止

つ薬の効果発現がはやければ，2～4週間，遅ければ，8～12週間経ってから減量を開始する．1週間に10％程度のペースで漸減中止する．副作用のために，抗うつ薬が使用できない場合は，やむを得ずBZDのみで治療を行うこともあるが，依存などに対して十分な注意が必要である．

3 社交不安障害の場合

　BZDは依存性の問題からも社交不安障害に対して第一選択とはならない．しかし，SSRI治療で効果がない患者や，内服継続できない患者に対しては検討される．使用されるBZDとしては，アルプラゾラム（ソラナックス®，コンスタン®）やクロナゼパム（リボトリール®，ランドセン®）などである．

　頓用としては使いやすく，特に人前でのスピーチや演奏場面に限定されたパフォーマンス恐怖症（非全般性社交不安障害）に対しては，迅速な効果を期待してのパフォーマンス直前における使用は有用である．

　社交不安障害を克服するためには，恐怖状況に挑戦する**暴露（エクスポージャー）**が重要である．SSRIは学習された不安・恐怖に有効で，BZDは身体的な不安に対して有効であると言われている[3]．恐怖状況に直面することへの予期不安をSSRIによって軽減してエクスポージャーを実行しやすくし，恐れている社会状況に直面して生じる自律神経症状に伴う急性不安に対してBZDを使用することは合理的な使用法である．しかし一方で，BZDの使用自体が，1つの回避行動を形成する可能性が指摘されており[4]，エクスポージャーを進めるうえで妨げとなるかもしれない．さらに，BZD服用中止に対する患者の不安も強いため，結果として常用することになり，中止が困難となる．使用する場合はあらかじめ期間限定を説明し，投与量が多くならないように注意する．

<文献>
1)「米国精神医学会治療ガイドライン　パニック障害」（米国精神医学会/著，日本精神神経学会/訳），医学書院，1999
2) 越野好文：薬物療法．「パニック障害ハンドブック―治療ガイドラインと診療の実際」（熊野宏昭，久保木富房/編），pp.60-74，医学書院，2008
3) 越野好文：不安障害の治療．「臨床精神神経薬理学テキスト改訂第2版」，pp.350-359，星和書店，（日本臨床精神神経薬理学会専門医制度委員会/編），2008
4) 永田利彦，山田恒：社交不安障害．精神科治療学（増刊号），26：47-55，2011

第2章 主要な精神疾患

§3 動悸を感じ気持ちが落ち着かない（不安障害）

10 「パニック障害」と「社交不安障害」をどこまでプライマリ・ケアでみるのか

木村大樹, 木村宏之, 尾崎紀夫

1 はじめに

プライマリ・ケア医が，実際に精神科を紹介する際に存在する障壁として，①**患者が抱く精神科に対する偏見**，②**紹介先の選択や依頼のタイミングに関する見極めが困難である点**などが挙げられている[1]．①としてパニック障害や社交不安障害などの不安障害の患者は，当初は自分が精神疾患にかかっているとは考えていない場合が多い．特にパニック発作などの場合，身体症状が精神疾患の症状であるとは思っていない．そのような場合に突然精神科に紹介されると，「頭がおかしいと思っているのではないか」，「見放された」など怒りや不安の感情が生じ，紹介できないどころか関係の悪化がありうる．そのため，②とも関連するが，紹介の際になぜここ（プライマリ・ケア）での治療継続が困難で，なぜ精神科紹介が必要なのか説明が重要となる．そして患者がその説明を理解しやすいようにするためにも，これまで述べてきたように，不安障害の患者に対する適切な症状評価・診断，そのうえでの患者・家族に対して病態から治療法までの一般的な流れを伝えてあることが望ましい．

2 精神科へ紹介するタイミング

実際に精神科への紹介を検討する具体例を挙げる．なお，3）～4）は，わが国のパニック障害の治療ガイドライン[2]における専門医への紹介のタイミングを参考にした．

1）希死念慮が強いと判断される場合

実際に希死念慮が強い場合には早期の適切な対応が求められる．特にパニック障害にうつ病が併発すると自殺率が上昇するといわれ，注意が必要である．

2）双極性障害，境界性パーソナリティ障害，アルコールや薬物依存，などの併存疾患を認める場合

不安障害には抑うつ症状を伴いやすいが，うつ病であると考えSSRIなどを用いて治療しているうちに患者が**躁転（躁状態に移行すること）**する場合がある．その場合には双極性障害の可能性を考慮する必要があり，自殺率も高く，注意を要する．

境界性パーソナリティ障害の患者は，救急外来を頻回に受診したり，自傷行為をくり返したりするため，専門的マネージメントが必要になる．また，薬物療法についても，**衝動性を亢進する**可能性のあるSSRIを中心とした抗うつ薬，および**奇異反応**や**脱抑制**などが生じる可能性があるベンゾジアゼピン系薬の使用は慎重であるべきなど，専門的対応が必要になる．**薬物依存**を背景にもつような患者には，依存性のあるベンゾジアゼピン系薬は，使用は慎むべきである．

3）薬物療法で改善が認められない場合

目安として，治療開始6週目までに，パニック発作の頻度，予期不安，広場恐怖のどれかが25％以下の回復しか示さなかった場合としている[2]．社交不安障害においても，効果発現まで待つ期間を6週間などと患者と話あって決めておくとよい．

4）副作用が強く，十分な量の薬の処方ができない場合や副作用のために2回以上多剤への変更を行っている場合

このような場合では，より専門的な薬物療法の知識が必要となったり，認知行動療法との併用が勧められる場合がある[2]．

5）妊娠と授乳中の場合

薬物使用による催奇形性，新生児への直接の有害作用と離脱症状，成長面での後遺症，母乳中への薬物の移行などを考慮する必要がある．患者の症状の重症度などを評価しながら，不安障害が治療されなかったときのリスクと，薬物療法のリスクとの比較など，状況に応じた対応が必要となり，判断には経験が必要である．

6）患者が薬物療法を望まない場合

患者は副作用が怖い，薬により人格が変わってしまうのではないかなどを心配している場合が多い．カウンセリングや認知行動療法に対して過剰に期待しているときもあり，丁寧に説明しても標準的な治療が難しい場合は精神科に紹介する．

3 精神科で行う認知行動療法

認知行動療法を併用すると薬物療法単独よりも，再発・再燃の予防が期待できる．そのため，多くの患者が認知行動療法を受けるのが望ましく，必要に応じて専門施設を紹介する．以下に精神科で行うパニック障害と社交不安障害に対する暴露療法に関して簡単に説明する．

1）パニック障害[3]

パニック発作に対して薬物療法を用いて治療するも，残存する予期不安，広場恐怖から回避行動を学習してしまい，ひきこもってしまう場合などがある．改善方法の1つとして，**暴露（エクスポージャー）**がある．これはパニック障害に関する心理教育を前提に，実際に不安が生じる場面へ暴露し，そのときに生じる動悸や呼吸困難感，めまいなどの身体症状を実際に体験しても，発作が誘発されないようにすることを目標とする治療法である．不安場面は患者にとって，もっとも簡単に達成できると思われるものから，最も達成が困難であると思われるものが並んだ表（**不安階層表**，p.93第2章§3-4図3参照）を作成し，その表に従って徐々に暴露の難易度を上げていく．エクスポージャーにより不安に直面した際の対処法として，リラクゼーション法があり呼吸法訓練や筋弛緩法がある．

2）社交不安障害[4]

社交不安障害の患者は，他人に対して過度に気を使いすぎたり，他人から悪い評価を受け

ていないかなどを考え，そのため対人場面における不安が非常に強くなる．認知行動療法としては，パニック障害のときと同様に**不安階層表**を作成した**暴露（エクスポージャー）**が基本である．社交恐怖の場合は，暴露内容に人物の登場を想定することが多いが，人物との対面が困難な場合は，写真やビデオなどを使用する場合もある．

<文献>
1) 宮崎 仁：PIPC：プライマリケア医と精神科医がともに想像する連携の形．精神神経学雑誌（特別号），113：364-367，2011
2) 竹内龍雄：パニック障害の治療ガイドライン．「パニック障害ハンドブック―治療ガイドラインと診療の実際」（熊野宏昭，久保木富房/編），pp.13-26，医学書院，2008
3) 原井宏明：個人認知行動療法．「パニック障害ハンドブック―治療ガイドラインと診療の実際」（熊野宏昭，久保木富房/編），pp.75-93，医学書院，2008
4) 金井嘉宏，坂野雄二：社会恐怖に対する認知行動療法．精神科治療学，18（3）：311-316，2003

第2章 主要な精神疾患

§3 動悸を感じ気持ちが落ち着かない（不安障害）

11 その他の「不安障害」について

木村大樹，木村宏之，尾崎紀夫

1 はじめに

不安障害は，主な症状が「不安」，特に「病的な不安」である点である．「病的な不安」は，①理由もなく起こる，②表現が困難で他人にわかってもらえない，③我慢できない，④簡単に消えない，⑤消えてもまた起こるのではないかと不安になる，といった特徴をもっている[1]．

2 パニック障害と，社交不安障害以外の不安障害

これまで，不安障害のなかのパニック障害と社交不安障害を主に扱ってきたが，その他の不安障害として，強迫性障害，全般性不安障害，特定の恐怖症，外傷後ストレス障害などがあり，本稿では簡単にそれぞれの症状，診断，治療，精神科紹介の要点に関して述べる．なお，外傷後ストレス障害は「第2章§6-2．外傷後ストレス障害を疑われる患者に対して」にて扱うので，ここでは扱わない．

それぞれの不安障害は，単独で出現する場合もあれば複数合併する場合もある．また，うつ病など他の精神障害に合併する場合もあったり，甲状腺機能亢進症などの**身体疾患によって引き起こされたり**，**薬物誘発性**（カフェインなど）の場合もあり，注意を要する．

3 強迫性障害（obsessive-compulsive disorder：OCD）[2]

OCDの主たる症状は，強迫観念（自分でも馬鹿馬鹿しいと思っているが，誤った考えが，くり返し頭に浮かび，止めようと思うと不安になり，自分の意志ではどうにもならない）が生じて，この強迫観念に伴う不安を打ち消そうとして，強迫行為をくり返す．強迫観念としては，「汚れているのではないか」，「鍵をかけ忘れた，ガスの元栓を締め忘れた」，「ものが同じ方向に揃っていないといけない」といったテーマが多く，その結果，必要以上に「手を洗う」，「鍵や元栓を確認する」，「ものを同じ方向に揃える」といった強迫行動を引き起こす．生涯発症率は2～3％である．

治療は選択的セロトニン再取り込み阻害薬（SSRI）を中心とした薬物療法，および認知行動療法，そして強迫症状やその治療，家族のサポートに関する心理教育が重要である．認知行動療法では，**暴露反応妨害法**が一般的であり，これまで恐れ，回避していたことへ直面化し（暴露法），不安を軽減するための強迫行為を敢えてしないこと（反応妨害法）を継続的に練習する．

精神科に紹介すべきタイミングとしては，標準的な治療に対して抵抗を示す場合で，そのような場合には薬物療法上の工夫や，さらなる治療動機づけの強化，家族や周囲との軋轢などの心理・社会的な背景を検討するなどが必要となる．また，併存疾患にうつ病や他の不安

障害，アルコール依存などを認め，対応困難を自覚した場合も紹介が望ましい．

4 全般性不安障害（generalized anxiety disorder：GAD）[3]

GADは多数のできごとや日常活動についての過剰な不安と心配（予期憂慮）が6カ月以上持続し，それらを制御することが困難な病態である．生涯有病率は6％程度であり，決して稀ではない．持続的な悪い予感，反復する心配，いらいら感，集中力の低下，落ち着かないなどの心理的症状に加え，筋肉の緊張や，過覚醒，心悸亢進などの自律神経系の過覚醒症状としての身体症状を伴う．

実際の診断のためには，アルコールや薬剤により症状が出現していないか，またうつ病の症状の一部でないかを確認する必要がある．しかし実際にうつ病との併存も多く，鑑別は慎重に行う．

治療としては，他の不安障害と同様にベンゾジアゼピン系抗不安薬，SSRIなどが用いられる．SSRIを第一選択とし，ベンゾジアゼピン系抗不安薬は依存の問題を考えて，目的や期間を限定して使用する．GADの認知行動療法による効果は他の不安障害に比べて治療効果が思わしくなく，不安をコントロールしようとするアプローチでますます症状を悪化する可能性も指摘されている．

うつ病が併存している場合や，通常の薬物療法によって改善が得られなければ，精神科を紹介する．

5 特定の恐怖症（specific phobia：SP）[4]

SPは，ある特定の対象（針，血液，動物など）や状況（高所など）に対する強く持続的な恐怖を示す．その対象に暴露されると不安反応が引き起こされ，パニック発作の形をとることもある．そのため，患者は意識的に特定の対象を避けようとし，社会生活上，支障をきたしている．SPの有病率は2.7％程度と頻度は高いが，医療機関を受診している患者はごくわずかである．

他の不安障害と異なり，薬物療法の有効性は証明されていない．しかし，実際の臨床では，恐怖が出現すると感じる状況での少量のベンゾジアゼピン系薬剤やβ遮断薬は有用かもしれない．治療法としては，実際の恐怖対象への暴露をくり返す行動療法が第一選択となる．しかし実際の暴露療法は強い苦痛を伴うために，患者の高い治療意欲が必要となる．

精神科に紹介するタイミングとしては，ほかの不安障害や気分障害を合併した場合や，暴露療法を強く希望した場合などに考慮される．

<文献>
1) 尾崎紀夫：不安障害．「助産学講座4」（村瀬聡美，我部山キヨ子/編），医学書院，2008
2) 松永寿人：強迫性障害の症状特徴と治療．「神経性障害とストレス関連障害」（保坂 隆/編），pp.80-87, メジカルビュー社，2005
3) Weisberg RB：Overview of generalized anxiety disorder：epidemiology, presentation, and course. J Clin Psychiatry, 70 (Suppl 2)：4-9, 2009
4) 桑原秀樹，塩入俊樹：特定の恐怖症．精神科治療学（増刊号），26：47-55, 2011

第2章 主要な精神疾患

§4 主に身体症状を訴える患者

1 「身体疾患によって説明されない身体症状」を訴える患者

仙波純一

1 はじめに

「身体疾患によって説明できない身体症状」は，「medically unexplained symptoms」などと呼ばれて慣用的な医学用語となっており，主として内科領域で使われているようである．わが国でいう「不定愁訴」もほぼ同様のものを指しているであろう．精神科ではさまざまな精神疾患において，医学的には説明できない身体症状が訴えられることが多いので，敢えてこのような表現はしないのが普通である．つまり，われわれ精神科医は患者の訴える身体症状が実際に身体的な基盤をもっているのか，あるいは精神症状から生まれてきているのかを区別することは原理的に困難と考えている．しかし，医学的なモデルでは「症状にはそれを説明できるだけの身体所見があり，その所見を評価すれば自ずと病変部位がわかり，治療の方針が立つ」と考えるので，医学的に説明できない症状を訴える患者を前にすると，プライマリ・ケアの医師は困惑してしまう．

2 患者の訴えの特徴

医学的に説明できない症状を訴える患者のなかには，医学的な説明に納得しなかったり，身体的治療に反応しなかったり，そもそも訴えが非常に奇妙であったり，訴え方があまりに誇張的である人たちもいる．また，「医学的に説明できない」といっても，ある程度は説明できるが本人の訴えるほどの重篤な症状は出ないはずと思われるものや，そもそも痛みのように主観的な症状で，客観的には確認しようがないものもある．詐病を除けば，これらの患者は決して意図的に症状をつくり上げているのではない．しかし，**しばしば訴え方が誇張され，執拗に検査や治療を求めたりするために，医師との間に一種の緊張関係をつくり出す．医師は患者に対して苦手意識や，場合によっては怒りなどの陰性感情をもちやすくなる**．このような場合に，医師が「ストレスのせい」とか「心理的な原因による」と説得しようとしても，患者の十分な納得を得ることは難しい．

3 分類

それでは精神科ではこれらの患者をどのように考えているのであろうか．旧来の精神科診断名では，身体的基盤のない症状を執拗に訴えて，検査や治療を求める患者は，広義の「心気神経症」と呼んでいた．最近の精神医学の分類法であるDSM-ⅣやICD-10によれば，身体症状を主として訴える患者は身体表現性障害（somatoform disorder）と呼ばれ，さらにいくつかのタイプに分類される（表）．プライマリ・ケアでも，ある程度はこの下位分類に沿って患者を分類していく方が，治療の目標が立てやすくなるであろう（下位分類の詳細は，次項"第2章§4-2．「身体表現性障害」の診断と対応"を参照）．

表 身体表現性障害の下位分類

ICD-10 F45 身体表現性障害	DSM-IV-TR 身体表現性障害
F45.0 身体化障害	身体化障害
F45.1 鑑別不能型［分類困難な］身体表現性障害	鑑別不能型身体表現性障害
F45.2 心気障害	心気症
F45.3 身体表現性自律神経機能不全	―
F45.4 持続性身体性疼痛障害	疼痛性障害
F45.8 他の身体表現性障害	―
―	転換性障害※ 身体醜形障害※
F45.9 身体表現性障害，特定不能のもの	特定不能の身体表現性障害

身体表現性障害の下位分類を ICD-10 と DSM-IV-TR とを対比させたもの
※わが国では，転換性障害と身体醜形障害は狭義の身体表現性障害には含めないのが普通である

　これ以外にも，うつ病や統合失調症などで，精神症状と同時に身体に関する症状が訴えられることがある．例えば，うつ病では抑うつや意欲低下などの精神症状と並んで，頭痛，腰痛，食欲低下，下痢・便秘などの多彩な身体症状が，症状の多寡を問わず訴えられる．統合失調症の患者では，しばしば内臓がうごめくなどの奇妙でグロテスクな身体感覚が訴えられることもある．

> **memo**：機能的身体症状（functional somatic symptoms）
> 最近，線維筋痛症や慢性疲労症候群，過敏性腸症候群などのいわゆる**機能的身体症状（functional somatic symptoms）**[1]が，主として内科領域で注目されている．症状を説明できるだけの器質的所見の乏しいことや，心理社会的な因子によって病状が影響される点は，身体表現性障害と類似している．しかし，何らかの免疫機能の低下を示唆する所見のあることは身体的な機能異常のあることも示唆している．消化器領域の機能性ディスペプシアや泌尿器科領域の過活動膀胱なども，これに含まれるかもしれない．おそらく精神科でいう身体表現性障害と，機能性身体症状には大きく重なる部分があると考えられる．重複した部分では，身体機能の異常に注目すれば機能性身体疾患とされ，心理社会面に注目すると身体表現性障害とされるのかもしれない．どちらを重視するかは治療者の立ち位置によって異なるかもしれないが，一方に偏りすぎず，両者のもつ治療上の工夫点などを尊重することが大切であろう．

＜文献＞
1) Henningsen P, et al.：Management of functional somatic syndromes. Lancet, 369：946-955, 2007

第2章 主要な精神疾患

§4 主に身体症状を訴える患者

2 「身体表現性障害」の診断と対応

仙波純一

1 プライマリ・ケアで重要性の高い鑑別

　治療の緊急性や疾患の重篤性を考えると，プライマリ・ケアではおそらく医学的に説明できない身体症状を訴える患者のなかから，うつ病を発見することが最も重要であろう．これについては「第2章§2．気が沈んで何もする気が起きない（うつ病）」で述べられているが，簡単な要点を以下のメモにまとめた．また転換性障害は他稿で扱っているので，鑑別についてはここでは除くことにする（"第2章§4-6．「転換性障害」を疑うのはどのようなときか"参照）．

> **memo**：身体表現性障害とうつ病の鑑別
> 　プライマリ・ケアを受診するうつ病患者は身体症状をもっぱら訴える．この点で身体表現性障害との鑑別が必要になる．患者の生気のない表情などから，憂うつな気持ちや億劫さなどを聞き出すことができれば，うつ病の可能性が高くなる．通常身体表現性障害の患者は，身体症状を執拗に訴えて治療を求めることが特徴である．うつ病患者の場合は，同じ身体症状を訴えるにしても，「どうにもならない」というあきらめのニュアンスがある．また，うつ病の場合は症状が進行すれば，仕事や生活上に大きな障害が生じてくる．身体表現性障害では経過そのものが長く，訴えの割にはそれなりの生活を送っている人が多い．しかし，身体表現性障害からうつ病が合併してくる可能性もあり，鑑別に困ったときには専門医への紹介が望ましい．

2 診断

1) 身体化障害（somatization disorder）

　身体のあちこちにわたる症状を，浮動性に訴える患者である．しばしば長い病歴をもち，多くの医療機関の受診歴がある．症状はすべての器官にわたるが，痛みや悪心などの消化器系の症状や，しびれや痛みなどの皮膚感覚に関する症状が多いとされる．そのために，社会生活や家庭生活が多少なりとも障害されているときにこの診断がなされる．操作的な診断基準では，身体の複数の部位の症状を訴えることが必要とされている．実際は，訴える症状の数が少なかったり，社会機能の障害が軽度であったり，典型的な症状を示さない場合が多く，このときには「鑑別不能型身体表現性障害」とされる．わが国では医療制度の問題（どこの病院にも自由に受診できる，頻回に受診することが許容されている，医療費の負担が少なくてすむといった点）などから，このタイプが多いようである．

2) 心気障害（hypochondriasis）

　狭義の心気症である．些細な身体の変調やその兆候を気にし，重大な疾患になってしまったのではと解釈して，異常がないという医学的な保障にもかかわらず，検査や治療を執拗に

医師に要求するというのが，最もよくみられる例である．プライマリ・ケアで少なからず経験される例である．これらの患者は，あちこちの病院を受診しては検査や治療を要求するために，安定した治療関係をつくりづらい．

3) 疼痛性障害（pain disorder）

ICD-10では持続性身体表現性疼痛障害と呼ばれている．1つ以上の身体部位の強い痛みを訴えており，発症や経過などに心理的な要因が大きな役割を演じていると推測される場合をいう．以前は心因性疼痛と呼ばれており，現在でも精神科以外ではこの呼び方がされる．しかしDSM-IV以降は，痛みが心因性であるかは精神医学的には評価することは困難であり，また「心因性」という言葉の曖昧性もあって，単に疼痛性障害と呼ばれるようになった．「慢性疼痛」と呼ばれる患者の多くは，精神医学的にはここに分類されることになるであろう．

4) 身体表現性自律神経機能不全（somatoform autonomic dysfunction）

この病名はICD-10だけにあり，DSM-IVでは，敢えてこの亜型はつくられていない．DSM-IVでは鑑別不能型身体表現性障害にふりわけられることが多いであろう．多彩な自律神経症状（多くは動悸，発汗，紅潮，振戦などの自律神経亢進症状）および，一過性の鈍痛，灼熱感，重たい感じなどの特定の器官にかかわる主観的な症状があり，これらへのとらわれが強く，医師の保障にも安心しない場合をいう．心理的な要因は必ずしも明らかにできないことが多い．心臓神経症，心因性胃炎，心因性の頻尿などと言われている状態がこれに含まれるであろう．

5) 転換性障害（conversion disorder）

いわゆるヒステリーの一部で，身体の運動機能や知覚機能が失われるが，その背後に心理的な葛藤などのストレス因子の存在が強く関与していると考えられるものを言う．わが国では通常，転換性障害は身体表現性障害には含めないのが通例である．

6) 身体醜形障害（body dysmorphic disorder）

自分の身体が醜いあるいは奇形であるなどとの信念に過剰にとらわれていることを醜形恐怖症（dysmorphophobia）という．「鼻の形がゆがんでいる」「あごが左右非対称である」というような美醜のレベルの訴えから，そのために人間として欠陥があるかのように訴えることまである．しばしば，統合失調症の部分症状としてもありうるが，単一の症状として醜形恐怖症が出現した場合，身体醜形障害と診断される．ときに，この自分の身体に何らかの欠陥があるという訴えは，妄想といえるほどに強固なこともある．この障害はICD-10では心気症に含まれ，独立した亜型となっていない．明らかに妄想の域にまで達しているときには，ICD-10やDSM-IVでは，妄想性障害と分類される．

3 対応

身体表現性障害に対しては，おおむね次のような対応の原理が適応できる．

1)「緊急な治療は必要なく，長期間かけて普通の生活に戻ることを目標とする」と説明する

重篤で緊急の治療が必要な疾患でないことを保証する．もちろんそのためには，適切な検査が必要であるが，病因を突き止めようとするあまり侵襲的な検査を連続して行うことは勧められない．また「異常ありません．大丈夫です．たいしたことはありません」などのその場しのぎの対応は，医療に対する希望を失わせ，医師から見放されたと見なされやすい．また，詳しい説明もなく「自律神経失調症」のような曖昧な病名を告げることも誤解のもととなる．むしろ症状があり苦痛を感じていることを認めたうえで（精神医学では「共感的な態度」と呼ぶ），患者に短期間での完全な治癒は難しく，むしろ**ある程度の症状がありながらも普通の生活ができるようにすることを目標にしてもらう**．

2) 症状とストレスの関係を評価する

症状がストレスに関連して生じているかを検討する．本人にストレスの有無を聞き，ストレスの消長や軽重が症状の発現や重症度に関係しているかを評価する．関連が強ければ，患者に症状との関連に気づいてもらうようにする．ただし，そのストレスさえなくなれば症状はすぐに直るはずというような安易な説明は避ける．

本人がストレスを否定する場合は，むやみに追求せず，一応聞き届けて，今後の経過に沿って再び尋ねてみる．初診時には話しにくかった仕事や家庭の問題などが話されることもあろう．家族から本人の状況を聞くことも有効である．身体表現性障害の患者は，さまざまな不調を訴えるために家族が対応にうんざりし，家庭内で孤立していることがある．

3) ストレス対処法を探す

ストレスがはっきりしていれば，上手なストレス対処法を探すことになる．本人にも努力してもらうが，医師としていくつかの常識的な対処法（リラクゼーションや自律訓練法など）を用意しておく．製薬会社から提供されているパンフレットなどのうち，適切なものを用意するのもよい．患者本人の対処行動に対しては，反治療的でないものであれば，医学的エビデンスの疑わしいものであっても尊重すべきである．漢方薬やマッサージなどの代替医療についても同様のことがいえるであろう．本人自身の対処により症状のコントロールができた場合，本人の努力をねぎらうことは，患者の自己コントロール感や自尊心を高めるうえで好ましい．

4) ストレスを自覚していない患者への注意点

症状とストレスの関連性が認められても「ストレスのせい」という言い方には注意する．例えば「ストレスのせいで胃潰瘍になる」と言われるように，不安や心理的なストレスが身体症状の形で現れうることは，一般の人々にも受け入れられている．しかし，ストレスを自覚していない患者にはこのような説明は意味をなさない．理屈でこの身体化の機序を説明し

ても，患者は納得せず，きちんと見てくれなかったという不満を残したままとなりやすい．「**ストレスの関与が疑われる**」あるいは「**ストレスによってさらに身体症状が悪化していて，悪循環に陥っている**」などの説明は患者に受け入れやすい．

5）定期的に再診を行う

再診は定期的に行う．診察時間を長くとる必要はないが，定期的に1人の医師のところに通院してもらい，安定した医師−患者関係をつくるように努める．悪いときだけ来院するというパターンにしない．これにより治療方針の一貫性を保つようにする．短期間に治そうと焦ることは，よい結果を生まない．患者によっては症状が治らないことをしきりに訴え，治療者側は無能であると攻撃されているかのように感じることもあるであろう．このような陰性感情を治療者がもつことはある意味で当然であるが，それを患者にぶつけてはならない．怒りの矛先として治療者が選ばれてしまうのはやむをえないと割り切るべきである．治らないと主張する場合は，初診の段階に戻り，丁寧な身体診察や病気の説明をくり返していくことになる．治療者とも患者とも腰の据わった長期の治療が求められてくる．

6）「不定愁訴＝抗不安薬の適応」としない

身体表現性障害に対しては万能な薬物療法は存在しない．したがって，薬物の使用は，きわめて強い不安・緊張状態にあるときに抗不安薬を限定的に投与する，あるいはうつ病が疑われるときに抗うつ薬を投与するなどの場合を除いては推奨されない．特に，抗不安薬や睡眠薬の漫然とした長期処方は，精神依存をつくり好ましくない．頭痛に対する非ステロイド性抗炎症薬（NSAIDs）の処方も同様である．また，それぞれの症状に対する対症療法的な薬物は，副作用の少ない薬物を少数かつ少量投与する程度に留めたい．なぜなら身体表現性障害の患者は副作用を含む身体的変化に敏感であり，薬物に対していつも両価的な考えをもっているからである．

7）身体疾患の可能性を否定しない

いつも身体疾患が隠れている可能性に留意しておく．折に触れ必要な診察や検査は必要である．甲状腺機能低下症，隠されていた悪性腫瘍，膠原病，多発性硬化症などの神経疾患は，内科でも精神科でも見逃されやすい．このときも丁寧な身体診察を心がけ，話を聞くだけですぐに検査に移ってしまうようなことはしないようにする．

8）身体醜形障害では精神科へ紹介する

一方，身体醜形障害に対しては，プライマリ・ケアでの対応は難しい．安易に本人の望む形成外科的な治療を紹介すべきではない．精神科を紹介するのが適切である．しかし，美容外科的な処置については，事前の精神科的な評価のもとであれば，あながち禁止すべきではないという意見もある．

このように身体表現性障害の患者の治療には，これさえしておけばよいという確立した方法はない．以上の注意点に留意しながら辛抱強く治療関係を続けていく必要がある．

第2章 主要な精神疾患

§4 主に身体症状を訴える患者

3 「身体表現性障害」の精神科紹介
どのように説明するか

仙波純一

1 どのようなときに精神科へ紹介するか

　精神科への紹介は，患者にとってもプライマリ・ケアの医師にとっても，なお敷居が高いことが予想される．それでも①症状が全く改善せず，患者・医師ともに不満が蓄積したとき，②患者の社会機能の低下が著しく，社会生活や家庭生活上に大きな問題のあるとき，③うつ病や統合失調症などの精神疾患が疑われるとき，④アルコールや薬物の依存症，パーソナリティの著しい偏りが疑われる場合などは，以下のように精神科に紹介するのが適切である．

2 精神科へ紹介する際のコツ

　身体表現性障害の患者と安定した治療関係を保つのが難しいのは，精神科医にとっても同様である．したがって，紹介の段階での適切な配慮のあることが望ましい．「気のせいで病気（身体疾患）ではないといわれ精神科へ紹介された」と憤慨して来院してくる患者は稀ではない（もっとも，来院するだけまだよいかもしれない）．逆に，前医に見捨てられたと抑うつ的になっていることもある．紹介のコツとしては，もう一度患者に現在の見立てを説明し，**「心理的な問題の解決が重要と考えるので専門の精神科医を紹介します．必要があれば両者で並診の形でも診療できます」**と伝えるのがよいであろう．もちろんそうするためには，紹介先の精神科とあらかじめ医師どうしの信頼関係ができていることが望ましい．紹介先が精神科クリニックであれば，そこでの身体症状への再度の検査や診察は難しい．精神科医が再度身体疾患を疑った場合は，紹介元の病院へ検査を依頼しなければならなくなることもある．このときにも，紹介元の病院とのよい関係は重要である．

　可能であれば，両者で情報を交換しながら協同して診察するという「collaborative care」が望ましいかもしれない．わが国の現状では難しいが，精神科医とプライマリ・ケアとの連携は今後の課題であろう．

§4 主に身体症状を訴える患者

4 鎮痛補助薬としての抗うつ薬

仙波純一

1 疼痛性障害の治療法

「疼痛性障害」は，心理的な要因，身体的な要因，社会的な要因などが複雑に絡み合って生じており，治療には多元的な視点が必要である．したがって治療も診療科横断的であることが求められている．慢性疼痛患者のなかには，急性期の障害が回復した後も，痛みの存在を周囲に知らせる随意的な行動（疼痛行動）を続ける人たちがいる．疼痛行動には，単なる痛みの訴えだけでなく，治療の要求や休業なども含まれる．学習理論では，このような行動によって患者が何らかの報酬を得ていると考える．疼痛行動により，鎮痛や周囲からの同情，経済的利益などが生じれば，痛刺激なしでも疼痛行動は強化される（オペラント条件付け）．医療者はしばしば患者の訴える痛みの対応のみを考えがちであるが，患者のとる行動（頻回受診や鎮痛薬の要求，検査のくり返しなど）にも注目すると，患者の全体像がみえてくる．したがって，治療としてはこの悪循環の構造を理解し，強化する因子を明らかにし，より適応的な行動がとれるようにして，疼痛行動の増強を絶つことが必要となる．

治療としては，患者への疼痛と心理社会的な因子との関連の説明や認知行動療法，さらには薬物療法などが平行して行われる．学際的，診療科横断的な治療が望ましいゆえんである．しかしプライマリ・ケアでは，前述の身体表現性障害に対する対処法をもとに，限定的に薬物療法を試みることが現実的である（"第2章§4-2.「身体表現性障害」の診断と対応"参照）．

2 薬物療法の実際

身体表現性障害のうちでは，疼痛性障害に対する薬物療法についてはいくつかエビデンスのある治療が知られている[1]．多くの慢性化した疼痛に対しては，例外を除いて，非ステロイド性抗炎症薬（non steroidal anti-inflammatory drugs：NSAIDs）は無効である．しかし，慢性化する以前，あるいは急性増悪時には，依存性のないことと一定の鎮痛効果が期待されることで，NSAIDsが選択されている．神経障害性疼痛（痛覚伝導路の知覚神経線維の障害による痛み）に対しては，欧米ではいくつかの薬物が適応を得ている．脊髄下降性痛覚調節系のセロトニンとノルアドレナリン神経系に作用する抗うつ薬がよく使われる．エビデンスのレベルは三環系抗うつ薬が最も高いが，副作用の面からセロトニン・ノルアドレナリン再取り込み阻害薬（serotonin & norepinephrine reuptake inhibitors：SNRI）と呼ばれるミルナシプラン（トレドミン®）やデュロキセチン（サインバルタ®）が好まれる．わが国ではデュロキセチンには「糖尿病性神経障害に伴う疼痛」の適応症もある．末梢性神経障害性疼痛に対しては，プレガバリン（リリカ®）も適応症を得ている．疼痛性障害にはうつ病の併存も多くみられるため，これらの抗うつ薬の使用も適切であろう．

SNRIの副作用としては，眠気，尿閉，血圧上昇などがある．一方プレガバリンには眠気の副作用があり，また腎代謝されるために腎機能が低下している場合には投与量の調整が必要である．いずれの場合も少量から開始して副作用をチェックしながら増量していくのが原則である．欧米では非がん性疼痛に対してトラマドール（トラマール®）をはじめとした弱オピオイド系の薬物が使用されることもあるが，器質的な病変が認められない疼痛性障害に対しては，より慎重な態度が必要であろう．いずれにせよ，**完全な疼痛の緩和を求めず，ある程度の疼痛があっても普通の生活ができることを目標にする**．患者にもこの目標をよく説明しておくことが大切である．

　＜文献＞
　1）仙波純一：神経症性障害の治療ガイドライン 第Ⅰ章 疾患別項目 17．持続性身体表現性疼痛障害，疼痛性障害（慢性疼痛）．精神科治療学，26：161-169，2011

第2章 主要な精神疾患

§4 主に身体症状を訴える患者

5 「ヒステリー」の今の考え方
解離性障害と転換性障害

兼本浩祐

1 ヒステリーから解離性障害・転換性障害へ

　ヒステリーという用語は，精神医学の正式な名称としては昨今はあまり使用されていない．それはこの言葉があまりにも人口に膾炙され，女性に対する一種の蔑称のように聞こえるようになってしまったことにも一因がある．価値判断を含まない中立的な言葉で，性別とは独立した形で使用するには，ヒステリーが現在使いにくい名称となってしまったことは否めない．しかし他方で，伝統的なヒステリー概念の歴史的蓄積がそれと同時に失われつつあるのは大きな問題である．ヒステリーに代わる名称として近年汎用されてきたのは，解離性障害と転換性障害であり，**意識の変容が症状の中心となる場合に解離性障害，喋れない，立てない，見えないといった偽神経症性の症状が中心となる場合に転換性障害**という術語が用いられるが，いずれの呼称もまずは身体疾患が否定されることが前提条件となる．

2 DSMとICDによる定義・分類

1) 背景

　現在，精神科では，DSMとICDという病名についての申し合わせが国際的に汎用されているが，米国で作成されたDSMの病態定義の特殊性が，ヒステリーという用語を巡る混乱の大きな原因の1つとなっている．混乱の最大の要因は，「原因を棚上げにして可能な限り症状記載のみから診断体系を構築する」というDSMの基本原理そのもののうちに由来しており，こうした原理に基づいて1つの診療科全体をカバーするほどの大規模な体系を構築した例は，他の身体医学の領域では存在していない[1]．DSMの最新版を強く規定しているこうした基本原理は，科学的立場に立てば，観察者の位置とは独立した客観的事実を記載することはいかなる場合にも可能であり，こうして記載された客観的事実は，イデオロギーなどとは独立した真実であるという19世紀の素朴な科学哲学に依拠している．しかし，この思考原理をどの程度，徹底させようとしたかが，DSMの第3版および第4版（第4版が最新）とICDおよび初期のDSMを分かつことになった（ICD-10とDSM-IVの相違[2]は図1に示した）．

2) DSMにおける現在の分類

　もともと初版と第2版のDSMにおいては，ヒステリーは正規の診断名に組み込まれており，その下位分類として転換性障害と解離性障害があるというわれわれの伝統的な理解やICDと同じ分類がとられていた．この初期のDSM分類では，心因が大きく関与している可能性はあっても何らかの器質的な変化が実際に臓器に生じている十二指腸潰瘍やメニエール病などの病態は心身症として別途分類されていた．ところが，第3版以降のDSMでは，身体表現性障害という新たな大項目が創出され，それによって大きな変化が起こる．身体表現性障

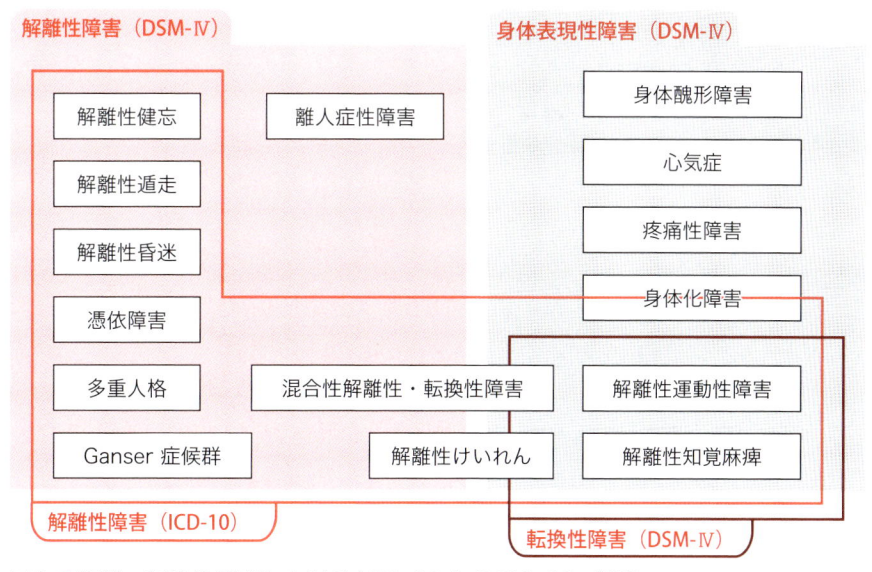

図1 ● 解離・転換性障害における ICD-10 と DSM-IV の相違

身体化障害には正確に対応するカテゴリーはICDにはなく，その一部のみがICD-10の解離性障害とかさなると考えられるため，境界線が横切る形としてある
（文献2より引用）

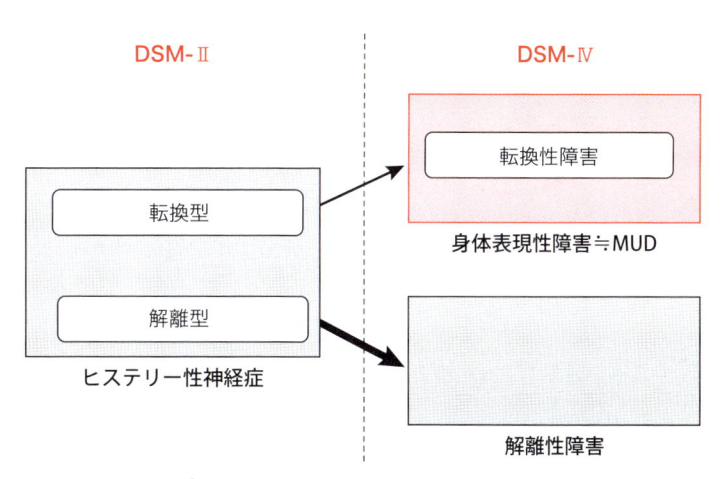

図2 ● DSMの変遷

MUD：medically unexplained disorder（医学的に説明できない障害）
（文献1より引用）

害とは，表現型としては身体疾患の形をとるが身体疾患としての診断を確定できない病態を総称するカテゴリーである．この概念が創出されることによって，身体表現性障害への転換性障害の繰り入れ，ヒステリーからの転換性障害の引き離し，解離性障害と転換性障害の総称としてのヒステリー概念の消滅といった一連の動きが生ずる[3]．解離性障害は，その表現形から身体疾患ではなく精神疾患の外観をとるため，ヒステリーのジャンルのなかにとり残され，翻って，転換性障害を取り除かれたヒステリーという大項目は全体として解離性障害と呼ばれることとなった．図2ではDSMの変遷を略図化して示してある．

3 解離性障害と転換性障害の分断による困難

　ヒステリー研究の近代の始祖であるCharcot（シャルコー）の大ヒステリーは，意識を消失しけいれん様の状態を呈する心因性非てんかん性発作を主要な症状の1つとする病態であるが，この病態は意識が失われるという意味では解離性障害であるとともに，けいれんという身体症状を伴うという意味では転換性障害であり，第3版以降のDSMでは分類ができない．Kretchmerの言う運動暴発のように環境に適応できない場合の破局反応の1つとしてもこうした状態が起こることは確かにあるが[4]，そうではなくて明確な無意識的な心理的葛藤の表現としてその意味を読みとる必要がある病態も明らかに存在しており，そうした病態にはFreud（フロイト）的なアプローチが必須である．そもそも**転換性障害や解離性障害には，生活史や心理的背景抜きには記述することが困難な病態が存在している可能性**を，ヒステリーという名称が消失しても忘れるべきではないだろう．

＜文献＞
1）兼本浩祐：ヒステリーから解離へ─DSMの変貌，FreudからJanetへの回帰，PTSD─．「専門医のためのリュミエール20　解離性障害」（岡野憲一郎／編），pp.33-41，中山書店，2009
2）兼本浩祐：解離性・転換性障害．「精神科必修ハンドブック」（堀川直史，野村総一／編），pp.46-47，102-103，羊土社，2005
3）Brown RJ, et al.：Should conversion disorder be reclassified as a dissociative disorder in DSM V? Psychosomatics, 48（5）：369-378, 2007
4）「Hysterie, Reflex und Instinkt」（Kretchmer E）. Thieme, 1923

第2章 主要な精神疾患

§4 主に身体症状を訴える患者

6 「転換性障害」を疑うのはどのようなときか

兼本浩祐

1 よく出会う症状

　転換性障害のなかで比較的よく出会うのは，**急に喋れなくなる失声症，足腰が立たなくなって歩けなくなる失立・失歩，心因性非てんかん性発作**であるが，**小児では心因性の弱視**も稀ならず出現する．

　失声症は典型例では筆談が可能であり，片麻痺や嚥下障害など他の神経学的所見を伴わないことから比較的，鑑別は容易であるが，失立・失歩は，しばしばGuillain-Barré（ギラン・バレー）症候群や多発性硬化症などと誤診され，多くは神経内科でまずは入院し，器質疾患を否定されて精神科にコンサルトされることが多い．心因性非てんかん性発作（psychogenic non-epileptic seizure：PNES）は，発作性に出現し，多くは医師の目の前で発作が起こらないためしばしばてんかんの専門医以外には鑑別診断の困難な病態であり，発作時のビデオ撮影が必要な場合もあり，入院による発作脳波同時記録抜きには鑑別不可能な症例も存在する．児童における心因性の視覚障害は，完全な失明という形で発症することは少なく，見えにくそうな様子を周囲が気づくことから始まり，眼科での視野検査で，螺旋状視野などが検出され，精神科にコンサルトされるのが典型である．

2 鑑別診断

1）身体疾患を見分ける

　鑑別診断に際しての大原則は，逆説的ではあるが，「**心因があるようにみえても決してそれだけで心因性の病態だと診断しないこと**」である．疑診はあくまでも，神経学的所見や物理的な検査結果が，脳の疾患としては論理的に矛盾することに基づいてなされるべきであり，状況や生活史から症状が出現しているのが説明できそうに思えてもそれに飛びつくのは禁忌といってもよい．鑑別診断は，慎重に時間をかけて患者・家族とゆっくりと対話をしながら行うのが治療的にも理想である．個々の症状に関しては，類似の症状を呈する疾患が鑑別診断の対象となるのは言うまでもないが，その場での横断像ではなく，時間軸に沿った症状の経過の把握が鑑別診断にも治療にも有用である．とはいえ，転換性障害の可能性が十分に存在する場合には，他方でその可能性を患者・家族にバランスよく提示しておくことも重要である．精神療法を行うことで例えばけいれん様の運動が，嘔吐や下痢へと変遷するなどの症状変遷が観察されれば，転換性障害の可能性はさらに高まる[1]．

2）他の精神疾患と見分ける

　転換症状の鑑別診断は何よりもまず該当する症状を呈する身体疾患であるが，意図的に病気のふりをする詐病や，医療的な処置に対するある種の嗜癖ともいえる虚偽性障害と転換性

障害は別個の病態である．虚偽性障害の1つであるMünchhausen（ミュンヒハウゼン）症候群は転換性障害よりもはるかに治療的アプローチが困難な病態である（「第2章§4-9．Münchhausen症候群，虚偽性障害の診断と対応」参照）．

さらに，稀には統合失調症の前駆症状として，全般性不安障害や突発的な憤怒発作などを伴って転換性障害が出現することがあり，偽神経症性統合失調症を呈する場合がある．さらにやはり多くはないが，うつ病に伴う人格水準の低下によって転換性症状が出現することがあり，うつ病としての治療が遅れる場合がある．境界性パーソナリティ障害を背景として転換性症状が出現することもあるが，多くの場合，行動化が最も激しい極期ではなく，病態の揺籃期あるいは勢いが減じてきた時期に出現する．基本的には，解離性障害を伴わない転換性障害で失声症や失立・失歩といった典型的な偽神経学的症状が出現する場合には，パーソナリティ障害は臨床上前景に立たない場合が多い．

＜文献＞
1）兼本浩祐：いわゆるヒステリー発作における症状移動．臨床精神医学，25：681-688，1996

第2章 主要な精神疾患

§4 主に身体症状を訴える患者

7 「解離性障害」を疑うのはどのようなときか

兼本浩祐

1 解離性障害とは

　解離という用語は，19世紀末頃にフランスで活躍した精神科医，Pierre Janet（ピエール・ジャネ）に由来する．この術語は，本来は統合されて１つの人格的なまとまりを示すべき諸機能が，心理的緊張を維持する心理的力の低下により，統一性を失いばらばらに作動するようになってしまっているという発想に由来し，Janetはこうしたエネルギー低下が全体的に起こる場合を精神衰弱，部分的に起こる場合をヒステリーであると考えた．解離性障害は，Janetに遡れば，不安性障害以外のいわゆる神経症全般がその範囲になるし，ICDでもDSMでいう解離性障害と転換性障害の双方がその守備範囲に含まれることになる（p.121第2章§4-5．図1参照）．対照的に，第４版のDSMでは「記憶，意識，同一性，あるいは環境の知覚という通常は統合されている機能」の障害にその範囲は限定され，守備範囲は狭くなるが，離人症が解離性障害に入ってくる点では範囲が広がることになる（"第2章§4-5．「ヒステリー」の今の考え方"参照）．本稿では離人症を除いた最も狭い意味での解離性障害に限定して解離性障害を考える．

2 解離性健忘

1）症状

a）全生活史健忘

　解離性障害で最もよく遭遇する訴えの１つは，自分でしたことを後から覚えていないという訴えである．解離性障害によるこうした健忘の特徴は，記銘力障害[※1]を伴わず逆向性健忘[※2]が訴えられることであり，代表的で重篤な例として全生活史健忘を挙げることができる．特徴的なのは，通常の脳器質疾患に伴う逆向性健忘の場合には，自分の名前や幼少時の記憶など古い記憶やくり返し学習された記憶は最後まで保たれるのに対して，解離性健忘の場合には，自分の名前などかなり進行した認知症でも保持される最も基本的な自伝的記憶が，他の高次大脳機能障害を伴わずに孤立して失われるという点である．

　古典的な全生活史健忘は，借金や強い依存関係にある配偶者との離婚など当該する個人が出口のない気持ちに追い込まれる状況を背景として，突然，解離性の遁走状態が出現し，発見されたときには自分の名前も含め自身の自伝的記憶を完全に喪失しているといった病状を呈するものである．回復期の一定の時期に特有の情緒安定期とその後に不機嫌・抑うつ状態が後続する[1]．

※1 記銘力障害：新しいことを覚える能力の障害．前向性健忘が起こる
※2 逆向性健忘：障害が出現した時点から過去のことを思い出せなくなる症状

b）不安定型

　前述の古典的な単純経過型の全生活史健忘は次第に減少傾向にあり，大矢ら[1]の指摘する不安定経過型が増加する傾向にある．古典的な単純経過型では出口のない状況という環境因子が主要な病因であり，実際に直面する借金問題の解決などの環境調節が有効な手段であるのに対して，不安定経過型では，患者の内的な精神的構えに問題があることが多く，回復しそうになるたびに再燃をくり返すといった事態も起こる．こうした不安定型は，リストカットや思春期心性と相関が高く，短時間で程度の軽い解離性健忘や別人格が出現したと本人が主張する割には元の人格との違いが外からの観察では曖昧ないわゆるプチ解離と移行関係にあり[2]，古典的な全生活史健忘や本格的な解離性同一性障害とは臨床的に区別しておく方が臨床上有用である．こうした軽症例は正常心理と移行関係にある可能性が高いからである．

2）鑑別診断

　全生活史健忘型は，特徴的な高次脳機能障害の様相を呈するので，よく問診すれば急性の器質性健忘症候群のエピソードとの鑑別は通常は困難ではない．例えば，一過性全健忘も急性の記憶に限局した障害を呈するが，エピソード中は著明な記銘力障害によってもたらされる前向性健忘を伴っており，さらにエピソード後一定期間残存する逆向性健忘に関しても全生活史に及ぶということはなく，自身の名前や来歴が全面的に思い出せなくなるといった様相を呈することはない．ただし，解離性の健忘でエピソード中に限定した前向性健忘と遁走が組み合わさって出現する場合には，てんかんを中心とした器質性の疾患との鑑別診断が問題となる場合がある．

3 解離性同一性障害（多重人格）

1）症状

　解離性障害においては，通常の自分とは異なる別個のアイデンティティを呈することが問題となる場合がある．例えば狐や犬になって病棟を走り回ったり，あるいは若い娘さんが亡くなった自分の父親になったりと，家族や動物などに成り代わる場があり，かつては憑依性精神病と呼ばれていた病態はその一型である．こうした特徴を示す解離性障害は，解離性同一性障害とDSMでは呼ばれている．

　憑依性精神病の頻度は最近大幅に減り，特に都市部の精神科臨床ではほとんど遭遇しなくなった．これに対して小学生の頃の自分など自分の幼い時期に退行する状態は，頻繁に臨床場面で遭遇する解離性障害である．解離性同一性障害の8〜9割で幼児性人格が出現するとされていることを考慮に入れると，挿間性に退行状態をきたすのみのこのグループを解離性同一性障害に入れるかどうかで解離性同一性障害の頻度は大幅に変動する．しかし，多くの場合，退行状態においては「独立の人格」を認めがたいことが多く，また解離性同一性障害の取扱いにおいて問題となるような人格の統合といったことを考慮に入れる必要がないことも多い．したがって解離性同一性障害は，独立した副人格が主人格においては解離性健忘を残す形で普段のその人とは異なった行動様式を示す場合に限定しておく方が臨床的には有用であろう．

2）鑑別診断

　前述のように解離性同一性障害を通常とは明らかに異なる独立した副人格を示すものに限定した場合，鑑別診断上重要なのは，同時性多重人格と交代性多重人格の区別である[3]．すなわち，同時性多重人格においては，Ａ人格とＢ人格が同時期に並存しており，主人格とは異なった意識の流れとして副人格が出現し，副人格の存在についての健忘は残存しない．統合失調症においても対話性幻聴が同時性多重人格のように訴えられる場合があり，また，側頭葉てんかんにおける前兆や発作後精神病状態においても，「２つの心が戦っている」といった表現で同時性多重人格様の体験が訴えられることがある[3]．"imaginary companion" と呼ばれている病態も，同時性多重人格の形をとる．青年期にみられる "imaginary companion" は[4]，患者とは異なる意志をもった「他者」として体験され，患者との間に直接で「相互的」な対話による交流がなされ，内容的には患者の利益に沿う伴侶的な存在であり，その時々の患者の必要性に従って機能しており，相対的に無害な空想と幻覚の中間に属する病態である．

　これらに対して，**解離性障害による多重人格は通常は交代性多重人格の形をとり，主人格と交代する副人格について主人格は健忘を残すのが普通である**．すなわち，副人格が出現している間には，主人格は意識の表から消失しており，主人格は副人格の存在について当面は知らないことが原則である．

　　　＜文献＞
　　1）大矢 大：家出・放浪・遁走．臨床精神医学，25：829-834，1996
　　2）兼本浩祐，多羅尾陽子：解離という言葉とその裾野-「リスカ」「OD」「プチ解離」-．精神科治療学，22：269-274，2007
　　3）兼本浩祐：てんかん発作と意識の二重化-交代意識としてのもうろう状態とジャクソンの夢様状態を中心として-．イマーゴ，4（3）：164-168，1993
　　4）澤たか子，他．青年期にみられるImaginary Companionについて．精神神経学雑誌，104：210-220，2002

第2章 主要な精神疾患

§4 主に身体症状を訴える患者

8 「転換性障害」と「解離性障害」の対応
プライマリ・ケアで行うこと

兼本浩祐

1 患者・家族への対応

　　　心因性の症状である可能性が高いと考えても，プライマリ・ケア医として初診した段階で，心因性の疾患である可能性を断定的に示唆することは基本的には避けるべきである．転換性の症状は，身体因性の症状と違い，患者を破局的な状況から一時的に保護するモラトリアムを提供している場合がある．診断の告知は，心理的なセイフティ・ネットの構築に若干遅れる形で行われることが望ましい．したがって，**初診時には「検査では今のところ病名が見つからないので，いろいろな原因を考えて検索を続ける」旨を患者に伝え**，あくまでもその検索努力の1つとして精神科医のコンサルトを勧める方が上手くいくことが多い．

2 転換性障害への対応

　　　身体科で診察を行った際に，転換症状が詐病と同じように扱われる場合，また初診した担当科から追い出されたと感じて精神科に半ば強制的に紹介される場合などは，失望や怒りとともに精神科を受診する患者・家族が少なくない．①どんなに身体的基盤がありえそうになくともごく稀には身体疾患が見落とされている可能性は決して否定できないこと，②転換症状は当該症状の担当科との密接な連携なしに最終的な鑑別診断も治療も困難なこと，③失声症，失立歩行，心因性弱視などの代表的な転換症状は治療によって大きな成果のあがる疾患であること，④さらに一部では患者の精神をより深刻な破綻から保護している側面があることの4点を転換症状と出会った際には念頭においておく必要がある．プライマリ・ケア医は，主治医をすぐに精神科医に変えようとするのではなく，**まずは精神科との併診からはじめるのが最も効率のよい治療の手始めだと思われる．**

　　　典型的な転換性障害においては，大部分の場合は，医師・患者関係は，医師の側が節度をもって振るまう限りこじれないことが多い．薬物療法はあくまでも副次的であり，できる限り頓服的な使い方が望ましい．投薬が有効なようにみえてもプラセボ効果との判別は容易ではない．

3 解離性障害への対応

　　　解離性障害の治療に際しても，基本的には薬物療法は副次的であり，精神療法が治療の主体となる．ただし，医師・患者関係は，典型的な転換性障害と比べると複雑化しやすく，全生活史健忘や明確な解離性同一性障害など比較的重症例の場合には，プライマリ・ケア医が治療の中心となるのは困難であり，精神科への速やかな紹介が望ましい．全生活史健忘の場合には，背景にある社会的・心理的な袋小路を解消するような環境調節の手助けが重要であるのに対して，解離性同一性障害は粘り強い精神療法的アプローチが必要である．ただし，

わが国では欧米ほど幼少期の性的虐待の既往歴が目立たない場合が多く，この点についてのアプローチも専門医に任せるべきであろうと思われる[1, 2]．

　解離性同一性障害には，解離の程度が浅く，自分にとって好ましくない状況を都合よく別人格という形で回避しているかのように見受けられる程度のものから，主人格の都合とは少なくとも表面的には無関係に侵入的に別人格が現れる本格的な多重人格までさまざまの程度のものが見受けられ，これらすべてを同様に取り扱うことには問題があると思われる．例えば単に退行状態にあり幼児返りしているような解離性障害の患者に対して，Putnam[1]が推奨しているような交代性人格を確認する手順を常に実施すると，そもそも被暗示性の高い退行状態にある患者の特定の状態に"人格"としてのまとまりを人工的に与えてしまう可能性もある．安[3]が指摘しているように，薬物療法を抑制的に使用すること，一般精神科病棟への入院は可能な限り回避することは重要だと思われるが，解離性障害を解離性障害として認識することは治療上有用であるとはいえ，確定診断のために面接の場で別人格が出現するよう誘発する手順を実施することについては，わが国ではなおためらいを感ずる精神科医も多い．

4 心因性非てんかん性発作が疑われる場合

　てんかんとの鑑別診断が問題となる心因性非てんかん性発作は，症状だけでなく経過においても解離性障害と転換性障害の性格を併せもっている．多くはてんかんの専門医との連携による鑑別診断をまずは行う必要があり，**プライマリ・ケア医と専門医の連携が必須の病態である**．実際にてんかん発作を合併する場合も一定数以上あり，優先される治療的アプローチが，本格的内省型精神療法の場合，ケースワークによる環境調節の場合，並存するてんかん発作の治療である場合などケースの特性によって異なっており，そういう点でもまずはてんかん専門医へのコンサルトが治療を開始する前に必要であることが多い．

　　＜文献＞
　1)「Diagnosis and Treatment of Multiple Personality Disorder」(Putnam FW) Guilford Press, New York, 1989
　2) Kluft RP: Multiple personality disorder.「The American Psychiatric Press Annual Review of Psychiatry」(Tasman A, et al, eds), vol 10, pp.161-188, American Psychiatric Press, Washington DC, 1991
　3) 安 克昌：多重人格障害．精神科治療学，10 (Suppl)：166-169，1995

第2章 主要な精神疾患

§4 主に身体症状を訴える患者

9 Münchhausen症候群，虚偽性障害の診断と対応
プライマリ・ケアで行うこと

兼本浩祐

1 Münchhausen症候群，虚偽性障害とは

　Münchhausen（ミュンヒハウゼン）症候群とは，18世紀のKarl Friedrich Hieronymus Freiherr von Münchhausen男爵の冒険譚を下敷きに，1951年にRichard Asherが名づけた病態である．執拗に疾病の役割を演じ，そのために自身がきわめて危険な健康被害を受けるのもいとわないのが特徴であり，嘘を話しているうちに自分でもその嘘を信じてしまう空想虚言症"pseudologia phantastica"や，次々に引っ越して住む場所を変える転居癖"peregrination"が出揃った場合が狭義のMünchhausen症候群と呼ばれる．Charcotは1890年にすでに"mania operative active"の名前で，膝関節の痛みのために執拗に手術を要求し続け，ついには何の病理学的所見を組織学的に示さない足の切断手術を受けた少女例を報告しており，近代医学の成立と同じくらい古くから存在していた病態であることは間違いない[1]．

　空想虚言と転居癖を伴う狭義のMünchhausen症候群は比較的稀な病態であるため，現在ではより臨床的に実際の問題となりやすい虚偽性障害の名称の方が優先されるが，虚偽性障害の本質は医療行為への一種の嗜癖であり，「虚偽」という言葉はいかにも不適切である．虚偽性障害は，身体疾患を装うものの方が一般的にはよく知られているが，統合失調症などの精神疾患を装う場合もある．男性がほぼ3分の2を占めるとされる．

2 虚偽性障害の診断と対応

　虚偽性障害の詐病との違いは，くり返し角膜潰瘍を自分でつくる，点滴に異物を混入させて敗血症になるなど生命の危機や失明のリスクを冒してでも病者の役割を担おうとすることで，世間一般的な意味での動機や利得が理解できないことである．転換性障害も世間的な意味での動機や利得が通常は明らかではないという点では共通しているが，虚偽性障害は，実際に身体的な損傷を自らに与え物理的な疾病に自らを罹患させるという点では転換性障害とは症候論的に異なっており，また，典型的な転換性障害は，心理的な葛藤が背景にあり，症状は読みとられるべきメッセージであって，基本的には良性の病態であるのに対して，虚偽性障害は医療的介入に対する嗜癖であって，通常の内省型の心理療法は全く無効で，はるかに治療的介入が困難な病態である．表に転換性障害，解離性障害，心因性非てんかん性発作，虚偽性障害，詐病の大まかな異同を示した．

　虚偽性障害は，治療的アプローチが困難で治療者が無力感にとらわれてしまうこと，さらには他の嗜癖と同様に自らの嗜癖を満たすためであれば平然と嘘をつくこと，嘘の対象が医療そのものでありどうしても医療関係者が当事者として巻き込まれてしまうといった特徴から，構造的に治療者の陰性転移をきわめて惹起しやすく，そもそも虚偽性障害という病

表 ● 虚偽性障害と類縁病態の異同

	転換性障害	解離性障害	心因性非てんかん性発作	虚偽性障害	詐病
精神症状か身体症状か	身体症状	精神症状	身体症状＋精神症状	身体症状が主だが精神症状も	身体症状が主だが精神症状も
疾病利得は容易に理解可能か	容易ではないことが多い	容易ではないことが多い	容易ではないことが多い	容易ではない	明白
身体を意図的に毀損するか	毀損しない	毀損しない	毀損しない	毀損する	通常は毀損しないが場合による
精神療法への応答性	精神療法に応答することが多い	程度によるが転換性障害より難しいことが多い	転換性障害と解離性障害の中間	難渋することが多い	疾病ではないので医学的には治療しない

名そのものが陰性転移の産物であるともいえる．

3 代理 Münchhausen 症候群

　代理 Münchhausen 症候群は，重篤な病態で搬送される子供の約 1.5 ％を占めるという統計もあり，児童の虐待においては重要な鑑別診断上の問題となる．献身的な介護者の役割を担うために自身の子供をくり返し生命の危機に陥るような重い疾患に意図的に罹患させるのが，代理 Münchhausen 症候群であり，3 ～ 4 歳の児童に最も多く，医療関係者や保育の専門家が母親であることが典型で，死亡例の 4 分の 1 は医療的な処置に起因する．点滴に異物を混入させる，与えられた薬剤を大量に投与するなどは典型的な事例である．病態の 7 割は病院で引き起こされるため，入院のうえ，観察を行うことが確定診断につながることが多い．Münchhausen 症候群では男性が多いのに対して，代理 Münchhausen 症候群は圧倒的に女性に多い．

　代理 Münchhausen 症候群においては，**被害者となる子供の保護が最優先であり，児童虐待の特異な形態であるという意識が必要**で，プライマリ・ケア医はこれを疑った場合，速やかに小児科や児童精神科などの専門家に相談すべきである．

　　＜文献＞
　1） Wang D, et al.：Factitious disorder.「Kaplan and Sadock's Comprehensive Textbook of Psychiatry」（Sadock BJ, et al. ed） pp.1949-1964, Lippincott Williams & Wilkins, 2009

第2章 主要な精神疾患

§5 摂食障害とアルコール依存

1 「神経性無食欲症」の診断と対応

松本俊彦

1 概要と特徴

- 神経性無食欲症（anorexia nervosa：AN）は，不食と顕著な体重減少，低栄養による無月経などを主徴とする心因性の食行動異常である．
- 不食の背景には肥満恐怖と痩せ願望が存在するが，痩せ願望はしばしば本人に否認されている．むしろ前景に立つのは，「食べたいのに怖くて食べられない」などと，あたかも「摂食恐怖」とでもいうべき訴えであることが少なくない．この「摂食恐怖」の背景には，「食べはじめたら止まらなくなるのではないか」という，食行動に対するコントロール喪失の不安が存在している．
- 典型的な症例では，深刻なるい痩を呈し，身体的には衰弱しているはずにもかかわらず，精神的には高揚し，過活動傾向を呈する傾向がある．治療や援助を無用の干渉と捉える．治療拒否心性が強く，関係構築に苦慮する．

2 下位類型

ANには2つの下位類型がある．
- 1つは，排出行動を伴わない**制限型（restricting type）**である．
- もう1つは，むちゃ食いエピソードと自己誘発嘔吐や緩下薬・利尿薬乱用といった排出行動を伴う**むちゃ食い・排出型（binge eating & purging type）**である．むちゃ食い・排出型では，過食に強い罪悪感や自己嫌悪を抱いている者が少なくなく，そのような症例では周囲の目を盗んで食べるといった，「隠れ食い」行動がみられることがある．

3 診断

1）精神症状の特徴

a）肥満恐怖

痩せ願望はしばしば本人に否認され，そのせいもあって，痩せ願望は必ずしもAN診断に必須の症候とされてはいない．むしろ重要なのは，肥満恐怖である．

b）ボディイメージの障害

周囲の人間からみると「気味が悪いほど」痩せているにもかかわらず，「自分は太っている」と思い込むなど，身体イメージに対する顕著な認知のゆがみが認められる．

2）身体症状の特徴

- ANの診断には，摂食量の低下によって以下の身体症状が出現していることが必須である．
  - 期待される正常体重の85％以下の低体重

表1● 摂食障害の合併症（1）―体重減少に関するもの―

1. 悪液質	脂肪・筋肉量の不足，甲状腺機能低下症，寒さに対する不耐，深部体温低下
2. 心臓	心筋減少，不整脈，伝導障害，徐脈
3. 消化器系	胃内容排出遅延，便秘
4. 生殖器	無月経，黄体化ホルモン・卵胞刺激ホルモンの低値
5. 皮膚	産毛，浮腫
6. 血液	白血球減少
7. 精神神経系	脳萎縮，軽度の認知障害，味覚異常，Wernicke脳症
8. 骨格	骨粗鬆症

表2● 摂食障害の合併症（2）―排出行為に関するもの―

1. 代謝	電解質異常：低カリウム，低クロール性アルカローシス，低マグネシウム血症
2. 消化器	血清アミラーゼ増加を伴った唾液腺と膵臓の肥大と炎症，巨大結腸症
3. 歯	歯牙エナメル質の侵食
4. 精神神経系	けいれん発作，中心性橋髄鞘融解症，軽度の認知障害

- 月経周期が連続して3回以上欠落する無月経
- 低体重および排出行為によってさまざまな身体合併症を呈する（表1, 2）．なかでも広く認められる身体症状としては，飢餓反応によって甲状腺機能低下から，基礎代謝の低下，体温低下，徐脈が生じ，産毛が目立ち，浮腫が生じるなどの皮膚の症状がある．また，自己誘発嘔吐によって，歯牙エナメル質の侵食によるう歯，唾液腺炎・膵炎，さらに低カリウム血症を生じて不整脈を呈することもある．

4 プライマリ・ケアでの対応と助言のコツ

1）身体医学的な評価と危惧を伝え，必要な医学的処置をする

　ANの場合，通常，病識を欠き，治療拒否心性が顕著であり，自ら精神科に受診することはきわめて稀で，多くの患者は身体科から紹介されてくる．逆にいえば，低栄養によるさまざまな医学的問題を正確に評価し，医師としての危惧を伝え，医学的な必要処置をすることが，その後の精神科治療へとつなぐうえでの重要な契機となる．

2）食べる／食べないで綱引きしない

　健康的な食事を食べさせようと周囲が躍起になればなるほど，患者はかえって食べることが困難となる．といっても，口に何も入れない期間が長期化すると，ますます口の中に食物を入れることに対する恐怖感が強まってしまう．食べられない背景には，「食べはじめたら太るのではないか」という恐怖感がある．そこで，肥満恐怖が刺激されない低カロリーの食事を提案するなどして，本人の許容度と医師の認識とのあいだで妥協点を探りながら交渉することが大切である．なお，排出行動を伴うむちゃ食い・排出型への対応は，後述する"第2

章 §5-2.「神経性大食症」の診断と対応"を参照のこと.

3）家族背景に目配りし，本人が何か告白した際には真摯に受け止める

　　ANに限らず，摂食障害の一部には，発症に心的外傷体験，あるいは家族内の理不尽なルールや不自然な緊張がかかわっている症例が存在する．このようなことを本人は家族の前では決して語れないし，そもそも事実を否認していたり，患者自身が「決して話していけないこと」「誰かに話したらもっと悪いことが起こる」と思い込んでいることもある．こうした事実を無理に聞き出そうとしたり，先入観をもって対応するのは好ましくないが，たえずその可能性を脳裏においておくこと，そして，もしも患者から外傷体験の告白があった場合には，少なくとも真摯に受け止める態度をとる必要がある．

第2章 主要な精神疾患

§5 摂食障害とアルコール依存

2 「神経性大食症」の診断と対応

松本俊彦

1 概要と特徴

- 神経性大食症（bulimia nervosa：BN）は，過食エピソードを主徴とする心因性の食行動異常であるが，排出行動や不食エピソードで代償しているために，**体重は正常範囲内か，それよりも低いことが多い**．
- BNにおける過食の多くは，神経性無食欲症（AN）のエピソードやダイエットに引き続いて出現し，ANと同様，その食行動異常の基底には肥満恐怖と痩せ願望がある．ただし，ANのような低体重には至らず，ボディイメージの障害も認められない．
- BNにおける過食と排出行動は相互に刺激し合いながらエスカレートしていく傾向があり，例えば自己誘発嘔吐をすればするほど過食する量や頻度がエスカレートし，重篤な症例では，家にこもって終日，過食・嘔吐をする症例もある．さらに重篤な症例では，過食衝動から盗食や食物の万引きなどしたり，嘔吐物によってトイレや浴室の排水管を詰まらせたりすることもある．
- ANに比べると，自傷行為，過量服薬，アルコール・薬物乱用，窃盗癖，爆発性暴力などの衝動的行動を呈する者が多く，気分障害，不安障害，境界性パーソナリティ障害など，他の精神障害を合併していることが多い．

2 下位類型

BNにも，AN同様，2つの下位類型がある．
- **排出型**：自己誘発嘔吐や緩下薬・利尿薬乱用といった排出行動を伴う．
- **非排出型**：不食や絶食，あるいは過激な運動といった代償行為で体重をコントロールし，排出行動はみられない．

3 診断

1）精神症状の特徴

a）過食と食行動のコントロール喪失
週2回以上の短時間での多食・過食が少なくとも3カ月にわたって認められ，食行動に関してコントロール喪失感を自覚している．

b）肥満恐怖と痩せ願望
自己評価は体型・体重によって深刻に影響される．

c）代償行為
過食による体重増加を防ぐための代償行為として，自己誘発嘔吐や緩下薬・利尿薬の乱用などの排出行為（排出型），あるいは，絶食や過剰な運動（非排出型）が行われる．

2) 身体症状の特徴
- 体重は，排出型では標準範囲内かやや低いのが通常である．
- 前稿"第2章§5-1.「神経性無食欲症」の診断と対応"で触れた排出行動に関連した身体合併症がみられうるが，一般にBNの場合，電解質異常がない限り，身体的衰弱は少ない．
- 長期間にわたって自己誘発嘔吐をしている症例では，手指・手甲と歯牙があたることでできる「吐きダコ」が観察できる場合がある．

4 プライマリ・ケアでの対応と助言のコツ

1) 訴えを鵜呑みにして摂食障害を悪化させる薬剤を処方しない
BN患者（ANのむちゃ食い・排出型も同様）のなかには，頑固な便秘，乏尿，あるいは四肢・顔面のむくみを訴え，医師に緩下薬や利尿薬といった薬剤の処方を求める者がいる．これは，排出行動の手段とすることを目的としていることが少なくない．患者の訴えを鵜呑みにしてこれらの薬剤を処方すれば，過食・排出行動をさらに悪化させてしまう．

2) 過食をやめさせるよりも，排出行動をやめさせることを優先
BN患者では食行動のコントロールを失っており，「意志を強くもって過食しないように我慢しなさい」という指示をしても意味がない．それどころか，「過食を押さえられないダメな自分」という惨めな気持ちが強まり，かえって過食が悪化する．過食に比べれば，まだいくらかの排出行動の方がコントロールしやすく，また，排出することが次の過食の呼び水になることが多いので，排出行動をやめるところから指導をした方がよい．

3) おやつよりも三度の食事が大切
BN患者の多くが，体重増加をおそれて三度の食事を抜いたり，毎食時に米飯を抜いたりしているが，そうした試みが結果的に間食として菓子類を食べることにつながっている．菓子類はカロリーが高いだけでなく，「過食発作」の引き金となりやすい．そこで，**「三度の食事をきちんと摂る．その際，パンに比べて腹持ちがよい米飯を，できるだけ茶碗1膳分は食べる．そのうえで間食をしたければすればいい」といった指示をする**方が，結果的に過食の頻度や量を減らすのには有効である．

4) ベンゾジアゼピン系薬剤の処方に注意
AN患者の多くは精神科薬物療法に対して拒否的であるが，BN患者はむしろその反対で精神科薬物療法に「特効薬」的な効果を期待している．しかし，**BN患者は薬物依存や過量服薬のリスクが高いので，慎重に処方すべきである**．また，日中，摂食制限をしている者は，夜間就床する頃に強い過食欲求に駆られるが，BN患者のなかには，夜間の過食を回避するために眠ってしまおうとして睡眠薬を過量摂取する者がある．しかし大抵は，入眠できずに酩酊状態となって脱抑制を呈し，かえって深刻な過食発作となることも少なくない．

5) 併存する精神障害に対する治療に注目して精神科につなぐ
BN患者はうつ病性障害や不安障害といった他の精神障害の併存率が高い．この治療を目的として精神科に紹介することは，比較的容易である．

第2章 主要な精神疾患

§5 摂食障害とアルコール依存

3 「むちゃ食い障害」の診断と対応

松本俊彦

1 概要と特徴

- 「むちゃ食い障害」とは，DSM-Ⅳにおいて研究用基準案として付録の項にリストされた病態であり，2013年に刊行予定のDSM-5において新たな摂食障害の診断カテゴリーとして追加されることが計画されている．
- その病態は，神経性大食症（BN）よりは少ない頻度での過食もしくはむちゃ食いがあり，排出行為や他の代償行為はない．したがって，体重は標準範囲よりも高いのが一般的である．
- 神経性無食欲症（AN）やBNが女性に多いのに対し，むちゃ食い障害には男女差はない．
- 単純性肥満と関係が深い食行動異常であり，コントロールの不良な糖尿病などさまざまな生活習慣病との関連が深い．
- 他の精神障害（うつ病性障害や物質使用障害，境界性パーソナリティ障害）に併存してみられることも多い．
- BNの不全型としてこの病態を呈することも少なくない．

2 診断

むちゃ食い障害の診断のポイントは以下の通りである〔DSM-5案（ドラフト）における診断基準は，表参照〕．

- むちゃ食いエピソードが少なくとも3カ月のうちに1週間認められる．
- 食行動のコントロール喪失の自覚がある．
- むちゃ食いに関連した明らかな苦痛が認められる．
- 排出行動を伴わず，ANやBNの診断に該当しない．

> **memo：むちゃ食いの定義**
> 満腹で苦しく感じるまで食べたり，空腹感がないときにも大量に食べたりすることにより，周囲から驚かれて恥ずかしさを感じたり，自己嫌悪に陥ったり，罪悪感を覚えたりする．

3 プライマリ・ケアでの対応と助言のコツ

対応は，肥満恐怖を伴うかどうかで異なる．肥満恐怖を伴う症例では，BN・非排出型の不全型と考えて対応する（詳細は，"第2章§5-2．「神経性大食症」の診断と対応"を参照）．以下には，肥満恐怖を伴わない場合の対応と助言のコツについて述べる．

表 ● むちゃ食い障害（binge eating disorder）

A. くり返しみられるむちゃ食いのエピソード．そのむちゃ食いのエピソードは，以下の2つの特徴をもっている
　1. 他とははっきり区別される時間内（例：1日のなかでのいつでも2時間以内）に，多くの人が同じ状況かつ同じ時間内に食べるよりも明らかに大量の食物を食べること
　2. そのエピソードの最中には食べることを制御できないという感覚（例：食べるのがやめられない，または，多く食べているのかを制御できないという感じ）

B. そのむちゃ食いのエピソードは以下の3つ以上と関連している
　1. 普通よりもはるかに早く食べる
　2. 満腹で苦しく感じるまで食べる
　3. 空腹感がないときにも大量に食べる
　4. たくさん食べることで周囲に驚かれるので，1人で食べる
　5. 食べ過ぎた後に自己嫌悪に陥ったり，気分が落ち込んだり，罪悪感を覚えたりする

C. むちゃ食いに関連した明らかに苦痛が存在している

D. むちゃ食いは，平均すると，少なくとも3カ月間に1週間は生じている

E. むちゃ食いは，不適切な代償的行動（すなわち，排出行動）のくり返しを伴わないものであり，神経性大食症や神経性無食欲症の経過中のみに生じるものではない

（文献1，DSM-5 draft を参考に作製）

1）説教や叱責はしない

説教や叱責は患者の自己嫌悪感を高めて，むちゃ食いを悪化させるだけである．

2）モニタリングと危険な状況の分析

むちゃ食い日記を書かせて，患者とともにどのような生活状況，あるいはどのような感情や体調のときにむちゃ食いをしやすいのかを一緒に分析する．むちゃ食いの危険が高まる生活パターンや状況をできるだけ避けるようにする．

3）気持ちを紛らわす方法を考える

どうしても避けがたい危険な状況，あるいは，突発的な感情の動揺に遭遇したときに，むちゃ食いしたい欲求を紛らわせる方法を考える．むちゃ食いの欲求は長時間続くものではなく，1時間程度気持ちを紛らわせることに成功すれば，すべてではないにしても，ある程度のむちゃ食いを回避することはできる．運動したり，熱いお風呂に入浴したり，寝てしまったり，冷たい水や熱いコーヒーを飲んでみたり，20分程度の瞑想をしてみたりなど，試行錯誤しながら挑戦することが必要である．

4）併存精神障害の治療

併存する精神障害の治療は，むちゃ食いの解決に有効な場合もあり，精神科治療につなぐ．

＜文献＞
1）米国精神医学会ホームページ
　http://www.dsm5.org/

第2章 主要な精神疾患

§5 摂食障害とアルコール依存

4 アルコール依存を疑うのはどのようなときか

松本俊彦

1 プライマリ・ケア現場でのアルコール依存

- アルコール依存は医療現場のいたるところで遭遇する問題である．総合病院の内科や外科を受診する患者の3割は，少なくとも健康被害の危険性が高い飲酒パターン（アルコール乱用）が，そして，1〜2割は，アルコール依存水準の飲酒パターンがそれぞれ疑われるという報告がある[1]．また，救急医療の現場ではアルコール問題を抱える患者の割合はさらに高くなると言われている．
- アルコールによる身体に対する弊害は，肝臓，膵臓，脳，神経，心臓・血管系，筋肉，骨などと，全身の臓器に及ぶ．また，臓器障害のほかにも，高尿酸血症，糖尿病，脂質異常症，免疫異常などさまざまな代謝障害もきたす．
- こうしたアルコール性内科疾患は，アルコール使用をやめたり，摂取量を抑制したりすることにより比較的すみやかに改善する．よって，その治療方針としては，**乱用水準の者は節酒することが，依存水準の者は断酒が原則となる．**

2 アルコール依存と関連が深い身体疾患

プライマリ・ケアの現場でアルコール依存を見逃さないためには，アルコール依存と密接に関連する身体疾患ならびに臓器障害について理解しておく必要がある．

1）肝障害

- アルコール依存症患者の約8割の人に肝障害がみられ，大量にアルコールを摂取し続ければほとんどすべての人が脂肪肝に罹患する．しかし，その後，アルコール性肝炎を経て，肝臓疾患の終着点である肝硬変になるのは全体の2〜3割程度であり，その点では個人差がある．
- 肝障害は飲酒量と飲酒期間をかけた積算飲酒量に応じて肝障害の率は高くなると考えられているが，これは50歳代までの患者にあてはまることである．というのも，一般に肝障害が顕著なアルコール依存患者の平均余命は短く，60歳以上まで生存したアルコール依存患者の場合には，むしろ後述する脳障害の方が目立ってくる傾向があるからである．
- 一方，30歳代までの患者では，相当に大量に飲酒していても血液検査データ上の肝障害に反映されにくいことが多い．血液データだけに依拠した診断をせずに，エコー検査などの結果をふまえて評価する必要がある．

2）脳障害

- アルコールは脳細胞に対する直接的な毒性をもっており，年余にわたる大量摂取によって

前頭葉を中心に大脳皮質の萎縮がみられるようになる．未成年から飲酒習慣をもっている者の場合には，脳の萎縮はいっそう顕著となる傾向があり，認知症の早期発症のリスクを高める．

3）消化器系の悪性疾患
- アルコール依存症患者にみられるがんは，口腔，喉頭，食道など，アルコールが最初に暴露される場所に発生しやすい．なかでも食道がんの発生は，飲酒も喫煙もしない人の発生率を1とすると，毎日飲酒と喫煙をしている人では発生率が6.7倍に高まる．
- 早期胃がんなどにより胃全摘・亜全摘後に飲酒習慣を続けていると，アルコール摂取後の血中濃度の上昇が急峻になるため，アルコール依存に罹患しやすくなる．また，内因子欠乏によりWernicke脳症やアルコール性末梢神経炎に罹患する危険も高くなる．

4）膵障害
- 急性膵炎の原因の35％はアルコールの過飲である．このような炎症を長期にわたってくり返すなかで膵臓に結石や囊胞ができ，慢性膵炎へと移行することがある．
- 慢性膵炎の原因の60％は飲酒である．当初は腹痛が主症状であるが，長期にわたって飲酒をつづけているとむしろ痛みは次第に感じなくなる．膵液の内・外分泌機能が悪化すると，インスリン分泌の低下から糖尿病が発症したり，消化不良や慢性の下痢をきたしたりする．

5）糖尿病
- アルコール依存症患者の入院時には35％に高血糖がみられる．断酒2週間後にはそのうちの6割程度の患者は正常範囲内の血糖値に回復する．
- 膵機能の著明な低下によりインスリン療法が必要となる症例では，大量飲酒が続いている状態でインスリン療法を続けていると，低血糖発作を起こしやすく，しばしば突然死の原因となるので，注意が必要である．

6）感染症
- アルコールにはリンパ球に直接作用して免疫力を抑える作用がある．したがって，多量飲酒者では，結核や真菌症に罹患しやすい．また，皮膚に細菌感染した際には，皮膚膿瘍もできやすい．
- アルコール酩酊下での性的交渉は，ともすれば衝動的で危険なものとなりやすく，さまざまな性感染症への罹患リスクを高める．

7）外傷
- 多量飲酒者では，飲酒時の転倒・転落による外傷をくり返し負うことが少なくない．頭部CTスキャンを実施すると，陳旧性脳挫傷の所見などが多数みられることもめずらしくない．

3 アルコール依存を疑うポイント

　アルコール依存を早期に発見するには，上述した身体疾患や臓器障害に罹患する患者に対しては，全例，次稿「第2章§5-5．アルコール依存のスクリーニング検査」で述べるスクリーニングを実施すべきである．

　また，**アルコールの離脱症状のなかでも，早期にみられる症候（不眠，不安，焦燥，嘔気，血圧上昇，特に手掌に目立つ発汗）を看過しないことが大切である**．これらに加えて，以下の愁訴や症候がみられた場合には，アルコール依存を疑い，さらなる情報収集を行い，必要に応じて専門医療につなげる必要がある．

- **難治性高血圧**：大量飲酒によるアルコール離脱症状のことがある．
- **パニック発作**：アルコールの離脱症状として出現しうる．
- **難治性の睡眠障害**：ベンゾジアゼピン系睡眠薬を投与しても，その効果は一時的で，すぐに増薬を求める場合がある．睡眠薬依存に罹患する危険が高い．
- **飲酒時のブラックアウト**：アルコール問題が進行すると，比較的少量（とても泥酔しているようにはみえず，むしろ周囲には「ほろ酔い」程度として認識されないのが特徴）でもブラックアウト（記憶の欠落）が生じるようになる．
- **週末のだらだら飲みと月曜日の欠勤**：週末のみの連続飲酒（48時間以上続く，血中からアルコールがなくならない状況）は，アルコール依存の初期症候として重要．しばしば週末だけで連続飲酒を脱することができずに，月曜日にアルコールが残ってしまって欠勤してしまう．
- **成人期初発のけいれん発作**：アルコール離脱の場合には，発作消失後には脳波異常は認められない．

＜文献＞
1）東京都福祉保健局：アルコール問題と支援資源に関する調査　調査結果報告書．東京と福祉保健局，2012

第2章 主要な精神疾患

§5 摂食障害とアルコール依存

5 アルコール依存のスクリーニング検査

松本俊彦

プライマリ・ケアの臨床家が使用できる簡便なスクリーニングツールとしては以下の2つがある．

1 CAGE

「飲酒量を減らさなければならないと感じたことがありますか（Cut down）」，「他人があなたの飲酒を非難するので気にさわったことがありますか」（Annoyed by criticism），「自分の飲酒について悪いとか申し訳ないと感じたことがありますか（Guilty feeling）」，「神経を落ち着かせたり，二日酔いを治すために，"迎え酒"をしたことがありますか（Eye-opener）」という4つの質問項目からなるスクリーニング尺度であり（表1），各質問の英語による頭文字をとって「CAGE」と呼ばれている．

これらの4項目のうち1項目でもあてはまれば，何らかのアルコール問題を生じている可能性があり，これまでの人生で2項目以上があてはまれば，アルコール依存症の疑いが強いと判断される．

2 AUDIT（alcohol use disorder identification test）

この尺度は，WHOに加盟する6ヵ国の共同研究に基づいて作成された，10項目からなる自記式評価尺度であり（表2），健康への影響が懸念される水準（「危険な飲酒：hazardous drinking」）の多量飲酒を発見するのに優れた評価尺度である．日本語版では，10点以上を「危険な飲酒」，20点以上を「アルコール依存の疑い」とするカットオフが用いられることが多い．

なお，いずれのツールもあくまでもスクリーニングのためのものであり，正式な診断は，次稿「第2章§5-6．アルコール依存の診断と対応」で述べる点に留意した医療面接によって行う．

表1 ● CAGE

1.	飲酒量を減らさなければならないと感じたことがありますか（Cut down）
2.	他人があなたの飲酒を非難するので気にさわったことがありますか（Annoyed by criticism）
3.	自分の飲酒について悪いとか申し訳ないと感じたことがありますか（Guilty feeling）
4.	神経を落ち着かせたり，二日酔いを治すために，「迎え酒」をしたことがありますか（Eye-opener）

（文献1より引用）

表2 AUDIT (alcohol use disorder identification test)

1. あなたはアルコール含有飲料をどのくらいの頻度で飲みますか？ 0．飲まない 1．1カ月に1度以下 2．1カ月に2～4度 3．1週に2～3度 4．1週に4度以上	6. 過去1年間に，深酒の後体調を整えるために，朝迎え酒をせねばならなかったことが，どのくらいの頻度でありましたか？ 0．ない 1．1カ月に1度未満 2．1カ月に1度 3．1週に1度 4．毎日あるいはほとんど毎日
2. 飲酒するときには通常どのくらいの量を飲みますか？ただし，日本酒1合＝2.2単位，缶ビール大（500mL）＝2単位，缶ビール小（350mL）＝1.4単位，焼酎お湯割1杯（6：4）＝2.2単位，ウイスキーシングル薄め1杯＝1単位，ワイン1杯＝1.2単位，（1単位＝純アルコール9～12g） 0．1～2単位 1．3～4単位 2．5～6単位 3．7～9単位 4．10単位以上	7. 過去1年間に，飲酒後罪悪感や自責の念にかられたことが，どのくらいの頻度でありましたか？ 0．ない 1．1カ月に1度未満 2．1カ月に1度 3．1週に1度 4．毎日あるいはほとんど毎日
3. 1度に6単位以上飲酒することがどのくらいの頻度でありますか？ 0．ない 1．1カ月に1度未満 2．1カ月に1度 3．1週に1度 4．毎日あるいはほとんど毎日	8. 過去1年間に，飲酒のため前夜のできごとを思い出せなかったことがどのくらいの頻度でありましたか 0．ない 1．1カ月に1度未満 2．1カ月に1度 3．1週に1度 4．毎日あるいはほとんど毎日
4. 過去1年間に，飲み始めるとやめられなかったことが，どのくらいの頻度でありましたか？ 0．ない 1．1カ月に1度未満 2．1カ月に1度 3．1週に1度 4．毎日あるいはほとんど毎日	9. あなたの飲酒のために，あなた自身かほかの誰かがけがをしたことがありますか？ 0．ない 2．あるが，過去1年にはなし 4．過去1年間にあり
5. 過去1年間に，普通だと行えることを飲酒していたためにできなかったことが，どのくらいの頻度でありましたか？ 0．ない 1．1カ月に1度未満 2．1カ月に1度 3．1週に1度 4．毎日あるいはほとんど毎日	10. 肉親や親戚，友人，医師，あるいはほかの健康管理に携わる人が，あなたの飲酒について心配したり，飲酒量を減らすように勧めたりしたことがありますか 0．ない 2．あるが，過去1年にはなし 4．過去1年間にあり

（文献2より引用）

<文献>
1）Ewing, JA：Detecting Alcoholism. JAMA, 252：1905-1907, 1984
2）廣 尚典，島 悟：問題飲酒指標 AUDIT 日本語版の有用性に関する検討．日本アルコール・薬物医学誌, 31：437-450, 1996

第2章 主要な精神疾患

§5 摂食障害とアルコール依存

6 アルコール依存の診断と対応

松本俊彦

1 診断の決め手となる特徴

アルコール依存症の診断は，行動面・精神面・身体面という3つの次元からなる以下の症状を根拠にしてなされる．

1）行動面の変化
- 飲酒量の増加．
- 社会的許容範囲を超えた逸脱的な飲酒パターン（T.P.O.をわきまえない飲酒．勤務中の飲酒や出勤前の飲酒，飲酒運転など）．
- 飲酒行動の単一化（平日と休日で飲酒様態の違いがなくなること）が認められる．

2）精神面の変化
- 飲酒コントロールの障害（飲酒量のコントロールに努めながらも，それが不成功に終わってしまう）．
- 衝動的な飲酒欲求（飲むことによる弊害が大きいことを十分に理解しながらも，飲酒欲求がわくとそれに抵抗できない）．
- 飲酒中心の思考（「飲むべきか，飲まざるべきか」といった葛藤にとらわれ，結果的にいつも酒のことばかり考えている）．

3）身体面の変化
- 離脱症状やそれを緩和するための飲酒，耐性が認められる．

以上の3つの次元における変化のうちいずれか1つに該当すれば，アルコール依存と診断される．上記3つの次元のなかで最も重要な症候は，「精神面の変化」である．これは，自分なりに「アルコールをやめよう（もしくは，控えよう，量を減らそう，トラブルにならない飲み方をしよう）」と努めながらも，それに失敗した経験がある，というエピソードから確認することができる．

なお，アルコール依存に関する正式な診断名は，米国精神医学会の診断分類（DSM-Ⅳ-TR）では「アルコール依存」，WHOの精神障害の診断分類（ICD-10）では「アルコール依存症候群」となっている．また，アルコール依存の基準は満たさないものの，すでにさまざまな心理的，社会的，あるいは医学的な問題を生じている飲酒行動に対しては，「アルコール乱用」（DSM-Ⅳ-TR），「アルコールの有害使用」（ICD-10）という診断カテゴリーが存在する．

2 プライマリ・ケア現場での対応

1）見逃さない！
- すでに述べたように，一般診療科を訪れるさまざまな内科疾患に罹患する患者のなかには，かなりの割合でアルコール問題を抱えている者が存在する．こうした患者に対して「ひょっとして？」という疑念が湧いたら，前稿「第2章§5-5．アルコール依存のスクリーニング検査」で紹介したスクリーニングツールを用いてアセスメントを実施してほしい．

2）叱責よりも情報を！
- アルコール依存が疑われる場合には，専門医療機関・相談機関の情報を提供してほしい．その際，「なぜ飲むのだ!?」などと叱責したり，患者が恥の感覚にとらわれるような言い方は，「百害あって一利なし」である．あくまでも医学的な見地から懸念されることを穏やかかつ丁寧に伝えてほしい．
- 「お酒はほどほどにしてください」「控えてください」などと曖昧な物言いはせずに，「やめなければならないと思います」ときっぱりと伝えてほしい．

3）見捨てずに，しかし「イネイブリング」しない
- 本人がアルコール依存専門病院に紹介した後も，内科疾患のフォローは継続して行うべきである．それにより，依存症専門病院の治療から離脱した際に，再度受診を促すことができる．
- 専門病院への受診を拒む場合にも，引き続き内科疾患のフォローは継続し，再度受診させる機会をうかがうべきである．その際，避けるべきなのは，「飲酒→内科疾患の悪化により飲酒さえも困難となる→内科入院→再び飲める身体に戻してあげる→飲酒」というパターンである．これでは，内科的治療が本人のアルコール依存の進行を助けている（＝「イネイブリング」）こととなってしまう．むしろ，飲酒による内科疾患悪化時は，専門病院につなげる好機である．「うちに入院してもまた飲める身体にするだけだ．あなたに必要なのは肝臓や膵臓の治療ではない．臓器障害の根っこにある病気，つまりアルコール依存の治療をしなければならない」と伝え，専門病院への入院を勧めたり，専門病院への受診を条件に内科入院を認めたりする．

4）家族を支援につなげる
- 当然ながら，上記のような提案に対して本人は難色を示し，専門機関に行くことに抵抗をするかもしれないが，気にする必要はない．ムキになるということは，それだけ気にしていることを意味するからである．本人が提案を受け入れるかどうかは別にして，家族には確実に情報を伝えてほしい．
- 多くの場合，本人が困っていなくとも家族は困っており，家族内に，「共依存」と呼ばれる，本人の飲酒行動を不本意にも支えてしまう悪循環のパターンが存在する．例えば，本人のアルコール問題を隠蔽して世間体を取り繕う態度や家族の否認，あるいは，「転ばぬ先の杖」を出すような世話焼き行動が，結果的に本人の飲酒行動を支えている事態がある．本人の回復のためには，まずはそのような家族内の悪循環的なコミュニケーションのパター

ンを変化させることが必要である．
- ●援助者のなかには，家族に対して，「夫を突き放しなさい」「家を出なさい」と助言する者もいるが，家族の側にもさまざまな事情や躊躇があり，往々にしてその助言通りに変化させようとするのは現実的ではない．むしろ経済的不安や世間体，子どもの教育などに関する心配に拘泥しているうちに，いたずらに時間が経過してしまったり，家族が相談をやめてしまったりする．
- ●大切なのは，直ちに共依存を解消することではない．むしろ，悩みながらその家族なりの対応のあり方を一緒に考えてくれる場所を確保することが重要である．そのような場所として，都道府県・政令指定都市に少なくとも1箇所は設置されている，精神保健福祉センターの依存症相談窓口や依存症家族教室，あるいは，アルコール依存症者家族の自助グループ（アラノン Al-Anon, 断酒会家族会）がある．
- ●家族教室や自助グループには継続して参加することが重要であり，1～2回の参加で何らの変化を期待することには無理がある．1年以上継続的に参加しているうちに，患者に対する過干渉や悪循環的なコミュニケーションのパターンが徐々に減じ，それに伴って本人の行動にも好ましい変化（本人自身の治療導入や治療継続）がみられることがめずらしくない．

第2章 主要な精神疾患

§5 摂食障害とアルコール依存

7 アルコール離脱せん妄の治療とケア

松本俊彦

1 アルコール離脱症状とは

1）小離脱症候：最終飲酒より12〜24時間

a）自律神経系の反跳性興奮
断酒12時間後より出現．血圧上昇，手掌などの発汗，不安・焦燥感，不眠，四肢（特に下腿）や手指の筋肉の攣縮がみられる．

b）アルコール離脱てんかん
断酒後24時間でみられる意識消失を伴う全身けいれんであり，アルコールの離脱症状の1つである．真性のてんかんや頭部外傷後のてんかんなどとの鑑別が必要である．

c）アルコール幻覚症
断酒後12〜24時間，もしくは，飲酒間欠期において血中アルコール濃度が低下した状態で出現する精神症状であり，意識清明下で幻聴を呈する病態である．音楽や物音，金属音や虫の羽音といった要素性幻聴，あるいは，「壁の向こうで自分の悪口を言っている」といった域外幻覚が多い．重篤な場合には，「家の周囲をヤクザに包囲されている」といった，包囲攻撃妄想を伴うことがある．

2）大離脱症状：最終飲酒から24時間以降

● 振戦せん妄
- 断酒後24〜72時間でみられる離脱症状であり，「昆虫」や「小動物」を主題とする幻視を伴う，独特の意識障害，ならびに，手指の粗大な振戦と著明な発汗，精神運動興奮を呈する．通常は，1週間以内に消失し，患者はこの間のことに健忘を残す．
- 通常，アルコール離脱せん妄といえば，この振戦せん妄を指すが，**近年では離脱早期にベンゾジアゼピン系抗不安薬などの投与が開始されており，すべての症候が出そろわない，いわば不全型かつ軽症の振戦せん妄が少なくない．**

＊なお，以上の離脱症状は完全に断酒した状態でなくとも，血中アルコール濃度が一定水準より低下した場合（例えば内科疾患のせいで，飲酒は継続しているものの，十分に大量のアルコールを摂取できないような場合）にも出現しうる．したがって，進行したアルコール依存患者では，これらの離脱症状が「飲酒間欠期」に出現することもめずらしくない．

2 プライマリ・ケアにおけるアルコール離脱せん妄の対応

1）予防
● リエゾン精神医学の臨床場面で遭遇するアルコール離脱せん妄のほとんどが，入院時点における飲酒歴評価の不十分さによって発生している．

- 以下の患者では，離脱せん妄が出現する可能性を考慮する必要がある．
  - アルコール性肝障害や膵炎，Mallory-Weiss症候群，食道静脈瘤，食道がんなど，アルコールと関連深い内科疾患に罹患している者．
  - 最近数カ月間，純アルコールにて約60 g相当量（日本酒換算で3合，ビール1.9 L，ワイン1本，ウィスキーのダブルで3杯）以上のアルコール飲料を習慣的に摂取しており，かつ，休肝日を1週間のうちに連続2日以上とっていない者．
  - 過去にアルコール幻覚症やアルコール離脱性けいれん，アルコール離脱せん妄を起こしたことがある者．
  - 飲酒習慣があり，入院前より断酒・摂取時に血圧上昇，発汗，不眠，不安・焦燥，手指振戦，四肢・手指筋の攣縮などの離脱症状が認められた者．
  - 飲酒習慣があり，現在の栄養状態が不良である者，脱水や電解質異常が著明である者．
- 以上にあてはまる者は，入院時点ですでに高血圧や手掌の発汗，不安・焦燥，手指振戦，四肢・手指筋の攣縮が認められれば，ベンゾジアゼピン系抗不安薬の経口投与を開始する．また，入院時点ではそれらを認めない場合でも，最終飲酒から6時間ごとに観察し，その時点で多少とも高血圧や手掌の発汗，不安・焦燥，手指振戦，四肢・手指筋の攣縮が認められれば，直ちにベンゾジアゼピン系抗不安薬の投与を開始する．
  - 予防的投与には，ジアゼパム（セルシン®，ホリゾン®15～35 mg/日の経口投与を行うが，肝硬変などにより肝予備能が著しく低下している場合には，肝薬物代謝酵素が関与せずグルクロン酸抱合によって分解されるロラゼパム（ワイパックス®）1.5～3.0 mg/日を経口投与する．
  - せん妄が発症しない場合には，最終飲酒から108時間までは慎重に経過を観察する．

2）治療

- すでに顕在化したアルコール離脱せん妄に対しては，ジアゼパムやフルニトラゼパム（サイレース®，ロヒプノール®）を経静脈的に投与する．ただし，アルコール離脱せん妄が顕在化した場合には，ベンゾジアゼピン系薬剤の効果は限定的である．補液によって脱水や電解質異常を補正し，ビタミンB群の投与によってWernicke脳症を予防しながら，時間経過を待つことが必要である．通常，アルコール離脱せん妄は12～36時間で終了する．
- 一般診療科病棟において，アルコール離脱せん妄を何とか早期に抑えようとして，さまざまな種類の薬剤を大量に投与した結果，かえって投与した薬剤によってせん妄が遷延してしまう場合がある．それよりは，できるだけシンプルな処方による薬物療法を心がけ，それで不足する分を，個室使用や四肢・体幹の抑制などの工夫で補い，せん妄終了を待つことが賢明である．
- 幻覚や興奮が著明な場合には，リスペリドン（リスパダール®）1～4 mg/日を経口投与，もしくはハロペリドール（セレネース®）5 mg/日を経静脈的に投与する．
  - アルコール離脱せん妄を呈する患者のなかには，脱水や低栄養を伴っている者が少なくなく，悪性症候群を生じやすい状況にあるため，抗精神病薬を投与する際には十分な注意が必要である．
  - 抗精神病薬を投与する際には，肝機能障害をきたすリスクが高く，循環動態への影響が強いフェノチアジン系の薬剤は使用すべきではない．

3）事後対応

　離脱せん妄から回復した後に，患者と家族に今回の経緯を説明し，アルコール依存の治療を受けることの必要性を説明する．身体状態がそれを許すのであれば，そのままアルコール依存専門病院での治療につなげる．

第2章 主要な精神疾患

§6 適応障害と外傷後ストレス障害（PTSD）

1 適応障害の診断と対応
プライマリ・ケアで行うこと

大江美佐里

1 適応障害とは

　米国精神医学会の基準によると[1]，適応障害は，はっきりと確認できる**ストレス因子**が存在し，その始まりから3カ月以内に情緒面（抑うつ気分，不安）または行動面の症状（例：無断欠勤，喧嘩）がストレス因子への反応として出現する．ストレス因子として想定されている要因は，がんなどの一般身体疾患，海外移住に伴う問題，定年退職などライフサイクル上の変化，別居・離婚など家族間の問題，など幅広い（死別反応は含まれない）．ただし，うつ病やパニック障害，外傷後ストレス障害（posttraumatic stress disorder：PTSD）そしてアルコール依存など，他の精神科診断基準にあてはまる場合にはそちらを優先させるというルールがある．また，ストレス因子（またはその結果）がひとたび終結すると，症状がその後さらに6カ月以上持続することはない，とされる（図）．

2 適応障害の診断にあたっての留意点

　診断基準では，「そのストレス因子に暴露されたときに予測されるものをはるかに超えた苦痛」とあるが，実際にはがんの告知など，予測される苦痛自体が大きい場合にも適応障害の診断が使われている．他の精神科診断の除外も，プライマリ・ケアの段階では厳密に行うことは難しい．実際には，ストレス因子が想定されるときには，暫定的に適応障害の診断をつけて経過をみても支障はない．

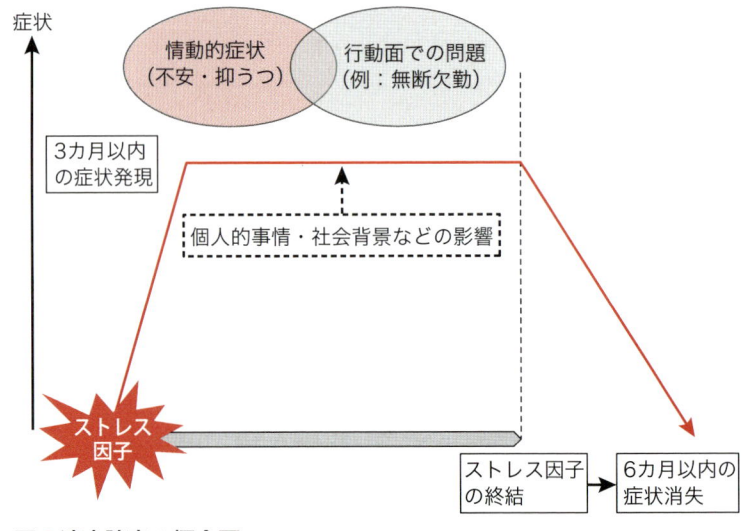

図 ● 適応障害の概念図

診断にあたっては，ストレス因子を一律に評価せず，**患者の個人的事情や社会的背景なども十分に考慮する**必要がある．例えば，小指の骨折は通常ストレス因子となる可能性は低いが，プロのピアノ奏者にとっては演奏上致命的な影響を及ぼすこともあるという点でストレス因子となる可能性が高い．逆に，一般的にストレス因子と考えられがちな離婚も，「不幸な結婚生活の終結」という意味でストレス因子の終結となることもある．

3 適応障害への対応

ストレス因子の終結が早期に見込める場合（例えば手術後一定の経過で身体疾患が完治する場合）には，薬物療法を行うことなしに，患者の不安を傾聴することによって症状が改善する見込みが高い．しかしながら，ストレス因子のほとんどは終結の予測がつかないので，まずストレス因子が存在する状況での抑うつ気分・不安の軽減を図るべく，選択的セロトニン再取り込み阻害薬（selective serotonin reuptake inhibitors：SSRI）をはじめとした抗うつ薬を投与することが多い．また，不眠にはベンゾジアゼピン系睡眠薬を使用する．薬剤はいずれも副作用など熟知し，使い慣れたものを使用することが望ましい．

4 精神科への紹介が必要な場合

精神科への紹介が必要な場合（例）を表に列挙する．

5 精神科紹介にあたっての説明

- 薬物療法を開始していた症例に対しては，プライマリ・ケアで扱う抗うつ薬や抗不安薬，睡眠薬だけでは症状が改善していないことを告げて，薬物療法の選択肢をより多くもっている専門医に紹介すると説明する．
- うつ症状や不安症状が悪化した場合には，それらの症状について専門的な診断・治療が必要であると説明する．
- ストレス因子と症状との関連がはっきりしなくなった場合には，そのことを伝えて，症状についてより専門的な診断・治療が必要であると説明する．

表 ● 精神科への紹介が必要な場合

1) もともと予想していたストレス因子とは別のストレス因子が次々と出現し，収拾がつかないと主治医が感じてきた場合
2) ストレス因子の終結後も不安や抑うつ気分が改善しない場合
3) 治療開始後，症状が改善せず遷延している場合
4) 不安，抑うつだけでなく，怒りなどの情動反応が著しい場合
5) 当初は適応障害と診断していたが，うつ病や他の不安障害の疑いが強くなった場合
6) 症状が一般身体疾患の生理的作用であることが疑われる場合

〈文献〉
1)「DSM-IV-TR 精神疾患の分類と診断の手引」（米国精神医学会/著，高橋三郎，他/訳），医学書院，2002
2)「臨床精神医学講座5巻 神経症性障害・ストレス関連障害」（松下正明/編），中山書店，1997

第2章 主要な精神疾患

§6 適応障害と外傷後ストレス障害（PTSD）

2 外傷後ストレス障害を疑われる患者に対して
プライマリ・ケアで行うこと

前田正治

1 はじめに

　外傷後ストレス障害（posttraumatic stress disorder：PTSD）は，精神科以外の医師にとっても出会うことが多い疾患である．特に2011年の東日本大震災のような大きな災害では，数多くの被災者がPTSDに罹患して苦しめられるし，それらの患者はしばしば精神科以外の科を受診する．もちろんこのような大災害ばかりでなく，交通事故や性暴力被害といった比較的日常的な事件・事故などでもPTSD例は外来を訪れる．しかも多くは外科や内科，小児科など精神科以外の科を訪れることになる．

　本稿では，プライマリ・ケア医やかかりつけ医がPTSDを疑われる患者に出会った際にどうすればいいか，それをわかりやすくまとめてみる．まずは疾患の概要・特徴を述べ，基本的な対応のしかたとトラウマ別にみた患者対応のしかたについて述べてみたい．治療法については薬物療法のみ簡潔に触れるが，その他の治療法も含めてより詳細を知りたい方は，稿末の参考図書を参照してほしい．

2 PTSDとは

　PTSDは，衝撃的なできごとに巻き込まれた個人を襲う代表的な精神障害である．それでは，いったいどのようなできごとがPTSDを引き起こすのであろうか．表1には米国精神医学会の診断基準（DSM-Ⅳ）による外傷的できごとの定義を紹介している．基本的には，自らの死に直面するなど多くの人にとってきわめて甚大な体験である．ただし家族など親しい人が予期せず死亡するなど，自らの直接体験でなくてもPTSDになりうる（直面）．さらには性犯罪など必ずしも死への恐れがない体験，あるいは悲惨な状況に遭遇したなどの目撃体験でも場合によってはPTSDになりうる．一方で，より衝撃性が低いと考えられるできごと（離婚，失業など）によって精神症状が引き起こされた場合は，適応障害という診断になりうる（「第2章§6-1．適応障害の診断と対応」参照）．しかし日常臨床では，どのようなできごとがPTSDを引き起こすかについてしばしば議論があるところであり，専門医でも意見が

表1 ● PTSDを引き起こすできごと（DSM-Ⅳ）

- 実際にまたはあやうく死ぬ，または重傷を負うようなできごとを一度または数度，または自分または他人の身体の保全に迫る危険を，その人が体験し，目撃し，または直面した
- その人の反応は強い恐怖，無力感または戦慄に関するものである

（文献1，p.179より転載）

分かれることがある．

さてDSM-IVでは，表2に示すようなPTSDの3つの症候群が診断上定義されている．①不快な記憶が昼夜を問わず出現し苦しめるといった再体験症状，②そのような記憶が引き起こされる場所や人などを避ける，あるいは感情が枯渇したように感じられたり，人や社会に対する不信感が強くなるなどの回避・麻痺症状，③些細なことに怯え驚愕したり，いらいらしたりするといった神経過敏な状態，すなわち覚醒亢進症状の3群である．

DSM-IVの診断基準を満たすには，このような症状が少なくとも1カ月以上続く必要がある．大切なことは，（ときどき誤解されているが）**PTSDは一過性のショック状態ではないことである**．1カ月どころか数カ月，数年と長期化することも稀でないという特徴を念頭におく必要がある．そして，しばしば強い罪責感情や怒り反応を伴い，長期化するとうつ病やパニック障害，あるいは物質依存などの精神科並存疾患を高い頻度で引き起こしてくる．また他の不安障害に比べると，自殺企図などのリスクの高い行動が多いのも特徴である．

3 初期対応の原則

PTSD症状に苦しむ多くの人は，その症状，例えば回避・麻痺症状にみられるような他の人に対する離断症状や孤立無援感のゆえ，あるいは精神科受診に対する偏見ゆえ，精神科受診は遅れることが多い．結果として，上述したようなうつ病やパニック障害，物質依存といった併存疾患に苦しんでいる場合もめずらしくない．またPTSDを有している患者は事故などによる直接の身体外傷のほか，循環器系疾患や疼痛性障害をもっている場合も多く，しばしば精神科以外の科を受診する．

そのような患者は慢性事例であることも多く，PTSD症状にばかり目を奪われない方がよい．特に抑うつ症状の存在は，それが自殺といった破局的な結末を示唆するものであるだけに，注意深く査定する必要がある．もし抑うつ状態が強ければ，PTSD症状の如何にかかわらずうつ病の治療を優先して行う必要がある．例えば自殺の危険度を医療面接によって確認し，自殺の危険性があるとなれば，すぐに家族に連絡する，専門医を紹介するなど適切な予防措置を講じなければならない（「第2章§2-4．プライマリ・ケアでみるうつ病と精神科に紹介するうつ病」参照）．

さてPTSDが疑われる場合には，精神科に紹介することが原則である．その際にPTSDと病名は敢えて伝えなくても構わない．重度ストレス障害であるとか，心因反応であるとか，曖昧な病名でもよいだろう（memo 1参照）．PTSD診断をつけることは概して難しいし，プ

表2 ● PTSDの症状群（DSM-IV）

1. 再体験症状群
トラウマ性の記憶によって引き起こされる症状（フラッシュバックや悪夢など）
2. 回避・麻痺症状群
記憶を引き起こす場所などを避ける，感情の麻痺感など
3. 覚醒亢進症状群
イライラ感や集中障害，不眠などの神経過敏状態

（文献1，p.179-180を参考に作製）

ライマリ・ケアの段階では正確な診断をつけず，精神科医に診断行為を委ねた方が後の治療も行いやすい．

　いずれにせよプライマリ・ケアの段階で重要なことは，診断確定というよりも，どれほど精神保健上の危機的な事態が患者に引き起こされているかの把握である．すなわちリスク査定である．大きなトラウマに遭遇した直後には，呆然としたような感情麻痺が患者に続くことがあり，一見冷静にみえることがある（memo 2 参照）．いくつかの研究によると，このような麻痺症状の強さは後のPTSD発症を強く予測している．すなわち**表面的な冷静さは，トラウマ反応の深刻さと必ずしも比例しないことに留意しなければならない**．

　続いてトラウマ別にみた患者への対応について述べる．

> **memo1**：精神科医によっては，PTSD診断を受けた患者を診たがらないことがある．1つの大きな理由として，補償交渉や裁判にまき込まれることを回避したいという精神科医側の思いがある．

> **memo2**：受傷1カ月以内でこのような感情麻痺的症状が強い場合，急性ストレス障害であるかもしれない．専門的にはトラウマ周辺期の解離ともいう．

4 トラウマ別にみた対応

1）交通事故被害者の場合

　現代社会では，人が交通事故（自動車事故）に巻き込まれることはそれほどめずらしいことではない．しかし実際には，自動車事故などの交通事故によってPTSDになることはそれほど多いわけではない．PTSDに発展するような事故とは，ほとんどが生命にかかわるような重大事故で，実際に大きな身体外傷を伴っていることが多い（memo 3 参照）．また同乗者が死亡したという場合は，生存者に複雑性悲嘆（"第2章§6-3．プライマリ・ケアにおける「遺族ケア」"参照）を引き起こすことが多いためにPTSDにもなりやすい．このような患者の場合，当然のことながら最初は救急病棟などで治療しているし，最初に出会う治療者は外科医や救命医ということになる．そのような患者にPTSDが疑われる場合，可能ならばなるべく入院中に精神科に紹介する方がいいだろう．それができない場合は，退院後に精神科受診を勧めることが大切である．

> **memo3**：PTSDはトラウマ性の記憶によって引き起こされると考えられている．したがって頭部外傷により意識障害が引き起こされている場合には，事故が深刻であるとしてもPTSDとの関連は慎重に考えなければならない．

2）犯罪被害者の場合

　犯罪被害に巻き込まれることもまた現代ではめずらしくない．そして，PTSD発症率は事件の種類で大きく異なる．最もPTSDになりやすい事件は，性犯罪，なかんずく強姦被害である．事故や災害の被災者に比べても格段にPTSD発症率が高い．しかも患者には強い恥辱感や罪責感があるために，事故や災害被災者よりもずっと表面化しづらい．ときとして産婦人科医が最初にトラウマに気づくこともあるが，その際はPTSDなどのトラウマ反応に十分留意すべきである．例えば自傷などの衝動行為に走る患者も多いし，自殺企図も稀でない．

強姦被害者は，最もPTSD発症や自殺企図の恐れが強いハイリスク群であると考えてよい（memo 4 参照）．

また夫婦間暴力の被害者のように，現在もまだ危険な状況に患者があると推測される場合もある．その際は，まず患者の安全を確保することが大切である．例えば警察や行政機関などとも連携する必要があるだろう．ただこのような被害者の場合は，実際には配偶者などに対する恐怖からすぐに家に帰ってしまうことも多く，往々にして治療の継続が難しい．また，こうした家族の場合は，次に述べるような子どもに対する虐待もまた引き起こされている場合もあるので注意しなければならない．

> **memo4**：1人で来院した場合は，なるべく家族や友人など信頼できる人に相談することを勧める．警察への相談をためらっている場合などは，各都道府県にある犯罪被害者支援センターなどへ相談するよう勧めてもよい．

3）子どもの場合

大人と違い，言語的コミュニケーションが拙いために，PTSDなどの精神症状をよく把握できないことが多い．子どものPTSDの場合，多動や落ち着きのなさ，いらいら，あるいは怒りっぽい，茫然としているなどの感情や行動面での異常が認められる．PTSD症状のなかでは，驚愕反応などの覚醒亢進症状と，引きこもりなどの回避症状が気づきやすい．ただし虐待の場合，このような心身の反応すらあまり目立たない場合も多く，身体外傷の有無などを注意深く観察するほかない（memo 5 参照）．性虐待の場合は，身体外傷すらなく，プライマリ・ケア段階で気づくことはもっと難しい．また幼い子どもをもつ母親にうつ病が疑われる場合も，虐待の存在には気をつけなくてはならない．

> **memo5**：虐待が疑われる場合には児童虐待防止法にのっとり，関係機関へ速やかに通報しなければならない．例えば警察や児童相談所，学校などである．

4）大規模災害被災者の場合

今般の東日本大震災のような大規模災害の場合，数多くの被災者が精神的な問題を抱えつつ精神科以外の科に通うことだろう．被災地では「こころのケア」の重要性がしばしば喧伝されるが，被災者にとって精神科受診の敷居は高い．なによりさまざまな身体愁訴が患者の主訴となることが多いため，平時に比べプライマリ・ケア医やかかりつけ医への精神医学的治療に期待される役割は格段に大きい（そもそも被災地に精神科医が少ない場合も多いのである）．また，このような災害被災者への治療・ケアで大切なことは，アウトリーチ・サービスを行うことである（memo 6 参照）．往診や訪問看護，在宅介護サービスなどは非常に役立つし，特に保健所のような地域行政機関と連携することは重要である．

> **memo6**：災害時の治療やケアの原則はアウトリーチ・サービス，すなわち現場主義的活動の実施・提供である．これはもちろん精神的な問題ばかりとは限らない．病院や診療所の中で来院を待つのみでは，必要な被災者サービスは提供できない．

5）対人援助職の場合

　消防隊員や自衛隊隊員，警察官などの危険な業務に従事する人々は，PTSDなどのトラウマ反応をきたしやすいハイリスクな人々である（memo 7 参照）．その一方で，職業柄，なかなか精神的な問題を訴えにくく，したがって疲労感やさまざまな身体愁訴を有して身体科を受診することが多い．当然産業医の役割は重要であるし，場合によっては労災適応となることもあるだろう．日頃から精神科医療機関との連携を密にし，トラウマ反応に関する社内教育などを行っておくことが大切である．

> **memo7**：このような対人援助職にみられる特有のトラウマ性ストレスを，惨事ストレスと呼ぶことがある．職業に関連したストレスであるために，それを避けることが難しいし，PTSD症状のみならず，職責に伴う自責感情から抑うつ症状も呈しやすい．

5 PTSDと薬物療法

　最後に，PTSD例に対する薬物療法についても簡単に述べてみたい．多くの権威あるガイドラインでは，第一選択薬はパロキセチン塩酸塩（パキシル®）や塩酸セルトラリン（ジェイゾロフト®）などの選択的セロトニン再取り込み阻害薬（SSRI）である．副作用が比較的少なく，PTSD症状のすべてに対して有効とされるが，睡眠障害にはそれほど有効ではない．また，その他の抗うつ薬もしばしば用いられるし，抗精神病薬や気分安定薬も用いられることがある（memo 8 参照）．これら最近の向精神薬は副作用も比較的少ないし，短期間であればプライマリ・ケア医でも十分使用することが可能である．ただし，これらの薬物療法を長期間行うことは，実際は精神科医でないと難しい．患者に丁寧に説明して，しかるべき精神科医療機関を紹介することが大切である．

> **memo8**：身体科領域では，患者の不安症状に対し，ベンゾジアゼピン系の抗不安薬がしばしば用いられる．しかし，これらの薬物がPTSD症状に対し効果があるというエビデンスは乏しい．また薬剤性健忘や依存といった有害事象もときとして生じるため，漫然とした長期連用は避けるべきである．

＜文献＞
1）「DSM-Ⅳ-TR精神疾患の分類と診断の手引（新訂版）」（米国精神医学会/著，高橋三郎，他/編），医学書院，2003

＜参考図書＞
・「心的トラウマの理解とケア」（金 吉晴/編），じほう出版，2006
・「PTSDの伝え方：トラウマ臨床と心理教育」（前田正治，金 吉晴/編），誠信書房，2012

第2章 主要な精神疾患

§6 適応障害と外傷後ストレス障害（PTSD）

3 プライマリ・ケアにおける「遺族ケア」

中島聡美

1 はじめに

　大切な人を失うという経験は，一生の間ではほとんどの人が経験するできごとであるが，人間にとって最もつらい体験の1つでもある．死別は，一般的には自分の力で乗り越えるべきものと思われており，周囲から理解されず傷つく経験をしている遺族も少なくない．そのような遺族の心理に理解のある対応を行うことや，また必要な場合には精神科医療機関へつないでいくことがプライマリ・ケアの現場で必要なことであろう．

2 遺族の精神的反応

1）通常の悲嘆反応

　悲嘆（グリーフ，grief）は，家族や恋人などの大切な人（愛着対象）を失ったときに生じる，悲しみや嘆きなどの情緒的な反応であり，自然で正常な人間の反応でもある．悲嘆反応は，認知や行動，身体反応としても現れ（表），個人や文化による差が大きい[1]．死別から間もない時期では，ショックを受けた感覚や死を受け入れられない気持ちが強く表れる．また感情が麻痺してしまい，悲しみを感じない，涙も出ないというようなことも起こる．故人の

表 ● 悲嘆反応

感情面での反応	行動面の反応
● 抑うつ，絶望，落胆，苦痛 ● 不安，恐怖，心配 ● 罪悪感，自責感，自己非難 ● 怒り，敵意，焦燥感 ● 失感情症（喜びの喪失） ● 孤独 ● 嘆き，切望，慕い求め ● ショック，感情の麻痺	● じっとしていられない，落ち着きがない，緊張が持続している ● 疲労 ● 過活動 ● 故人を探し求める ● 嘆き悲しむ，泣く ● 社会からの引きこもり
認知面での反応	身体的反応
● 故人についての考えで頭が一杯になる，侵入的な想起 ● 死別や故人についての考え，イメージの反芻 ● 故人が生きているような感覚 ● （死別や喪失の）抑圧，否認 ● 自尊心の低下 ● 無力感，希望のなさ ● 自殺念慮 ● 現実感がない感覚 ● 記憶力や集中力の低下	● 食欲の低下 ● 睡眠障害 ● エネルギーがない，消耗している ● 身体的愁訴（頭痛，めまい，消化不良，胸痛など） ● 故人と同じ身体的な症状の訴え
	免疫系および内分泌系の反応
	● 病気にかかりやすい，死亡の増加

（文献1を参考に作製）

死を受け入れ，故人を悲しみだけでなく，懐かしい気持ちをもって思い出すことができ，自分自身の生活に進むことができるような状態が悲嘆から回復した状態と言える．しかし，回復までの期間は個人差が大きく，いつまでということはできないが，通常の死別では，嘆き求めや抑うつ，怒りなどの感情は死別から6カ月をピークに徐々に軽減していくという報告がある[2]．

2）複雑性悲嘆およびその他の精神障害

ときには，**急性期の悲嘆が軽減せず，長期に持続することがあり，このような悲嘆は複雑性悲嘆（complicated grief）**[3]**と呼ばれ，身体健康の悪化，自殺行動，QOLの低下が通常の悲嘆より多く，心理療法などの治療が必要であると考えられている**．複雑性悲嘆の診断基準はまだ確定されていないが，故人を切望し，激しい悲しみが持続していること，故人のことで頭が占められていること，その一方で，死を受け入れられず，死別や故人に関係することを避けること（墓に行けない，写真を見られないなど），強い孤独感や寂寥感があること，故人のいない人生を無意味で空虚だと感じていることなどが共通して挙げられている．このような症状の苦痛が激しく社会生活や日常生活に支障をきたしている場合に，複雑性悲嘆の存在が疑われる．複雑性悲嘆は，災害や自死，犯罪被害などの突然の予期しない死別の場合に多くみられる．

そのほか，遺族ではうつ病の発症も多い．また，特に事故や自死，犯罪被害などの暴力的な死別の場合，悲惨な光景を目撃することが多く，外傷後ストレス障害（PTSD）を発症する場合もある．これらの精神障害は複雑性悲嘆と併存することも多いので，悲嘆以外の症状にも注意を払う必要がある．

3 遺族への対応の留意点

悲嘆の問題を抱えている遺族に対しては，まず**死別の悲しみや苦痛に医師が理解を示すことが大切である**．医師が遺族の感情を受け止め，その話を傾聴し，共感を示すことで，遺族が安心して自分の気持ちを話すことができるようになる．遺族は，回復できていないのは自分が弱いせいだと自分を責めていることも多い．そのような遺族に対しては，悲嘆が正常な反応であり，故人を大切に思うことから生じていること，悲しみや対処のしかたに個人差があることを伝えることで，悲嘆を正常化（ノーマライズ）することが必要である．また，遺族を慰めようと思っても，安易に他者と比較したり，感情を否定する（泣いていると故人が浮かばれないなど）ことは遺族の気持ちを傷つけるので避けるべきである．

悲嘆の急性期では，上記のような対応とともに，遺族が，家族や友人，地域などとつながれるようにすることや，社会生活や日常生活が少しずつ行えるように支援することが必要である．そのためには，同じような死別を体験した遺族のサポートグループへの参加や，心理士などによるグリーフカウンセリングなどが有用である．

悲嘆が時間がたっても軽減せず，日常生活や社会生活に支障をきたしている場合には，複雑性悲嘆が疑われる．このような場合や，うつ病，PTSD，アルコール依存などの精神障害が疑われる場合，基礎的な身体疾患が治療されているにもかかわらず身体的愁訴が持続している場合，自殺念慮や企図などの自殺行動がある場合には，精神科などメンタルヘルス機関へ紹介を行う．その際，遺族がかかりつけ医と切り離されることに見捨てられ不安を感じる

ことがあるため，必要があれば，継続して相談できることを伝えてあげるとよい．

　＜文献＞
1 ）Stroebe M, et al.：Health outcomes of bereavement. Lancet, 370（9603）：1960-1973, 2007
2 ）Maciejewski PK, et al.：An empirical examination of the stage theory of grief. JAMA, 297（7）：716-723, 2007
3 ）Prigerson HG, et al.：Complicated grief as a disorder distinct from bereavement-related depression and anxiety：a replication study. The American journal of psychiatry, 153（11）：1484-1486, 1996
4 ）「悲嘆カウンセリング」（Worden JW/著，山本 力/監訳），誠信書房，2011

第2章 主要な精神疾患

§7 認知症とせん妄

1 認知症を疑うのはどのようなときか

柴田展人

1 認知症と中核症状・周辺症状

　認知症を呈する疾患は多岐にわたり，特に病初期は原因疾患の鑑別が重要である．代表的な疾患を表に示すが，神経細胞死を伴う神経変性疾患，脳血管性認知症では，現行の治療では根治を期待することはできない．一方で，**脳炎，脳腫瘍，身体疾患でも認知症状を呈する疾患があり，適切な治療により改善の期待できる疾患群（治療可能な認知症，treatable dementia）については注意が必要である**．表中，治療可能な認知症については下線を付記した．

　中核症状は記憶障害，見当識障害，失行，など認知症の進行とともに次第に悪化し，Alzheimer病などの神経細胞変性を伴う認知症では現行の治療での改善は困難である．周辺症状は幻覚，妄想，抑うつ，徘徊，などであり，認知症の病期によって，出現する症状，重症度も異なる．ときには，病期の進行した認知症患者でも，ほとんど周辺症状のみられない患者もいる．さまざまな向精神薬により，周辺症状については改善が期待できる．一方で，徘徊，妄想，攻撃的言動などの周辺症状は介護者が悩まされやすく，対応に苦慮する場面も多い．中核症状は通常の日常生活・社会生活のなかで備わっている知的機能が障害された症状であり，周辺症状は，本来はみられない症状群と理解してよいだろう．

　原因疾患により，中核症状，周辺症状の出現のしかたは異なる．Alzheimer病では，病初期から記憶障害が目立つが，レビー小体型認知症では，当初は中核症状が目立たず，抑うつ，幻視などが優位な場合も多い．そのため，特に**病初期は中核症状がないからといって，認知**

表 ● 認知症をきたす代表的な疾患

中枢神経疾患	神経変性疾患	Alzheimer病，前頭側頭葉変性症，レビー小体型認知症，皮質基底核変性症，進行性核上性麻痺，Parkinson病，Huntington舞踏病　など
	脳血管障害	脳血管性認知症（脳出血・脳梗塞後遺症）
	感染症	脳炎，神経梅毒，エイズ脳症，プリオン病　など
	腫瘍	脳腫瘍
	その他	神経Behcet病，多発性硬化症　など
頭部外傷		慢性硬膜下血腫
髄液循環障害		正常圧水頭症
代謝異常・内分泌障害		甲状腺機能低下症，腎不全・肝不全　など
中毒・栄養障害		アルコール中毒，ビタミンB₁₂欠乏症　など

※下線は治療可能な認知症

症を否定してはならない．

2 中核症状

1）記憶障害

　記憶は情報を保持する時間により，短期記憶と長期記憶に分類される．長期記憶では一度得た情報が脳裏から消え，その後想起により再度利用される．長期記憶はエピソード記憶，意味記憶，手続記憶などに分類される．認知症でみられる代表的なものは，生活史のなかで起こったできごとを記憶しておくエピソード記憶の障害である．短期記憶はAlzheimer病の初期によく見られる．3つの単語の記憶が数分の後に再生できないことで確認できる．

2）見当識障害

　見当識障害とは時間・場所，これに関連した周囲の状況を理解する機能が障害された症状である．簡単な医療面接で確認できるが，せん妄状態でもみられるので，注意が必要である．

3）失行・失認

　失行には，習慣化した行動ができない観念運動失行，着衣動作が行えないなどの着衣失行，まとまりのある形態を構成する能力（例えば2つ重なる5角形を書き写す）の障害された構成失行などがある．代表的な失認は，視覚を介した対象の認知が障害された，視空間失認である．他にも認知症が進行すると人物を認識できない，自身の身体の状況を認識できないなどの失認も見られる．

4）遂行（実行）機能障害

　目的をもった一連の活動を有効に行う機能の障害である．遂行機能は記憶，知覚，運動，言語などの認知機能を統合・制御することにより働く．遂行機能はより上位の機能の障害と位置づけられている．

3 周辺症状

1）幻覚・妄想

　認知症でみられやすい幻覚は，人物・動物などの幻視である．稀に会話や音楽などの幻聴もみられる．妄想については"もの盗られ"妄想に代表される被害妄想が多く，身近な家人を対象とする場合が多い．

2）感情障害

　抑うつはAlzheimer病の初期によくみられ，不安・焦燥を伴うことが多い．病期が進行すると，発動性の低下が優位となってくる．前頭側頭葉変性症ではときに躁状態もみられる．

3）睡眠障害

　元来，高齢者には，中途覚醒，睡眠-覚醒リズム障害などの睡眠障害がよくみられる．認知症ではさらにレストレスレッグス症候群，レム睡眠行動異常などの睡眠時の異常言動を伴うことも多い．

4）易怒性・攻撃的行為

他者や物などを対象とした身体的な暴力行為（身体的攻撃性）と叫声，怒号，暴言（言語的攻撃性）がある．介護者の精神的ストレスの最も強い周辺症状であり，背景に幻覚・妄想などがある場合も多い．

5）徘徊

落ち着きなく無目的に歩き続ける状態である．見当識障害，記憶障害が要因と考えられている．客観的には無目的にみえても，患者なりの理由のあることもあり，患者の訴えにも注意をはらう必要がある．屋外で単独で徘徊し，事件・事故に巻き込まれることも多く，社会問題の1つとなっている．

＜文献＞
1）「認知症テキストブック」（日本認知症学会/編），中外医学社，2008

第2章 主要な精神疾患

§7 認知症とせん妄

2 認知症を疑ったときに行うこと1
患者と家族に聞くこと

木村通宏

1 はじめに

　超高齢社会の到来により認知症患者は増加しており，医療的な対応がきわめて重要となっている．認知症を心配した患者や家族が，最初に相談する医師はかかりつけ医である．かかりつけ医が初期対応の役割を果たすことになるが，身体疾患の診療のなかの限られた時間で早期の認知症に気づくことは容易ではない．また認知機能の低下した本人の陳述が不正確であることが多いため，家族からの情報が重要となる．しかし本人の生活上の失敗を伝えるということになるため家族としても抵抗があり，そこで上手に情報収集する工夫が必要となる．以下に認知症が疑われる場合に行うべき医療面接の要諦を述べることとする．

2 誰からどのように聞くのか

　まず重要な点は，本人がどの程度認知機能の低下を心配しているのかということである．全く自覚がない場合は，質問に対して拒否的となることがある．「念のために質問させてください」とか「年配の方の皆さんに同じ質問しています」といった導入により不快感を減らせる場合もある．それでも質問に対して不機嫌になる場合などは，いったん質問を中止せざるを得ない．

　家族との面談に際しても患者を不快にさせない配慮が必要である．家族は患者を心配しているのであり，決して非難しているのではないという形になるように，家族のコメントに「そこが心配なのですね」といった相づちをくり返すことが望ましい．同席しての医療面接が困難な場合は経過や現在の状況を記載したメモを診察の前に渡すように依頼したり，別の機会に家族のみの面談を行うことも有用である．

　単身生活者の場合は，状況の把握が困難である．患者の友人や民生委員，在宅支援センターなどから情報が得られる場合もある．

　なお，本人の情報を得るためには一緒にいる時間の長い嫁（息子の妻）から聞くことがしばしばある．しかし認知症の疑いが強く，専門医の受診をする際には息子の同伴も勧めた方がよいと思われる．ほかの親族から「嫁が父を（もしくは母を）認知症呼ばわりした」と非難されることがあるからである．

3 生理的な物忘れか病的な物忘れなのか

　物忘れが認知症の症状なのか，加齢による生理的な現象なのかを検討する必要がある．本人の物忘れの自覚が十分にあり，日常生活に明らかな支障がない場合は加齢による物忘れの可能性が高い．逆に物忘れの自覚はないが旅行などの特別なエピソード自体を完全に忘れるといった場合や，時間や場所の見当識の障害がある場合はより病的である．また**症状の進行**

の速度も重要な鑑別点であり，1年前と比較して明らかに進んでいる場合は認知症である可能性が非常に高い．

4 抑うつ状態に関する検討

病的な物忘れが目立たない状況でも物忘れの訴えが続く際には，抑うつ状態である可能性がある．抑うつ状態になると思考制止や心気症状としての物忘れが出現することがある．他覚的には軽微な物忘れを心配し続ける場合は，活動性の低下や気分の滅入りがないかを質問し，さらに不眠や食欲低下の有無などの質問により抑うつ状態の有無を検討する必要がある．

5 せん妄の除外

せん妄とは意識障害による記憶や見当識の障害であり，急性の発症と症状の変動が特徴的である．つまり結果として出てくる症状は認知症とほぼ同じである．明らかな相違点は症状の時間的経過である．認知症は通常緩徐に進行するものであり，ある日突然出現することはほとんどない．そして状態の良い時間と悪い時間の差が極端に出ることは少ない．つまり**夜間にだけ異常な言動があるという場合はせん妄を考えるべきである**．せん妄が疑われる場合は夜間の睡眠状況と昼寝や日中の眠気の有無の確認が重要である．せん妄は必ず睡眠覚醒リズムの障害を伴っており，夜間の睡眠が良好で昼間すっきり覚醒していることはありえない．せん妄の原因として高齢者の場合は薬剤によるものが多い．そのためいわゆるお薬手帳などにより服用しているすべての薬剤を把握することが必要である．

6 認知症の鑑別診断のために聞くこと

明らかな認知機能低下があり，抑うつ状態やせん妄状態が除外された場合に認知症である可能性が高い．認知症はあくまでも症候群であるため，原因となる疾患を診断する必要がある（代表的な疾患はp.160第2章§7-1表参照）．まず脳血管性認知症とAlzheimer病などの変性疾患による認知症の鑑別である．脳梗塞の既往や脳動脈硬化のリスクファクターである糖尿病，高血圧，脂質異常症の有無などが最も重要である．いわゆる，まだら状の認知症（保たれている機能と障害されている機能の差が激しい）や階段状の悪化をくり返して進行するといった典型的な経過である場合は容易に鑑別診断が可能である．診察場面での取り繕いや，質問に対して家族を振り返る行為が「Alzheimer病らしさ」であるという指摘もある[1]．また性格変化が初期から目立つ前頭側頭葉変性症や，幻視やParkinson症候群を呈しやすいレビー小体型認知症など変性疾患のなかでさらなる鑑別も重要ではある．最終的な診断には神経放射線学的検査が必要であるため，専門医へ紹介も必要である．

7 おわりに

認知症性疾患に対する臨床的な対応は，薬物療法をはじめ初期から開始した方が有効なことが多い．早期からの本人の疾病への援助のみならず，家族との関係にも配慮する必要がある．認知機能低下により本人も家族も苦悩する．お互いの陰性感情の相互作用により，さらなる精神症状（抑うつや攻撃性など）が生じて修復困難に陥ることも稀ではない．認知症の臨床においてより初期からの治療的介入は重要である．

認知症を発病して，最初に対応するのはかかりつけ医である．患者や家族との関係に配慮

しつつ少しでも早く診断および治療を開始する，もしくは専門医に紹介するということがきわめて重要である．

　　<文献>
　　1）松田　実：Ⅱ．認知症診療に対する各科の特異性と問題点　内科の立場から．老年精神医学雑誌, 23（増刊号Ⅰ）：43-48, 2012

第2章 主要な精神疾患

§7 認知症とせん妄

3 認知症を疑ったときに行うこと2
プライマリ・ケアで実施可能な心理検査

島﨑裕美

1 検査時の注意

- 心理検査は受け手に一生懸命受けてもらわなければ信頼に足るデータを得られない．そのため検査目的を伝え，協力を仰ぐ必要がある．
- 自分で「認知症ではないか」と心配になり受診した場合には，おおむね検査に協力的である（こういった場合は認知症というより神経症的な不安の可能性がある）．
- 家族に心配されて不本意ながら受診した場合には，不愉快そうで拒否的なことがある．自尊心の傷つきに配慮し「何でもないか確認しましょう」など言葉を添えると，渋々でも応じてくれることが多い．場合によっては「認知症」「検査」といった単語を避け，さり気なく施行する方がスムースなこともある．
- 緊張に配慮し，声かけをするなど工夫が必要である．なかには緊張のあまり能力を発揮できない人もいる．このような場合は日を改めて再検査をする．
- 意識障害やうつ病の思考抑制は検査結果に影響を及ぼすため，確認が必要である．

2 心理検査の種類とテストバッテリー

代表的な心理検査を表1に示した．まず認知機能全般を把握するための検査として，改訂長谷川式簡易知能評価スケール（HDS-R）か，mini-mental state examination（MMSE）を行う．臨床的にはどちらの検査を選択してもよい．筆者は，意識障害の確認の

表1 ● 認知症の診断補助に用いられる代表的な心理検査

認知機能検査	HDS-R	日本で幅広く使われているAlzheimer型認知症のスクリーニング検査．30点満点でcut off pointは20/21点．MMSEに比べて教育年数に影響を受けない
	MMSE	国際的に用いられているスクリーニング検査．30点満点でcut off pointは23/24点．自発書字や図形模写の課題が含まれており，HDS-Rより幅広く見立てられる
前頭葉機能の検査	FAB	6項目で構成されている前頭葉機能の検査．10分程度で施行できる
	CDT	10時10分の丸時計を描いてもらう検査．注意・実行機能といった前頭葉機能や視空間認知を反映する
周辺症状の検査	NPI	妄想・幻覚・感情障害などの精神症状や攻撃性・脱抑制などに基づく問題行動を評価できる．10〜12項目で構成されており，介護者への10〜20分の構造化面接で実施する．介護者に今後生じうる症状を伝えられる点で心理教育的でもある

簡便な心理検査の代表的なものを挙げた．ほかにもさまざまな検査がある

ため，書字の項目が含まれるMMSEを用いることが多い（意識障害があると書字が乱れる）．どちらも10分程度で施行できる．ここではHDS-Rを表2に示した．そのうえで，前頭葉機能の障害が疑われる際には前頭葉機能検査（Frontal Assessment Battery：FAB）や時計描画テスト（Clock Drawing Test：CDT）を，周辺症状の評価にはNeuropsychiatric Inventory（NPI）を追加する．

3 結果の解釈

1）検査態度

Alzheimer型認知症では礼節が保たれていることが多く，ときに記憶障害をごまかすような発言をする．わからぬ項目で同席者に頼ることもある．前頭側頭型認知症では，あまり考える様子がなく，場にそぐわない態度をとることがある．脳血管性認知症では，考えることに時間がかかることがある．

表2 ● 改訂長谷川式簡易知能評価スケール（HDS-R）

（検査日：　年　月　日）　　　　　　　　　　　　　　　　　　　　　　　　　　　（検査者：　　　　　）

氏名：		生年月日：　年　月　日	年齢：　歳
性別：男／女	教育年数（年数で記入）：　年	検査場所	
DIAG：		（備考）	

1	お歳はいくつですか？（2年までの誤差は正解）		0　1
2	今日は何年の何月何日ですか？　何曜日ですか？ （年月日，曜日が正解でそれぞれ1点ずつ）	年 月 日 曜日	0　1 0　1 0　1 0　1
3	私たちがいまいるところはどこですか？（自発的にでれば2点，5秒おいて家ですか？　病院ですか？　施設ですか？　のなかから正しい選択をすれば1点）		0　1　2
4	これから言う3つの言葉を言ってみてください．あとでまた聞きますのでよく覚えておいてください． （以下の系列のいずれか1つで，採用した系列に○印をつけておく） 1：a）桜　b）猫　c）電車 2：a）梅　b）犬　c）自動車		0　1 0　1 0　1
5	100から7を順番に引いてください．（100-7は？，それからまた7を引くと？　と質問する．最初の答が不正解の場合，打ち切る）	（93） （86）	0　1 0　1
6	私がこれから言う数字を逆から言ってください．（6-8-2，3-5-2-9を逆に言ってもらう．3桁逆唱に失敗したら打ち切る）	2-8-6 9-2-5-3	0　1 0　1
7	先ほど覚えてもらった言葉をもう一度言ってみてください． （自発的に回答があれば各2点，もし回答がない場合以下のヒントを与え正解であれば1点） a）植物　b）動物　c）乗り物		a：0　1　2 b：0　1　2 c：0　1　2
8	これから5つの品物を見せます．それを隠しますのでなにがあったか言ってください． （時計，鍵，タバコ，ペン，硬貨など必ず相互に無関係なもの）		0　1　2 3　4　5
9	知っている野菜の名前をできるだけ多く言ってください． （答えた野菜の名前を右欄に記入する．途中で詰まり，約10秒間待っても答えない場合にはそこで打ち切る） 0〜5＝0点，6＝1点，7＝2点，8＝3点，9＝4点，10＝5点		0　1　2 3　4　5
		合計得点：	

（文献1より転載）

2）HDS-R・MMSEの結果の解釈

- cut off pointを上回る点数でも軽度認知障害と考えられる場合がある．そのため間違えた項目・障害領域を確認する．
- Alzheimer型認知症では遅延再生ができない．典型例では記銘したことを忘れている．cut off point以上の点数でも遅延再生で失敗している場合にはAlzheimer型認知症に移行していく可能性がある．
- Alzheimer型認知症が進行すると，見当識障害が生じてきたり，逆唱や計算ができなくなったり（作動記憶の障害），図形模写ができなくなったり（構成の障害）していく．
- 前頭側頭型認知症やレビー小体型認知症の初期では，HDS-RやMMSEが比較的高得点の場合がある．こういった場合にFABやCDTを追加すると，前者ではFABの点数が低くなることが，後者では時計を上手に描けないことがある．
- 脳血管性認知症では，注意障害や思考緩慢のため，直後再生や遅延再生で失敗することがあるが，ヒントを出すと成功することがある．また流暢性課題で，思考緩慢のためなかなか語の想起ができないことがある．

▶ コツ

数をこなすこと，典型例を再検査していくことが心理検査習熟のコツである．

<文献>
1）加藤伸司，他：改訂長谷川式簡易知能評価スケール（HDS-R）の作成．老年精神医学雑誌，2（11）：1339-1347，1991
2）「症例から学ぶ戦略的認知症診断」（福井俊哉/著），南山堂，2007
3）伊集院睦夫：軽度アルツハイマー型認知症に対するスクリーニング・ツール．The 23rd Annual Conference of the Japanese Society for Artificial Intelligence, 1-3, 2009

第2章 主要な精神疾患

§7 認知症とせん妄

4 認知症を疑ったときに行うこと3
神経学的診察と検査

本井ゆみ子

1 はじめに

認知症は認知機能障害を主とする疾患であるが，認知機能は全身状態に強く影響を受け，また運動症状を呈する認知症性疾患も多々ある．本稿では認知症の鑑別に必要な神経学的診察と一般検査について述べる．

2 神経学的診察

認知症患者の医療面接中に言葉が聞きづらかったり，振戦があったり，また患者自身または家族より「歩き方もおかしいのです」「最近，よく転ぶんです」などの訴えがあるとき，行うべき診察と鑑別診断を記載した．認知症患者の鑑別はパーキンソニズムの評価が主体となる（表1）．以下にパーキンソニズムの診察のしかたについて記載する．

1）歩行の診かた[1]

"歩行に関する記載のない神経学的診察の価値はゼロに近い"といわれる．診察の順序として，まず歩行からみると全体像の把握に役立つ．正常歩行を数m行ってもらうが，以下に鑑別を述べる．

a）Parkinson病様歩行

前傾前屈姿勢，上肢は肘でやや屈曲前腕回内し，上肢を振らず，小さなステップでつま先から床をこするようにシュッシュッシュッと歩き（shuffling gait），歩いているうちに徐々に歩幅が小さく，小走りになってしまうこともある．レビー小体型認知症やParkinson病でみられる．

b）frontal gait disorder[2]

脳血管障害性認知症や正常圧水頭症でみられる．典型的にはスタンスが広く，Parkinson病様歩行に似た小刻み歩行であるが，つま先からつくというより，足の裏全体を地面に平行に前に出す．突進現象はなく，振戦，歯車様固縮のないこと，および，軽度の痙直や深部腱反

表1 パーキンソニズムの診察

- 歩行
- 姿勢反射障害
- 固縮
- 振戦
- 無動

射亢進がみられることをもってParkinson病様歩行と区別する．

2）立ち直り反射（righting reflex）の診かた

　　立ち直り反射はパーキンソニズムの有無を判定するのに重要である．被験者は両足を肩幅くらいに開いて，検者はその後ろに立ち，「これから軽く後ろに引きますから，できるだけ足を出さずに踏ん張ってください．ただし，倒れそうになったら足を出しても構いません」と指示し，最初は軽く両肩を持って後方に引く．患者が慣れたところで少し強く引く（足が一歩後ろに出るくらいの力で）．正常では，足を出さずに立ち直るか，せいぜい一歩または二歩を踏み出すのであるが，小走りに後ろに歩き出すか，一歩も出せずに倒れそうになれば，後方突進現象（retropulsion）陽性であるという．

3）固縮の診かた

　　手関節では背側，掌側に屈伸させてその抵抗をみる．上肢の緊張は肘関節ではその屈伸，前腕の回内，回外をみる．抵抗ががくがくと断続的になるのは歯車様固縮という．

4）振戦の診かた

　　パーキンソニズムを呈する疾患にみられるのは安静時振戦と姿勢時振戦である．安静時振戦は安静時に最も顕著に現れ，動作時には減弱ないし消失する．姿勢時振戦は上肢を拳上位に保つなど抗重力的に肢位を保つときに認められる．

5）無動の診かた

　　診察中，椅子からの立ち上がり，歩行中動作が遅くないか観察するとよい．

6）鑑別診断

　　歩行障害やパーキンソニズムは認知症が高度になるとほぼ必発する．認知機能障害が軽度にもかかわらず，運動症状を呈した場合に考慮する鑑別診断を表2に示した．Alzheimer病は初期には運動症状はないが，高度になると出現する．さらにAlzheimer病患者の場合は抗精神病薬の副作用によるパーキンソニズムを常に念頭においておくべきであり，転倒，誤嚥の予防に役立つ．

表2 ● 認知症とパーキンソニズムをきたす主な疾患

- 正常圧水頭症
- レビー小体型認知症
- 脳血管障害性認知症
- 進行性核上性麻痺
- 抗精神病薬の副作用による錐体外路症状
- 中等度または高度のAlzheimer病

3 一般検査 (表3)

2, 3カ月前から急に起こったもの忘れ, 幻視などの訴えの場合はせん妄との鑑別が必要である（「第2章§7-2. 認知症を疑ったときに行うこと1」参照）. また, 頻度は低いが代謝性疾患, 脳器質的疾患の鑑別のために一般生化学, 頭部CTも必要である. 軽度の認知機能障害があり, 全身疾患（肺炎, 関節炎など）の合併に伴い認知機能障害が高度にみえることも多い. 高齢者がかかる疾患であることから, 定期健診を行っていない場合, 胸部X線と心電図も行うべきである.

認知症患者は2020年には300万人に達するといわれている. 全身疾患と副作用としてのパーキンソニズムを注意深く評価することが認知機能維持には不可欠であろう.

表3　認知症を疑ったときに行う一般検査

- 血算, 生化学
- 電解質
- 甲状腺機能検査
- ビタミンB_1, B_{12}, 葉酸
- 神経梅毒検査
- 胸部X線
- 心電図

＜文献＞
1) 「神経内科ハンドブック 鑑別診断と治療 第4版」（水野美邦/編），医学書院，2010
2) 「Merritt's Neurology 12th edition」（Lewis P. Rowland, et al. ed），p.61, Lippiincott Williams & Wilkins, 2009

第2章 主要な精神疾患

§7 認知症とせん妄

5 認知症の重症度診断の方法

松原洋一郎

1 はじめに

　　認知症における重症度の診断は，診断後の経過を評価するうえで，また家族や施設職員などの介助者が患者の状態を理解するうえで臨床上重要である．しかし，認知症を発症する疾患は70種類以上と報告されており，それぞれ臨床経過も異なる．脳血管性認知症であれば病変の部位，大きさ，分布によって経過は多彩で，病型は多様である．一方，レビー小体型認知症は初発症状の多様性，その後の変動性の経過を特徴とし一様ではない．また，認知症に伴う周辺症状の重症度は一般に認知機能の重症度と通常一致せず，認知症の重症度診断は必ずしも容易ではない．これらに対し認知症の大半を占めるAlzheimer病（Alzheimer's disease：AD）は，変性が最初に記憶をつかさどる海馬領域にはじまり，意欲・自発性に関与する前頭葉がこれに続き，大脳びまん性へ広がるといった，比較的一様な経過と症状を示す．

2 認知症重症度評価尺度

　　認知症の重症度診断は，mini-mental state examination（MMSE）や改訂長谷川式簡易知能評価スケール（HDS-R）などの知能機能障害を測定する質問式の尺度でも可能ではあるが，認知症に伴う周辺症状や，日常生活動作能力を総合的に含めた尺度を用いる方がより実践的である．以下に代表的な認知症重症度評価尺度である臨床認知症評価法（clinical dementia rating：CDR）[1] と functional assessment staging（FAST）[2] について述べる．ともに観察式尺度である．

1) CDR

　　記憶，見当識，判断力と問題解決，社会適応，家庭状況および趣味・関心，介護状況の6項目について，あらかじめ聴取した家族などからの情報をもとに，それぞれ"障害なし"から"高度の障害"までの5段階で評価する．この結果より決められた判定方法で"健康（CDR＝0）"，"認知症の疑い（CDR＝0.5）"，"軽度認知症（CDR＝1）"，"中等度認知症（CDR＝2）"，"高度認知症（CDR＝3）"の5段階で判定する．また，6項目の合計得点によって数量的に経過を追うことも可能である．

2) FAST

　　FASTは，主にADの重症度を判定するものであるが，それぞれの病期の臨床的特徴が詳細に記載され，そのおおよその期間と予後が示されており，重症度診断に役立つ特徴がうまく端的にまとめられている．FASTにおいては，正常を含め全7ステージに病期を分類している．表にFASTの概略を示す．

表 functional assessment staging (FAST) の概要

FAST	臨床診断	substage	特徴
1	正常		● 主観的にも客観的にも機能低下を認めない ● 5〜10年前と比べても社会生活上，変化を認めない
2	年齢相応		● 何をどこに置いたのかを忘れてしまったり，とっさに言いたい単語が出てこないといった訴えがみられる
3	境界状態		● 仕事の効率低下が同僚に気づかれる ● 日常生活での機能低下は顕在化しないが，はじめての土地への旅行では支障をきたす
4	軽度AD		● 夕食に他人を招く，家賃を払うなどの家計の管理，適切な買い物をする程度の仕事で支障をきたす ● 時間の見当識障害がみられ，抑うつをしばしば呈する ● この段階で服薬の管理が困難となる
5	中等度AD		● 場面や季節など，その日に適切な衣服の選択に介助が必要である ● 助言を与えない限り同じ服を継続して着る傾向 ● 理由なく着替えや入浴を拒み，介護拒否が問題となることが多い ● 自動車の運転が適切にできず，初めて事故を起こすといったことがある ● 場所の見当識障害がみられ，単独での外出で警察に保護されることがある
6	やや高度なAD	a	● 寝巻の上に普段着を着るなどの不適切な着衣がみられたり，左右反対に靴をはいてしまう ● ボタンをかけられず，靴ひもが結べず，着衣に介助が必要である
		b	● お湯の温度調整ができず，体もうまく洗えない
		c	● トイレの水を流さない，用をすませたあと上手に拭けない，あるいは紙を流せない
		d	● 認知機能の低下から尿失禁がみられる
		e	● 便失禁がみられる
7	高度AD	a	● 日常会話で約6語以下に限定された語彙
		b	● 理解しうる語彙はただ1つの単語となる
		c	● ゆっくりとした小刻み歩行などの歩行障害が出現し，介助を要するようになる
		d	● 肘掛などがなければ，いすに座っていることができない
		e	● 笑う能力を喪失する
		f	● 首を持ち上げることもできなくなる ● 昏迷および昏睡

(文献2を参考に作製)

罹病期間はおおむねFAST 4で2年間，FAST 5で1.5年間，FAST 6で2.5年間，FAST 7で昏迷にいたるまで2.5年間である．また経過が著しく異なる場合はAD以外の疾患を疑う必要がある．

> **memo**：それぞれの段階には，それぞれ特有の臨床や介護の問題が生じるため，重症度にかかわることなく早めに専門医へ相談することが推奨される．また，認知症の治療や介護は重症度のみによって判断されるものではなく，患者の状態にあった対応が必要であることは言うまでもない．

〈文献〉
1) Hughes CP, et al.：A new clinical scale for the staging of dementia. The British Journal of Psychiatry, 140：566-572, 1982
2) Reisberg B, et al.：Functional staging of dementia of the Alzheimer's type. Annals of the New York Academy of Sciences, 435：481-483, 1984

第2章 主要な精神疾患

§7 認知症とせん妄

6 認知症性疾患の鑑別診断
プライマリ・ケアでどこまで行うのか

眞鍋雄太，井関栄三

1 はじめに

　認知症性疾患，特に神経変性性認知症の確定診断は，剖検脳の神経病理学的検討をもって下される．現実には，生前の神経病理学的診断は不可能であり，そのほかの手法を駆使することで確定診断に近い臨床診断を行う必要がある．

　しかし実際には，これらの検査すべてを施行しうる医療機関となると，一部の総合病院や大学病院などに限られてくる．

　本稿では，認知症性疾患の定義と原因疾患を述べ，プライマリレベルで認知症性疾患の鑑別診断を行う場合に必須となる診断手法を概説する．

2 認知症とは ～定義と原因疾患～

　認知症とは，「**病的な機序によって，後天的に獲得された認知機能が発動しなくなった病態で，これにより社会生活に支障をきたした状態全般**」と定義される．すなわち，認知症は病態名であって，疾患名ではないという点をよく理解しておく必要がある．認知機能障害を呈する疾患を，表1に整理する．このうち，プライマリレベルで確実に除外しなければならないのが，treatable dementiaと呼ばれる甲状腺機能低下症に伴う認知症，ビタミン欠乏による認知症，正常圧水頭症に伴う認知症を含む（3）に分類される疾患群である．これらは病歴や一般理学所見，神経所見，血液生化学検査から，ある程度の予測を立てることが可能である．

3 認知症性疾患を診る際に行う検査 ～プライマリレベルで行うべきこと～

　表2に，認知症性疾患の診断に際して行う検査を挙げた．まず行うべき検査として，改訂長谷川式簡易知能評価スケール（HDS-R）やmini-mental state examination（MMSE）などが挙げられる．いずれも検査所要時間が短く簡便でありながら，被験者の教育歴の影響を受けず，高い信頼性を有する認知症スクリーニング検査である．次に，表1の（3）に挙げられた内分泌代謝性・自己免疫性・その他の要因による非神経変性性認知症の多くは，表2の血液生化学検査に挙げた項目を評価することで，眼前の患者に認める認知機能障害がこれらの疾患に伴う意識障害によるものか否かを類推することができる．

　したがって，画像検査機器などがないプライマリレベルでの認知症性疾患の診療では，最低限HDS-RないしMMSEと血液生化学検査を行う．その結果，これらの疾患が否定的であった場合，頭部CTやMRIなど通常の画像検査機器による評価が可能であれば，脳血管障害か神経変性疾患かの鑑別はある程度できる．

　そのうえで，神経変性性認知症のうち，頻度の高いAlzheimer型認知症，レビー小体型認

表1 ● 認知症性疾患の原因分類

(1) 脳血管障害（脳血管性認知症）	
脳出血，脳梗塞　など	
(2) 神経変性疾患	
①Alzheimer型認知症 (3 and 4 repeated tauopathy)	Alzheimer病，Alzheimer型老年認知症
②非Alzheimer型認知症	レビー小体型認知症，前頭側頭型認知症，辺縁系神経原線維変化性認知症，嗜銀顆粒性認知症，運動ニューロン疾患に伴う認知症，進行性核上性麻痺，Fahr病関連疾患，Huntington病　など
(3) その他の原因疾患	
①内分泌・代謝性中毒性疾患	甲状腺機能低下症，下垂体機能低下症，ビタミンB_{12}欠乏，ビタミンB_1欠乏，ペラグラ，脳リピドーシス，ミトコンドリア脳筋症，肝性脳症，肺性脳症，透析脳症，低酸素症，低血糖症，アルコール脳症，薬物中毒　など
②感染性疾患	Creutzfeldt-Jakob病，亜急性硬化性全脳炎，進行性多巣性白質脳症，各種脳炎・髄膜炎，脳腫瘍，脳寄生虫，進行麻痺　など
③腫瘍性疾患	脳腫瘍（原発性，続発性），髄膜がん腫症　など
④外傷性疾患	慢性硬膜下血腫，頭部外傷後後遺症　など
⑤自己免疫疾患・炎症性疾患 その他	正常圧水頭症，多発性硬化症，神経Behcet，サルコイドーシス，Sjögren症候群　など

表2 ● 認知症性疾患を診る検査

血液生化学検査	アンモニア，ビタミンB_1，ビタミンB_{12}，葉酸，甲状腺ホルモン抗核抗体，抗DNA抗体，CH50，アルミニウム，他一般項目，脳脊髄液検査
生理学的検査	脳波
画像検査	頭部CT，頭部MRIおよびMRA，IMP-SPECT，FDG-PET MIBG心交感神経シンチグラフィー，MIBI心筋シンチグラフィー
神経心理学検査	HDS-R，MMSE，時計描画検査，WMS-R，WAIS，NPI　ほか

知症，前頭側頭型認知症などの鑑別は，専門医のいない環境と通常の脳形態画像のみでは困難であり，専門医のいる医療機関に紹介するのが妥当と考えられる．

いずれにしろ，**原因をあいまいにしたままで漫然と診療を継続することは患者にとって不幸であり，各医療機関のレベルで可能な限りの検査を行い除外診断に努め，診断が難しい場合はできる限り早く専門医療機関に紹介することがプライマリレベルでは肝要である**．

第2章 主要な精神疾患

§7 認知症とせん妄

7 認知症と「うつ病性仮性認知症」の見分け方

馬場　元

1 「うつ病性仮性認知症」とは？

「うつ病性仮性認知症」は特に高齢者のうつ病にみられることが多く，思考の制止などのうつ病症状により注意・集中力や判断力が低下したり，物忘れが目立つなど，一見認知症のようにみえる状態である．これは脳器質性障害である真の認知症とは異なり，うつ病の軽快とともに改善する治療可能（treatable）な一過性の認知機能障害であるため，認知症との鑑別が重要である．しかし老年期うつ病と認知症が合併することやうつ病から認知症へ移行することがあることから，その鑑別は必ずしも容易ではない．

2 うつ病に認知症のような症状（仮性認知症）を伴う場合

前述のとおり，老年期うつ病と認知症は合併する症例や移行する症例も多いため，両疾患を完全に鑑別することは困難であるが，臨床症状や経過に加え簡便な神経心理検査におけるいくつかのポイントをみることによって鑑別の手がかりを得られる（表）．

1）改訂長谷川式簡易知能評価スケール（HDS-R），mini-mental state examination（MMSE）

これらの検査の総得点のみで老年期うつ病と認知症を鑑別することはできないが，検査に

表 ● 仮性認知症と認知症の鑑別

		仮性認知症	認知症
認知機能障害に対する認識	自覚	ある	少ない
	深刻さ	ある	少ない
	姿勢（構え）	誇張的	無関心
反応速度		緩徐	障害されない
質問に対する態度		努力放棄（「わからない」と答える）	取り繕い
見当識		保たれている，または一定しない	障害されていることが多い
記憶機能		障害されない，または短期記憶，長期記憶が同等に障害	病初期より遅延再生が障害
再認		障害されない	障害される
描画・構成		不注意，貧弱，不完全	本質的に障害される
失語・失行・失認		ない	進行するとみられる

（文献1，p.88より引用）

対する態度や検査結果の詳細な内容が両者を鑑別するポイントとなる（検査の詳細は，「第2章§7-3．認知症を疑ったときに行うこと2」参照）．

老年期うつ病では物忘れなどの認知症症状を強く自覚して悲嘆しており，検査に対する反応は全体に緩徐で，いくつかの質問に答えられなかった場合，それ以降の質問に対してすぐに「わからない」と努力を放棄する傾向がある．

一方，認知症患者では物忘れなどの認知機能障害に対する関心が乏しく，それをあまり不安に感じていないことが多い．質問に対しての反応は早く，正答がわからなくても取り繕おうとすることが多い．認知症，特にAlzheimer病では遅延再生が病初期より障害されるので，HDS-Rの3単語やMMSEの3物品の遅延再生での減点が目立つ．また「再認」の障害は認知症でみられるが，これを確認するには，先ほどの遅延再生課題でヒントを出しても不正解だったときに「乗り物は電車でしたか？ バスでしたか？ 自動車でしたか？」と聞いたり，HDS-Rで5物品による視覚性記憶課題に失敗したときに「この中にハサミは入っていましたか？」などと正解，不正解を織り交ぜて質問する．正解を示してもわからない場合は再認障害が疑われ，認知症の可能性が高くなる．HDS-Rの5物品課題では開始時にその5物品1つ1つに対して「これは何ですか？」と質問する．多くの物品において品物の名前が出てこない場合，認知症による「健忘失語」である可能性がある．ピック病などの前頭葉型認知症で

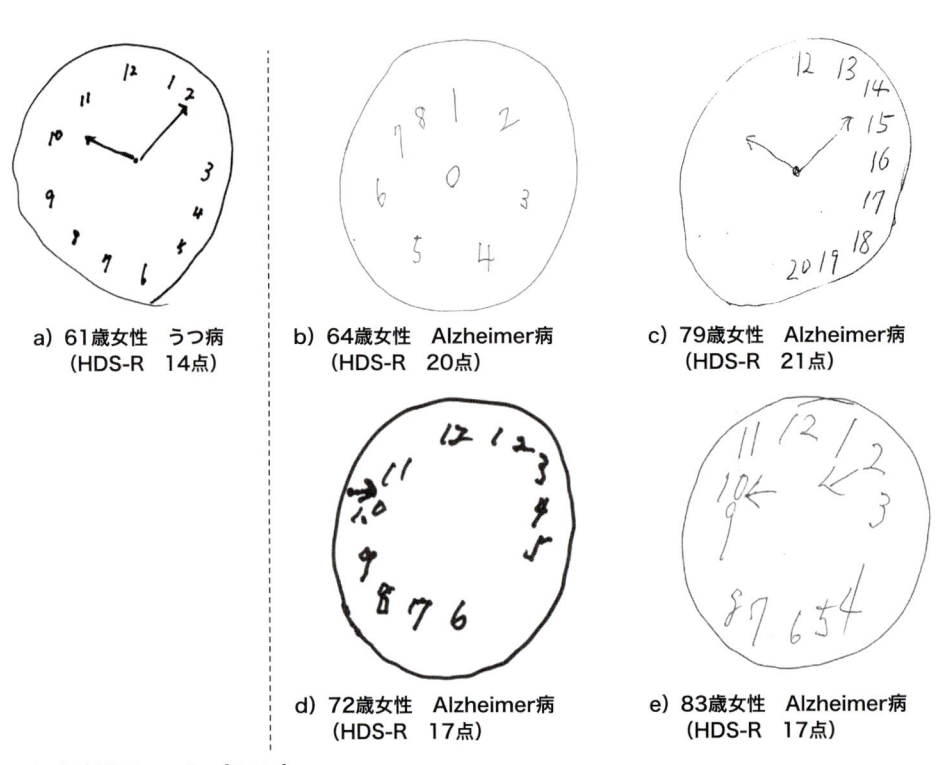

a) 61歳女性　うつ病
　　(HDS-R　14点)

b) 64歳女性　Alzheimer病
　　(HDS-R　20点)

c) 79歳女性　Alzheimer病
　　(HDS-R　21点)

d) 72歳女性　Alzheimer病
　　(HDS-R　17点)

e) 83歳女性　Alzheimer病
　　(HDS-R　17点)

図●時計描画テスト（CDT）
患者に10時10分を指す時計を描くように指示．うつ病患者では正確に描けるが（a），Alzheimer病患者では正確に描けないことが多い（b〜e）
HDS-R：改訂長谷川式簡易知能評価スケール
（文献1より転載）

も質問に対して「わからない」と即答する場合がある．しかしうつ病の場合と異なり，いい加減で無頓着な態度であり，これは「考え無精」と呼ばれる．

2）時計描画テスト（CDT）

CDTは紙と鉛筆を用意して，患者に「10時10分（または8時20分）を指す時計を描くように」と指示し，描かれた描画を採点するものである（図）．これがAlzheimer病では障害されるが，老年期うつ病では障害されないことが報告されている．

3 認知症にうつ病のような症状（アパシー）を伴う場合

認知症がうつ病と鑑別が必要となる場合として，逆に認知症にうつ病に似た状態であるアパシーを呈する場合がある．アパシーの中核症状は「発動性の低下」，「興味・関心の喪失」，「感情の平板化」である．アパシーでは客観的にも活動性が低下し，「元気がない」状態となり，さまざまなできごとに興味や関心を示さなくなるのでうつ病との鑑別が難しいことも多い．しかしアパシーではうつ病でみられる抑うつ気分や悲哀感情，自責感，絶望感などといった感情面での症状が目立たず，感情は平板化している．うつ病患者は自らの活動性の低下を大変苦痛に感じているのに対し，アパシーでは周囲や自己の状態に対しても無関心であるので，自らの「元気がない」状態に対してあまり苦痛を訴えない．

<文献>
1）馬場 元：うつ病（仮性認知症）．「新しい診断と治療のABC66 認知症」（三村 將／編），p.122，最新医学社，2010
2）馬場 元，新井平伊：認知症とうつ病 －初期における鑑別を中心に－．成人病と生活習慣病，40（2）：170-175，2010
3）馬場 元．高齢者特有の症状に対応する－老年症候群 抑うつ．内科，108（6）：994-998，2011

第2章 主要な精神疾患

§7 認知症とせん妄

8 認知症患者への接し方

黄田常嘉

1 背景を検討する

　Alzheimer病をはじめ多くの認知症には記憶の障害を伴う．患者は数分前に体験したことすら忘れてしまいがちである．日時や場所や人物の見当識が障害された患者は「今，ここ」だけの世界に遊離して，不安や焦燥を感じて混乱に陥る．溺れる者が藁をもつかむように身近な介護者に纏わりすがるであろうし，いらいらして興奮してしまうこともあるだろう．認知症患者の精神症状には周囲の環境が大きく影響するため，医療者も適切な対応をすることが求められる．上手に接することで上機嫌にもなれば，迂闊な対応をして要らぬ興奮を招くこともある．認知症患者の混乱や不穏を避けるには，患者の思考と感情に思いを馳せることが鍵となる．

　以下に認知症患者への接し方の基本事項を列挙するが，個々の病態や人格は十人十色で，うまくいくことばかりでもないため，思考錯誤で工夫する柔軟性も求められよう．

2 尊厳に配慮する

　認知症患者の**近時記憶障害**や問題行動に直面した際，「ついさっきも言ったのに・・・」と心の中で嘆いてしまうこともあろうが，多忙で余裕のない医療者はくれぐれも苛立ちを表情や口調に表出しないよう注意しなければならない．問題行動に対する「だめ」という否定や禁止も要注意である．記憶障害や人格変化をきたしたとしても，喜怒哀楽など情意的な側面は通常保たれているからである．注意や叱責は小馬鹿にされるに等しく，尊厳を傷つけられる体験となり，自尊心を傷つけられた患者は不機嫌になり易怒的となろう．

　認知症は，いったん正常に発達した知能が後天的な脳の器質的障害によって低下する疾患である．数分前に何をしたかといったことは覚えていないのに，20年前に自分がどんな仕事をしていたかといった自伝的な遠隔記憶は保たれていることが多い．眼前の患者からにわかには想像しにくいかもしれないが，認知症以前には要職にあった場合もあろう．患者のおおよその生活史を念頭において尊厳に配慮した接し方をすることが，無用な怒りを回避することにつながる．とりわけ脳血管性認知症では人格が保持されていることが多く，配慮が望まれる．

3 虚構に付き合いつつ現実見当識を提示する

　患者は記憶の欠損を埋め合わせるかのごとく**当惑作話**で取り繕ったり，先刻の話題を引き摺るようにくり返す**保続**を呈したりする．患者があまりにも見当違いなことを言うと，つい指摘してあげたくなるかもしれないが，不用意に訂正しても甲斐がないばかりか，かえって不機嫌にしてしまう結果にもなる．患者が語る虚構に対しては，支持的な優しい笑顔と柔ら

かい口調で適当に合わせて，患者の内的世界を尊重してあげることが基本である．その折々に「すっかり紅葉してもう10月ですね．ここ，東京の順天堂病院の前の楓の並木もすっかり色づいて…」など，それとなく正しい情報を提示してあげるとよい．入院患者に対しては，大きなカレンダーや置時計を設置しておくのもよいだろう．日時・曜日・場所に関する見当識や身近な予定・できごとなどの生活情報を継続的で反復的に提示することによって現実見当識を強化する手法は，**現実見当識訓練（reality orientation：RO）**と呼ばれる．

4 簡潔に伝える

患者に指示，説明するにあたって，情報を詰め込まず，1つずつ簡潔にわかりやすく伝える．わかりやすくとは言っても，乳児相手の言葉づかいで話して患者の自尊心を傷つけることがあってはならない．MMSEや改訂長谷川式簡易知能評価スケールなどの認知機能検査の実施にあたっては「これからいくつかのクイズを出します．なかには簡単な質問もあるかもしれませんが，大事な検査の一環ですのでご協力ください」と丁寧に前置きしておいて，正答には「正解です」「合っていますよ」と励まして動機づける．高齢の認知症患者は難聴や視力障害を伴っていることも多く，配慮が求められる．近時記憶の障害が顕著な患者には「今，ここ」の話題に留めておき，検査予約など先の細かい説明は付き添いの介護者にする．

5 お膳立てする

認知症が重症化すると，食事，更衣，着座といった些細な日常動作にすらつまずいて，焦燥を募らせる．こうした場合，障害を免れている**手続き記憶**を引き出してあげるのがコツである．企図的な動作が障害されていても，キューを出して内発的で自動的な動作を誘導してあげるとあっさりとできてしまうことがある．うまくいかないときは仕切り直しを促すことでスムーズに運ぶこともある．

6 ルーチンを取り入れる

前頭側頭葉変性症のわが道を行く行動には苦労させられることが多い．常同性が顕著な場合，患者になじむ作業を見出して与えてあげると問題行動の軽減につながることがある．

7 昔話を活用する

認知症患者の不穏が持続するときは，関心を別に向けさせるように試みる．昔なじんだであろう日用品，玩具，出版物などを題材として過去のできごとや経験を話してもらう手法は**回想法**と呼ばれ，肯定的な思い出を引き出し，共感を示すことで，心理的安定化に寄与する．不機嫌が目立つ患者も昔話をしてもらうと生き生きした柔和な表情を垣間見せてくれる．

第2章 主要な精神疾患

§7 認知症とせん妄

9 患者と家族への説明，家族の支援
認知症のとき

新井平伊

1 はじめに

　医療における治療とは，薬物療法や手術だけではない．特に，その疾病を現代医学で根治できない場合には，疾病を有した患者の人生・生活を，家族も含めた観点から共に考えていくことが必要であり，この意味で精神科的考え方であるいわゆる全人的医療が特に重要であるといえる．本稿では，日常臨床の一助となるべく，患者・家族への病態・病名の説明や支援の実際について概説する．

2 前提として

　筆者が心がけていることは，患者と家族は必ず同席していただき，すべてを説明することである．どちらか一方に説明してそれが伝言されることは情報が不正確に伝わる可能性があり，治療者・患者・家族の間で同一の情報を共有化することが叶わない．
　また，**診察時点でたとえ有意な所見はなかったとしても，「大丈夫ですよ」と言わない**．認知症の脳内病変は発症前から潜在性に長年の経過をたどることから，**「今の時点では所見なし」と「半年～1年で再検査」**が重要なキーワードになろう．

3 病名の告知について

　筆者が担当する若年性アルツハイマー病専門外来の開設時点（1999年）で連続50名の初診患者にアンケートしたところ，1名の方以外は告知希望であった．このため現在は告知を前提として診療を行っている．この際，注意していることは，検査所見や考えられる臨床診断について「正確に伝える」「いい加減には伝えない」ということである．
　告知は治療自体と並んで重要な医療行為であり，この段階が患者・家族との信頼関係が築けるかどうかの分岐点となる．そして，**告知は単に病名を伝えることではない**．筆者が配慮していることは**患者を孤独にさせないこと**であり，「**医療スタッフが患者・家族とともに病気と闘っていくこと**」そして「**治療や支援はできる限りのことを実践する**」ことを保証するようにしている．こうすることにより，告知に伴う不安を和らげ，今後の治療への共通認識をもつことをめざしている．

4 精神面での支援

　認知症の初期には精神的動揺は大きいので，医療者サイドからの支援は大きな意味をもつ．患者自身は物忘れなどの自覚はあるため，失敗しないために引っ込み思案になったり，周囲の評価に敏感になったりする．ここで特に重要なのは，家族への支援である．症状を正しく理解してもらうことで家族自身の精神的安定を図ることが大切であり，家族は患者に寛容に

なれるし優しくなれる．そうなれば，結果として患者の精神的安定につながる．

また，病状の進行を防ぐために，日常でできなくなりつつあることでも患者自身にさせるようにとする家族が少なからずいる．これも患者のストレスになりかねないので，時間をかけてゆっくり行動させる余裕を家族がもつことと，**不可能になりつつある行為に対しては援助の手を差しのべることの必要性を理解してもらうことも重要である**．

さらには，介護者負担も性差により違いがある．筆者らの検討では，女性が介護者の場合に，より負担感が大きく，それが抑うつ感情と結びつきやすい結果が出ているので，この点に配慮した精神的支援も忘れてはならない．

5 経済面での支援

経済的問題は特に若年性認知症で大きいが，高齢者の場合を含めて長期にわたる療養生活のなかで経済的側面にも配慮しておくことは治療継続の意味でも重要である．障害者自立支援法への申請により健康保険診療の自己負担分を補助したり，障害年金の申請，病態によっては身体障害者手帳の申請，高度障害になれば住宅ローンなどの免除申請，それに介護保険申請によりデイサービス通所が可能となり家族の生活の質の改善につながるなど，その患者・家族の状況に合わせて必要書類を記入し申請をアドバイスしていく．

6 同僚や近所への対応について

認知症を家族以外へ伝えることは憚られることが多いが，ある段階で同僚や近所へ公表しておくことも勧めている．いずれにせよ知れわたることになるということもあるが，周囲の理解につながるし，何かと援助してくれることになる．本人のストレスが少しでも軽減される療養生活が望ましく，結局はそれが生活の質の改善につながる．つまり，療養生活では患者本人，家族，そして環境という3要素に常に配慮しておく必要があるといえる．

第2章 主要な精神疾患

§7 認知症とせん妄

10 認知症治療薬 1
薬の種類と使用方法の概略

一宮洋介

1 認知症治療薬の概要

　2011年，わが国の認知症医療現場に新たな治療展開が生じた．1999年にドネペジル塩酸塩（アリセプト®）がAlzheimer病の治療薬として認可されたが，その後に欧米で臨床導入された薬物はずっと治験薬のままであった．12年後の2011年，ようやくガランタミン臭化水素酸塩（レミニール®），メマンチン塩酸塩（メマリー®），リバスチグミン（イクセロン®，リバスタッチ®）の3剤が認可されたのである．

　Alzheimer病の治療薬は2つに分類される．1つはAlzheimer病のアセチルコリン仮説に基づいて開発されたアセチルコリンエステラーゼ阻害薬，もう1つはグルタミン酸の興奮毒性を調整するN-メチル-D-アスパラギン酸（N-methyl-D-asparate：NMDA）受容体拮抗薬である．

2 アセチルコリンエステラーゼ阻害薬の処方

　アセチルコリンエステラーゼ阻害薬はこれまでに4剤が開発された．1993年に米国で認可されたtacrineは肝毒性のため，わが国では認可されなかった．1997年に米国で認可されたドネペジルは1999年に認可され，わが国で唯一の治療薬として使用されてきた．米国で，1998年に認可されたリバスチグミンと2001年に認可されたガランタミンの2剤が2011年に認可され，2番手，3番手の治療薬が使用できるようになったわけである．

1) ドネペジル塩酸塩（アリセプト®）

　ドネペジル塩酸塩（以下ドネペジル）は5 mgが軽度から中等度Alzheimer病に，10 mgは高度Alzheimer病に適応がある．本剤は用量依存性にアセチルコリンエステラーゼを強力に阻害することでアセチルコリンの増強作用を示す．5 mgで効果が認められた場合には1年後を目安にして10 mgへ増量するタイミングを図る．増量のタイミングは症状の進行を認めたときである．5 mgで効果が得られない場合には速やかに10 mgに増量する．ドネペジルの効果は用量依存性なので，5 mgで効果がないのは，ドネペジルの用量が足りないと考えるべきである．

　ドネペジルはアパシーや抑うつなどの周辺症状にも効果がある．さらに副作用として易怒性や興奮が認められることから，薬剤のタイプとしては賦活系のものとして使用すると有用であろう．副作用は，胃腸障害，徐脈，精神症状（易怒性，興奮など）である．副作用を生じた場合や効果が得られない場合には他剤に切り替えることが可能である．

2）ガランタミン臭化水素酸塩（レミニール®）

　ガランタミン臭化水素酸塩（以下ガランタミン）は軽度から中等度Alzheimer病に適応がある．欧米の治験では16 mgと24 mgの効果に差はなかったが，日本の治験では16 mgより24 mgの方がより改善傾向を示した．したがって副作用がなければ24 mgまで使用すべきと考える．ガランタミンはドネペジルほど強力にアセチルコリンエステラーゼを阻害しないが，ニコチン性受容体にも作用し，アセチルコリンの放出や感受性を高める効果でもアセチルコリンの作用増強を示すのが特徴である（「第2章§7-11. 認知症治療薬2」参照）．

　周辺症状に対する治療効果もあり，特に認知症に伴う不安や攻撃性のある症例に有効である．副作用は胃腸障害，徐脈，精神症状（興奮など）である．

3）リバスチグミン（イクセロン®，リバスタッチ®）

　リバスチグミンは貼付薬であるということが特徴である．毎日きちんと貼付することで良好なコンプライアンスが得られ，薬物血中濃度も経口薬より安定している．本剤は軽度から中等度Alzheimer病に適応がある．アセチルコリンエステラーゼのほかにブチリルコリンエステラーゼの阻害作用もあるのが特徴である．Alzheimer病の進行例ではグリア細胞由来のブチリルコリンエステラーゼ活性が高くなる．

　またADLを改善する効果も報告されている．副作用は他のアセチルコリンエステラーゼ阻害薬と同様であるが，**貼付薬のため皮膚症状の副作用にも注意が必要である**．

3 NMDA受容体拮抗薬

●メマンチン塩酸塩（メマリー®）

　NMDA受容体拮抗薬であるメマンチン塩酸塩（以下メマンチン）は米国で2003年にAlzheimer病の治療薬として認可された．過剰なグルタミン酸による興奮毒性を調整することで神経保護作用を示す．わが国では2011年に認可され，中等度から高度Alzheimer病に適応がある．したがって，少し進行した症例に使用する薬剤であり，アセチルコリンエステラーゼ阻害薬との併用が標準的な使用法と考えられる．ドネペジル10 mgにメマンチン20 mgを併用すると治療効果が高まるとの報告がある[1]．もちろん単独投与も可能であり，特に不整脈や消化性潰瘍を合併していてアセチルコリンエステラーゼ阻害薬の投与がためらわれる症例に有用である．

　興奮や攻撃性に対する効果があり，薬剤のタイプとしては鎮静系のものとして使用すると有用であろう．ただし活性化される症例もあるので注意が必要である．副作用はめまい，転倒，眠気，便秘である．

4 効果的な薬物療法のポイント

　わが国でも，Alzheimer病の治療薬を選択できるときをむかえた．**増量，切り替え，併用**が効果的な薬物療法のキーワードである．なるべく早期にアセチルコリンエステラーゼ阻害薬（ドネペジル，ガランタミン，リバスチグミンのうちいずれか1つを，治療する症例の症状と上述した治療薬の特徴から選択する）による治療を開始して，十分量をきちんと投与することが肝要である．さらに症状の進行を認めた場合にはNMDA受容体拮抗薬（メマンチン）を併用するのが標準的な治療方法であると考える．なお，**アセチルコリンエステラーゼ**

阻害薬同士の併用は禁忌である.

＜文献＞
1) Tariot PN et al：Memantine treatment in patients with moderate to severe Alzheimer disease already receiving donepezil：a randomized controlled trial. JAMA 291（3）：317-324, 2004
2) 和田 攻, 他：実地医家は認知症の診療にどのように関与できるか－その実際とポイント－. Medical Practice, 29（5）：725-740, 2012

第2章 主要な精神疾患

§7 認知症とせん妄

11 認知症治療薬2
「中核症状」に対する効果，副作用，効果の限界

野澤宗央

1 はじめに

　認知症の中核症状である認知機能障害に対する薬物療法は現在のところ根本的な治療法はなく，認知機能障害の進行を抑制することを目的とした薬物療法がなされている．本稿では，認知症の大部分を占めるAlzheimer病（AD）を中心に，中核症状に対する薬物療法の効果，副作用，効果の限界について述べる．

2 中核症状に対する薬物療法の効果

　アセチルコリンエステラーゼ阻害薬（acetylcholinesterase inhibitor：AChEI）であるドネペジル塩酸塩（アリセプト®）やガランタミン臭化水素酸塩（レミニール®），リバスチグミン（リバスタッチ®）は**認知機能障害の進行抑制**のほか，ADL（日常生活動作）にかかわる介護時間の短縮，介護の見守り時間の短縮，**行動・心理症状（behavioral and psychological symptoms of dementia：BPSD）の改善**などの効果が期待される．同様の効果がN-メチル-D-アスパラギン酸（NMDA）受容体拮抗薬であるメマンチン塩酸塩（メマリー®）にも認められており，ADに対する適切な長期介護があれば，治療効果も向上する．

　ADの認知機能障害においては，脳内アセチルコリン（Ach）の減少が密接に関係するとする**コリン仮説**があり，実際にAD脳のマイネルト基底核のAch作動性神経細胞には顕著な脱落がみられる．この仮説に基づいて，AD脳で減少しているAchを補うことを目的とし，AChEIはAch分解酵素のアセチルコリンエステラーゼ（AchE）を阻害することによりシナプス間隙のAchを増加させ，Ach作動性神経系を増強する作用で，認知機能障害の進行抑制効果を得る．

　ガランタミン臭化水素酸塩（以下ガランタミン）はAChEI作用のほかに，ニコチン性アセチルコリン受容体へのアロステリック活性化リガンド**（allosteric potentiating ligand：APL）作用**を有し，ニコチン性アセチルコリン受容体への刺激作用がある．この作用により，注意や言語といった項目において他のAChEIより優位な改善が期待されている．

　リバスチグミンはAChEI作用のほかに，**ブチリルコリンエステラーゼ阻害作用（butyrylcholinesterase inhibitor：BuChEI）**を有している．ADでは，進行に伴いブチリルコリンエステラーゼをもつグリア細胞が増えると考えられており，そのためある程度進行したADにおいても有効であると考えられている．

　メマンチン塩酸塩（以下メマンチン）はAChEIとは全く異なる機序で神経保護作用を発揮することから，**AChEIと併用投与**することでさらなる認知機能障害の進行抑制効果が期待される．

> **Point**
> 各々の薬剤にはそれぞれ特徴的な作用をもち合わせているが，それぞれの薬剤の治療効果には明確な差がないといわれている．選択については前稿「第2章§7-10．認知症治療薬1」参照

3 副作用の検討

　AChEIの主な副作用としては，悪心，嘔吐，食欲不振などの**消化器症状**がある．消化器系の副作用は治療開始時と増量時に発現頻度が高いので，この時期での注意は必要である．また，興奮，不穏，激越などの精神症状や，重大な副作用としては心血管系の副作用も報告されている．リバスチグミンは国内発の経皮吸収型製剤（パッチ剤）であり，経皮吸収にすることによって，経口剤と比べて血中濃度の急激な上昇，変動を抑制することによって，消化器症状の副作用の軽減を可能にしたが，紅斑や皮膚掻痒感といった**皮膚症状**の副作用に注意が必要である．

　一方でメマンチンはAChEIと比べて副作用が少ないということから漸増速度が速く設定されており，AChEIで多い消化器症状や精神症状はきわめて少ないことが知られている．しかしながら，AChEIでは稀な**めまい**や便秘，体重減少，頭痛などの副作用を認めることがある．

> **memo 1**
> AChEIは主に消化器症状，加えリバスチグミンは皮膚症状の副作用を忘れずにチェックする．メマンチンはめまいなどの副作用に注意する．これらの副作用は特に開始時や増量時に注意が必要である．

4 効果の限界

　抗認知症薬は，認知機能障害の進行抑制が主な効果であり，その効果の限界については各々の症例によって異なる．何をもって効果の限界というかは意見が分かれるところであるが，長期にわたる認知機能障害の進行抑制効果については各薬剤にてさまざまな報告がみられる．例えばドネペジル塩酸塩に関しては，Rogersらが，5年近くドネペジル塩酸塩の認知機能障害抑制効果は期待できると報告している[1]．ほかの薬剤においても，同様に予測される自然経過と比較すると，約3～5年といった長期にわたる認知機能障害抑制効果が期待できるといわれている．またメマンチンにおいては，Lopezらは5年間の投与報告において，AChEI単独投与より，メマンチン併用群の方が認知機能障害の進行を優位に抑制できると報告している[2]．

　ほかの臨床試験においても長期的な認知機能の維持効果が認められているが，いずれの報告においても**治療開始時のベースラインの認知機能を維持できるのは約1年程度**であるという報告が目立つ．つまり抗認知症薬は投与時点の認知機能の維持効果としては約1年前後が限界である可能性が高いが，その後も継続して服用することで，自然経過と比較し長期間の認知機能障害の進行抑制が期待できる．

> **memo2**
> 各薬剤の認知機能の維持効果は約1年前後が限界である可能性が高いが,その後も継続し長期間服用することが重要である.

<文献>
1) Rogers SL, et al.: Long term efficacy and safety of donepezil in the treatment of Alzheimer's disease: final analysis of a US multicenter open-label study. Eur Neuropsychopharmacol, 60: 195-203, 2000
2) Lopez OL, et al.: Long-term effects of the concomitant use of memantine with cholinesterase inhibition in Alzheimer disease. J Neurol Neurosurg Psychiatry, 80(6): 600-607, 2009

第2章 主要な精神疾患

§7 認知症とせん妄

12 認知症の「周辺症状」が強いとき1
興奮，幻覚・妄想などの治療とケア

熊谷 亮

1 はじめに

　認知症では，記憶障害や見当識障害などの認知機能障害（中核症状）のほかに，多彩な精神症状・行動障害（周辺症状）を呈することが知られている．周辺症状は患者本人を苦しめるだけでなく，介護負担や介護ストレスを増大させる要因として注目されるようになってきた．周辺症状は幻覚や妄想・興奮・易怒性・攻撃性などの過活動状態と，抑うつや意欲低下・悲哀などの低活動状態に二分され，どのような症状が出やすいかは認知症の種類によっても異なる．本稿では過活動状態に対する一般的な治療とケアについて述べる．

> **memo**：周辺症状とは
> 認知症では物忘れだけではなく，多彩な精神症状や行動の障害を呈することがある．これらは周辺症状と呼ばれ（近年では behavioral and psychological symptoms of dementia の頭文字をとってBPSDとも呼ばれている），患者だけでなく介護者の苦痛も増大させる原因となる．

2 周辺症状の初期対応

　まず，認知症では物忘れだけでなくさまざまな精神症状が起こりうるということを，治療者や介護者が知っておく必要がある．周囲が知識を得ているだけでも，余裕が生じ患者に適した対応ができるようになり，患者に対する非難や叱責などが抑えられるようになる．そのうえで，患者が周囲に対し安全・帰属・受容を感じられるようにする，患者に対する非難・叱責など患者が不快に感じることは避ける，患者が抱く不自由さを知りそのうえで必要なことについて手助けする，患者が残された能力で生き生きと過ごせる時間をつくる工夫をするなどの対応を行っていく[1]．

　また，激しい症状を前にしても，まず落ち着いて状態を評価することが重要である．言語的側面（発言）・非言語的側面（行動）双方から観察し，症状の背景に何があるか，理解可能な症状かを考察していく[2]．大声という症状を例に挙げると，介護などの内容に不満がある，寂しさや不安で人を呼んでいる，疼痛や瘙痒感で悲鳴を上げている，幻覚に対し反応しているなど，その背景にはさまざまな要因が考えられる．それぞれの原因に対し，適したケア・治療（介護の内容を変える，ケアを密にする，身体・精神症状を緩和させるなど）を行っていく．後述する薬物療法を導入するにあたっても，いつ・どのような状況で症状が強まりやすいかを評価しておくことで，必要最小限の薬物量に抑えることが可能となる．

　過活動状態の背景にせん妄がないか鑑別することも重要である．せん妄の場合は，根底に認知症以外の身体疾患（中枢神経系疾患，代謝性疾患，感染性疾患など）や薬剤の副作用が存在することもあるため，原因の治療・除去が第一となる．

3 周辺症状の薬物療法

ケアや対応を工夫しても症状が改善しない場合，または症状が強く周囲への影響が大きいため対応が急がれる場合などには並行して薬物療法を行う.

過活動状態の薬物療法には，ある程度の鎮静作用を有する薬剤が選択される（表）. 近年では非定型抗精神病薬が用いられることが多く，なかでもリスペリドン（リスパダール®）0.5〜1 mg/日やオランザピン（ジプレキサ®）5〜10 mg/日が推奨されている[2]. ほかにもクエチアピンフマル酸塩（セロクエル®）やチアプリド塩酸塩（グラマリール®），カルバマゼピン（テグレトール®）やバルプロ酸ナトリウム（デパケン®）などの向精神薬が激しい周辺症状に有効とされている. 近年では錐体外路症状の副作用が少ないアリピプラゾール（エビリファイ®）や漢方薬の抑肝散も有効性が示されている[2,3].

いずれを用いるにしても，加齢に伴う身体機能（薬物代謝機能や排泄機能，嚥下機能など）の低下や身体合併症の存在，内服中の他剤との相互作用などに注意したうえで，少量から開始する. 増量する場合も，錐体外路症状や傾眠・筋弛緩による転倒などに注意し，慎重に行う必要がある.

表 ● 周辺症状の治療に用いる主な向精神薬と改善される症状

		認知症の症状			
		幻覚・妄想	焦燥	気分易変性	不安
抗精神病薬	非定型抗精神病薬： リスペリドン（リスパダール®）， アリピプラゾール（エビリファイ®）	○	○		
	オランザピン（ジプレキサ®）	○	○		○
	クエチアピンフマル酸塩（セロクエル®）， ペロスピロン塩酸塩水和物（ルーラン®）など	○			
	定型抗精神病薬 チアプリド塩酸塩（グラマリール®）	○	○		
	ハロペリドール（セレネース®）	○	○		
抗てんかん薬	カルバマゼピン（テグレトール®）， バルプロ酸ナトリウム（デパケン®）		○	○	○
抗うつ薬	パロキセチン塩酸塩水和物（パキシル®）， フルボキサミンマレイン酸塩（ルボックス®，デプロメール®）， 塩酸セルトラリン（ジェイゾロフト®）， ミルナシプラン塩酸塩（トレドミン®）， デュロキセチン塩酸塩（サインバルタ®）		○		○
抗不安薬	ジアゼパム（セルシン®，ホリゾン®）， エチゾラム（デパス®）， ロラゼパム（ワイパックス®）， タンドスピロンクエン酸塩（セディール®）など		○		○
漢方薬	抑肝散	○	○	○	○

（文献 2，3 を参考に作製）

▶ **Point**
・周辺症状の治療は非薬物的対応が第一選択となる
・薬物療法を行う際には，身体機能の低下や合併症，他剤との相互作用に注意し，少量から開始する

＜文献＞
1)「物語としての痴呆ケア」(小澤 勲,土本亜里子/著),三輪書店,2004
2)「BPSD初期対応ガイドライン」(精神症状・行動異常(BPSD)を示す認知症患者の初期対応の指針作成研究班/著,服部英幸/編),ライフ・サイエンス,2012
⇒周辺症状の初期対応を救急医療としてなぞらえ,現場で直ちに行える評価・ケアをまとめている
3) 犬塚 伸,天野直二:精神症状・行動障害治療ガイドライン.老年精神医学雑誌,16(増-Ⅰ):75-91,2005
⇒周辺症状への薬物療法について,エビデンスレベルにも触れながら記された論文

第2章 主要な精神疾患

§7 認知症とせん妄

13 認知症の「周辺症状」が強いとき2
活力の低下，抑うつ症状などの治療とケア

笠貫浩史

1 はじめに

認知症患者にみられる症状は，中核症状と周辺症状に大別される．周辺症状は行動・心理症状（behavioral and psychological symptoms of dementia：BPSD）とほぼ同義の概念と考えてよい．本稿では，認知症患者に生じる活力の低下や抑うつ症状の評価方法と，治療およびケアにあたって留意すべき点を簡潔に述べる．

2 評価方法

患者の家族・介護者から「このところ元気がない」「食事をあまり食べない」「言葉をかけても反応が乏しい」などの相談を受けた際の評価・治療の手順をフローチャートに示す（図）．身体疾患の存在（既往の増悪，新規の発症）の有無についてまず評価を行い，心不全，甲状腺機能低下症，感染症，悪性腫瘍などの評価をする．また薬剤が身体状況の増悪を惹起し，活力が低下している場合もあるため，この鑑別も併せて行う．被疑薬がある場合は中止・減量を考慮する．こうした原因を認めない場合は，①**低活動型のせん妄，または②BPSDの可能性**を疑う．**低活動型せん妄は脳波検査で基礎律動の徐波化**が認められる．活力の低下およ

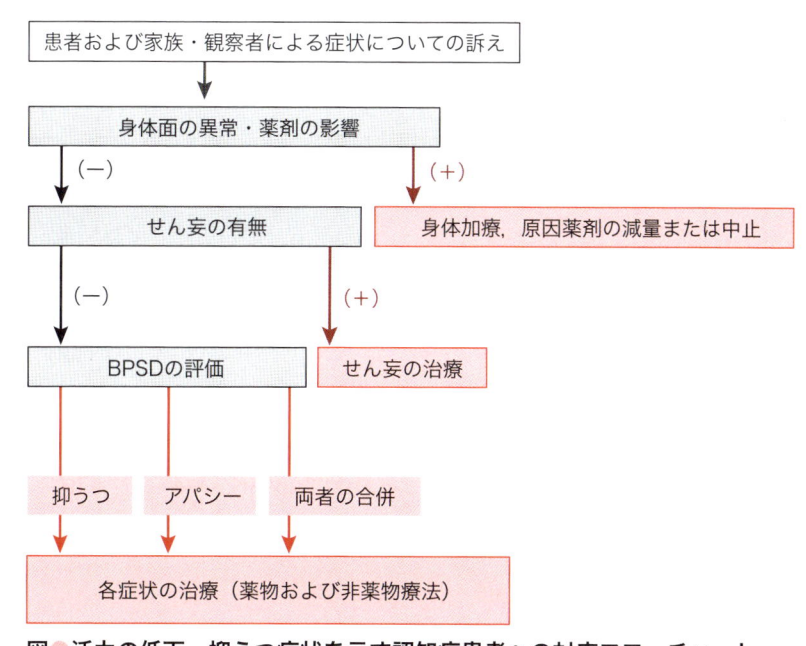

図 ● 活力の低下，抑うつ症状を示す認知症患者への対応フローチャート

び抑うつは，BPSDの症候学では**「アパシー」**および**「抑うつ」**に相当する．アパシーは直訳すると「無感情」で，「motivationが障害され，**目的指向性の行動・認知活動・感情が消失または減弱している状態**」と定義される[1]．Starksteinらは，**Alzheimer型認知症患者では37％にアパシー，45％に抑うつが認められ，両者の合併は24％で認めたと報告している**[2]．アパシーと抑うつの評価尺度は複数存在する．BPSDの評価尺度として汎用されているneuropsychiatric inventory（NPI）の下位項目のほか，抑うつについては老年期うつ尺度（geriatric depression scale：GDS），アパシーはRobertらが提唱する診断基準（表）[1]が用いられる．

なお，**パーキンソニズムを伴う認知症疾患**は皮質下型認知症の臨床症候を示すことが多く，**思考緩慢（bradyphrenia）は中核症状の１つ**といえる．「反応が乏しいが，時間をかけるとある程度正しく応答できる」場合はbradyphreniaであり，特に薬物療法は要しない．また，実地臨床においては前述のフローチャート（p.193図）にある要因が同一症例に混在している場合がしばしばあることを付記しておく．

表　アパシー診断基準

アパシーの診断は以下の診断基準のA，B，C，Dを満たすことが必要である．
A. 患者の本来の姿と比べて，motivationの消失または低下がある．これは患者の年齢や文化背景にそぐわないものである．motivationについての変化が患者または観察者から報告される
B. 以下の３領域中最低２領域で，少なくとも１項目が最低４週間，ほとんどいつも存在している
●Domain B1-行動 　目的をもった行動の消失または低下が以下の項目のうち少なくとも１項目で明らかとなる 　**自発的に認める症状**　：自発性の消失（例：会話を始める，基本的な日常課題を行う，社会活動を探す，コミュニケーションをとる） 　**反応で判断される症状**：周囲に向けた行動の消失（例：会話への応答，社会活動への参加）
●Domain B2-認知 　目的をもった行動の消失または低下が以下の項目のうち少なくとも１項目で明らかとなる 　**自発的に認める症状**　：既知または新しいできごとへの自発的な発想や好奇心の消失（例：課題へ取り組む，最近のニュース，社会活動，個人的または家族のできごと） 　**反応で判断される症状**：既知または新しいできごとへの周囲に向けた発想や好奇心の消失（例：住宅，隣人やコミュニティ）
●Domain B3-感情 　感情の消失または低下が以下の項目のうち少なくとも１項目で明らかとなる 　**自発的に認める症状**　：自発的な感情の消失が患者または観察者から報告される（例：感情が弱まる，あるいは失われるという自覚，感情鈍麻が観察される） 　**反応で判断される症状**：ポジティブまたはネガティブな刺激・できごとに対し反応する感情の消失（例：観察者によって，わくわくするできごと，人との離別，深刻な病気，感動的なニュースなどへの感情表出が全く失われる，あるいはほとんどみられない）
C. 診断基準AおよびBの症状が，個人的，社会的，職務上あるいはその他の場面での臨床的に重大な機能障害を生じさせている
D. 診断基準AおよびBの症状は以下の項目で説明することができない： 身体面の障害（例：失明や聴力消失），運動障害，意識減耗または物質の直接的な生理機能への影響（例：薬物依存，薬剤の使用）

（文献1を参考に作製）

3 治療

アパシーの病態生理としてアセチルコリンやドパミンの枯渇，セロトニンやγ-アミノ酪酸の修飾が想定されている．アパシーの薬物療法では，コリンエステラーゼ阻害薬，メマンチン塩酸塩（メマリー®），メチルフェニデート塩酸塩（リタリン®），パロキセチン塩酸塩水和物（パキシル®），アマンタジン塩酸塩（シンメトレル®），レボドパ（ドパストン®，ドパゾール®）などについて有効性が検討されているが，現時点では高いエビデンスで有効性が実証されている薬剤は存在しない．非薬物療法としては，患者に残存している興味・関心を刺激することができる物や事柄（アロマセラピー，音楽療法など）を与える環境調整が推奨されている[3]．

抑うつの病態生理に関しては，セロトニン，ノルアドレナリン，ドパミンなどのカテコラミンの不均衡が想定されている．選択的セロトニン再取り込み阻害薬などの抗うつ薬，コリンエステラーゼ阻害薬の有効性が検討されているが，アパシーと同様に高いエビデンスでの有効性は実証されていない[3]．薬物療法が奏功しない場合は修正型通電療法も積極的に考慮される．

これらの症候の把握・評価と治療は専門性が要求されるため，一般内科医がプライマリ・ケア場面でこうした患者を診た際には，**前述の評価を行ったうえで，適切な専門医へ紹介する**ことが望ましい．

4 おわりに

認知症患者にみられる活力の低下，抑うつへの対応について述べた．

<文献>
1) Robert P, et al.：Proposed diagnostic criteria for apathy in Alzheimer's disease and other neuropsychiatric disorders. Eur Psychiatry, 24：98-104, 2009
2) Starkstein SE, et al.：Syndromic validity of apathy in Alzheimer's disease. Am J Psychiatry, 158：872-877, 2001
3) Cerejeira J, et al.：Behavioral and psychological symptoms of dementia. Front Neurol, 73：1-21, 2012

第2章 主要な精神疾患

§7 認知症とせん妄

14 認知症医療における精神科との連携

浦上克哉

1 はじめに

認知症医療において精神科紹介が最も必要なときとして，2つあると考える．①診断において，うつ病の疑いが濃厚，うつ病との鑑別診断に悩むとき，認知症なのかその他の精神疾患によるものか悩むときで，②治療において，行動・心理症状（BPSD）がひどくなり，薬物療法を含めた対応法に困るときである．

2 診断において

1）うつ病の疑いが濃厚，うつ病との鑑別診断に悩むとき

- うつ病の患者が，うつ的な症状を訴えずに，記憶障害を訴えて認知症ではないかと心配して受診するケースが少なからずある．記憶に関するスクリーニング検査を施行すると特に問題がなく，「記憶の検査では異常がみられないようです」と説明すると，そこから「実は，最近気分が落ち込んで」というように訴えられる．
- うつ症状が，物忘れに先行する症状であることもある．老年期うつ尺度（GDS）といううつ症状の評価尺度があり，この所見も参考になる[1]．
- うつ病と認知症の鑑別診断は初期段階では難しく，判断に迷われたら精神科へ紹介することが望ましいと考える．

2）認知症なのかその他の精神疾患によるものか

徘徊，幻覚・妄想，暴言・暴力行為などのBPSDがあるが，記憶障害などの中核症状を認めない場合は認知症ではない．ただし，**BPSDが顕著で記憶障害などの中核症状が軽度で見落とすこともあるので細心の注意が必要である**．BPSDがひどい状態だと，記憶力の検査も施行しにくい場合が多い．その際，筆者らが開発したタッチパネル式コンピューターを用いた簡易なスクリーニング検査（図1）が有用である[2]．遅延再認，日時の見当識，視空間認知機能を検査するもので，3分程度で施行可能なものである．

鑑別診断に悩む症例は精神科医に紹介するのがよいと考える．

3 治療において

BPSDは記憶障害，見当識障害などの中核症状と異なり，認知症で必ず出現する症状ではない．具体的な症状としては，徘徊（図2），幻覚・妄想（図3），暴言・暴力行為などさまざまな症状がある[4]．BPSDへの対応には，まず薬物療法ありきではなく，介護者への適切な介護・ケアのアドバイスが必要である（"第2章§7-12, 13. 認知症の「周辺症状」が強いとき1および2"参照）．しかし，それが十分な効果を得ない場合，薬剤の使用を検討する．

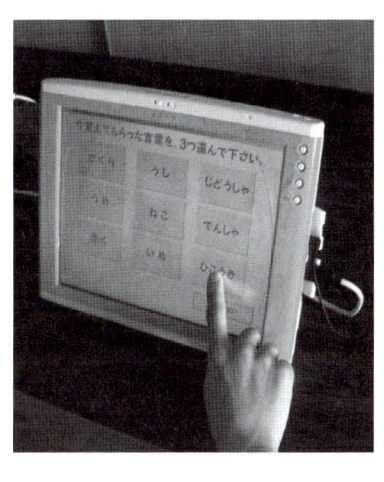

図1● 物忘れ相談プログラム
日本光電社製
（文献3，p.148より転載）

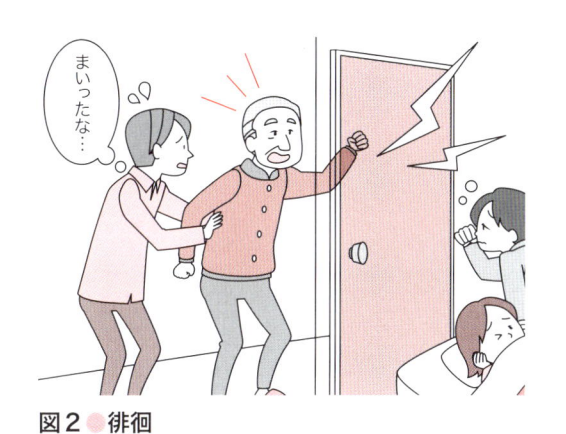

図2● 徘徊

図3● 幻覚，妄想
（文献3，p.154より転載）

この段階ですぐに精神科へ紹介することも選択肢と考える．薬物療法としては，チアプリド塩酸塩（グラマリール®）や抑肝散の少量投与から開始するのを勧める．効果がない場合増量するが，それでも効果がみられない場合には，薬剤を変更する．リスペリドン（リスパダール®）やオランザピン（ジプレキサ®）というような非定型抗精神病薬になるが，副作用もあり使いにくい薬剤である．このような薬剤の投与が必要と判断されたら，精神科の専門医への紹介が必須と考える．

4 具体的な連携方法や連携をとる上での注意点

具体的な連携方法として，地域連携パスのようなもので，かかりつけ医から専門医へ，また専門医のなかでも神経内科医と精神科医の連携の仕組みをつくっておくことが重要である．たとえば，①早期診断や鑑別診断で迷う場合は，MRIやSPECTの整ったA病院へ紹介する，②BPSDへの対応で困ったらBPSD対応力のある医師がいて，さらに施設も充実しているB病院へ紹介する，というようにである．きちんとした地域連携パスができない地域では，直

接連絡をとって紹介をする仕組みをつくる必要がある．病院によって得意な分野，そうでない分野，対応が可能なところとそうでないところがあるので，このような症例は受け入れが可能で，その他の症例では受け入れが難しいということを事前に打ち合わせをしておくことが大切である．

　連携をとるうえでの注意点であるが，困ったらすべて紹介してしまうと紹介される医療機関がパンクしてしまうことが懸念される．優れた専門医がいる病院であればあるほど，既に患者が満杯状態で，連携パスをつくることによってさらに増えると対応しきれなくなる可能性がある．かかりつけ医，サポート医と専門医の連携を円滑に行うと同時に，各医師がそれぞれレベルアップを図っていくことが重要である．たとえば，かかりつけ医が認知症への診断能力を高めることによって，専門医へ早期診断や鑑別診断で紹介する症例数を減らすことができるし，かかりつけ医がBPSD対応能力を高めることで，専門医へBPSD対応での紹介を減らすことができる．各自が能力を高めて，役割分担を行っていくことが期待される．

　＜文献＞
1）本間 昭：その他の評価スケール．「老年期認知症ナビゲーター」（平井俊策/監，荒井啓行，他/編），pp.68-69, 2006
2）浦上克哉，他：アルツハイマー型痴呆の遺伝子多型と簡易スクリーニング法．老年精医誌, 13：5-10, 2002
3）「神経疾患の診かた，考え方とその対応」（大生定義/編），羊土社，2012
4）「これでわかる認知症診療」（浦上克哉/著），南江堂，2012

第2章 主要な精神疾患

§7 認知症とせん妄

15 せん妄を疑うのはどのようなときか

天野直二

1 せん妄を疑う症状

　いったんせん妄が起きると，見当識や記銘力に顕著な障害がみられ，思考のまとまりのなさ，理解力や注意力の障害，人物に対する誤認などが現れ，精神運動性の興奮（ときに抑制）を伴うようになる．応答はちぐはぐでとんちんかんとなり，錯覚や幻覚，そして妄想的な反応を呈しやすくなる（表）．その内容は断片的であり，一貫性に欠けている．経過をみると，一般的には急激に発症し，その症状は動揺性であり，数時間から数日の経過をたどり，ほとんどの例で一過性である．高齢者では緩徐に発症して，興奮の少ない場合がある（低活動型せん妄）[1]．

2 せん妄の定義と診断

　せん妄はさまざまな身体的要因により意識が混濁する脳症候群であり，重篤な場合には致命的な状態に陥る．ほとんどの例で急性に経過し多彩な症候を呈する精神の異常現象であり，DSM-Ⅳでのせん妄の定義では，A：意識の障害，B：認知の変化，C：変動性，D：身体疾患の存在，で規定されている．

　せん妄はほとんどの場合，身体状態の異常を示す警告であり，素早い診断とその対応が重要であり，それにはまず基本的な観察と面接から始まる．稀ながら心因性のせん妄もみられる．せん妄の評価にはスクリーニングに作成されたせん妄スクリーニングツール（delirium screening tool：DST）[2]があり，その内容と手順はDSM-Ⅳの定義[3]に準じている．評価項目の内容を下記に示す．手順は最初に，「A：意識・覚醒・環境認識のレベル」について評価

表●せん妄でみられる異常行動・言動

異常行動	● そわそわして落ち着かない ● きょろきょろする ● 怒りっぽい ● トイレの場所がわからない ● 徘徊して放尿する ● ときに失禁する　など
不安や恐怖を伴った言動	●「（見えないはずの）人がいる」 ●「泥棒がいる」 ●「猫が見える」 ●「戦争が始まった」 ●「火事だ」 ●「おそわれる」 ●「家に帰る」

し，1つでも「はい」と評価された場合に「B：認知の変化」について評価する．同様に「C：症状の変動」へと進み，「せん妄の可能性あり」の場合には直ちに精神科にコンサルトする．このツールは，患者面接や病歴聴取，看護記録，さらに家族情報などによって得られるすべての情報から評価する．また，せん妄の症状は1日のうちでも変動するため，少なくとも24時間を振り返って再評価する．

A：意識・覚醒・環境認識のレベル

- **現実感覚**：夢と現実の区別がつかなかったり，物を見間違えたりする．例えば，ゴミ箱がトイレに，寝具や点滴のビンがほかの物に，さらに天井のシミが虫に見えたりするなど．
- **活動性の低下**：話しかけても反応しなかったり，会話や人とのやりとりがおっくうそうに見えたり，視線を避けようとしたりする．一見すると「うつ状態」のようにみえる．
- **興奮**：ソワソワとして落ち着きがなかったり，不安な表情を示したりする．あるいは，点滴を抜いてしまったり，興奮し暴力を振るったりする．
- **気分の変動**：涙もろかったり，怒りっぽかったり，焦りやすかったりする．あるいは，実際に，泣いたり，怒ったりするなど感情が不安定である．
- **睡眠‐覚醒のリズム**：日中の居眠りと夜間の睡眠障害などにより，昼夜が逆転していたり，あるいは，1日中，明らかな傾眠状態にあり，話しかけても，ウトウトしていたりする．
- **妄想**：最近新たに始まった妄想がある．例えば，家族や看護スタッフがいじめる，医者に殺されるなどと言ったりする．
- **幻覚**：現実にはない声や音が聞こえる，実在しないものが見える，現実的にはありえない不快な味やにおいを訴える．体に虫が這っているなどと言ったりする．

B：認知の変化

- **見当識障害**：例えば，昼なのに夜だと思ったり，病院にいるのに，自分の家だと言うなど，自分がどこにいるかわからなくなったり，看護スタッフを孫だと言うなど，身近な人の区別がつかなかったりするなど．
- **記憶障害**：最近，急激に始まった記憶の障害がある．例えば，過去のできごとを思い出せない，さっき起きたことを忘れるなど．

C：症状の変動

- **現在の精神症状の発症のパターン**：現在ある精神症状は，数日から数週間前に，急激に始まった．あるいは，急激に変化した．
- **症状の変動性**：現在の精神症状は，1日のうちでも出たり引っ込んだりする．例えば，昼頃は精神症状や問題行動もなく過ごすが，夕方から夜間にかけて悪化するなど．

(DST評価項目A～Cは文献2を参考に作成)

＜文献＞
1) 一瀬邦弘，他：高齢者せん妄の特徴と診断．老年精神医学雑誌，17：595-604，2006
2) 町田いづみ，他：せん妄スクリーニング・ツール（DST）の作成．総合病院精神医学，15：152，2003
3) American Psychiatric Association：Practice guideline for the treatment of patients with delirium. Am J Psychiatry, 156 (Suppl.5)：1-20, 1999

第2章 主要な精神疾患

§7 認知症とせん妄

16 せん妄と認知症の見分け方

天野直二

1 はじめに

　なぜせん妄と認知症を見分けることが重要なのか．認知症ではその診断には一刻の余裕があり，順次，検査を組立てて治療方針を立てるが，せん妄ではその身体的要因を速やかに検索する必要がある．一刻も早い身体的な治療が望まれる．また，認知症ではせん妄が重なって起きることが多いため，せん妄を看過して緊急に対応するタイミングを失うことが多い．これらの理由から早期に認知症とせん妄を鑑別することが必要なのである．

　認知症を呈する疾患は多種多様であり，そのなかでもせん妄を起こしやすい疾患も多くあるため，各種疾患の特徴を理解することもせん妄との見分け方にとって大切な方略である．本稿では最も多いとされるAlzheimer病を主眼にその見分け方について検討する．

2 せん妄とAlzheimer病の見分け方

　せん妄は，身体疾患が原因となって急性の脳障害が惹起される意識混濁であり，ぼんやりとした状態となり，意識が不鮮明な状態で動き回ったり，錯覚や幻覚，妄想的な判断，興奮などをみるのが特徴的である．一見するとこれらの症状は認知症と見間違われるが，その原因や要因を考えると全く異なった病態であり，せん妄がいかに身体疾患に依拠しているかがわかる．意識レベルの変化，発症様式，日内変動，症状の持続期間などが目安となり，会話ではまとまりが悪く散乱するという点に留意する（表)[1]．

　せん妄と認知症の相違について要約する．

1）意識レベルの変化

　せん妄は意識がぼんやりとしたり，過度に緊張が高まったりする．注意力や集中力の低下が顕著であり，会話の内容は散乱し，意識レベルは波状的，浮動的な変化を呈する．認知症では意識レベルの障害はみられないが，元来の認知機能障害による記憶や記銘力の障害，実行機能や高次脳機能の障害がみられる．

2）発症様式

　発症する時期については，せん妄では急激なので比較的容易に特定できるが，認知症では緩徐であり，発症時期を特定することは困難である．この点が認知症とせん妄の大きな違いであり，認知症はいつ発症したのか本人の自覚症状もあいまいであり，周りの家族でさえ明確に理解していないことが多い．せん妄は原病の病状が改善すると元通りに回復しうるが，認知症は元に戻るようなことはない．

表 ● せん妄と認知症の相違

	せん妄	認知症
発症様式	急激，夜間に多い	緩徐
日内変動	日中穏和で夜間に増悪	ほぼ変化しない
症状持続	数時間～数週間	数カ月～数年以上
動揺性	著明	少ない
注意	集中・持続・転換に障害	障害は目立たない
見当識	時間の見当識障害が強い	時間，場所，人物の順に障害
記憶	即時ならびに近時記憶の障害	近時および遠隔記憶の障害
思考	断片的だが内容は多い	内容の貧困化
知覚	視覚性の錯覚，幻覚が多い	多くは異常なし
会話	まとまりが悪く散乱する	語健忘，保続が目立つ
神経活動	過剰または低下	通常正常
低次機能	初期から低下	進行すると低下
病識	欠如する	初期には正常
睡眠覚醒周期	ほぼ障害される	断片的睡眠パターン
脳波徐波化	低活動型で顕著	軽度
既往歴・現病歴	身体疾患の存在	中枢神経疾患が存在
薬物の関与	多い	少ない
誘因	身体因，心因ともに多い	少ない
治療可能性	身体疾患に依存する	治療可能な認知症が存在

（文献1より引用）

3）症状の動揺性と経過

せん妄では症状が1日のうちでも変化しやすく，一時的に意識がはっきりすることがあってもほぼ常に変化しうる．認知症では比較的に症状が一定である．経過をみると，せん妄は一過性であり，数時間から数週間の持続であるのに対して，認知症では固定的か進行性の経過を呈する．

4）記憶と思考

せん妄では即時記憶が強く障害され，思考は散乱して断片的である．認知症では近時から遠隔へと時間的な経過に逆行する記憶障害があり，思考の内容は貧困である．

5）知覚と錯覚

せん妄では幻覚が見えたり，錯覚が起きやすいので，不安や緊張感が高まり，興奮することが多く，精神状態は変わりやすい．認知症では知覚に関しては一般的には正常であるが，進行期には幻視や錯覚がみられる．認知症にみられる精神症状と行動異常はBPSD（behavioral and psychological symptoms of dementia）といわれ，多種多様な症候が含まれている．

認知症にせん妄が併発することはよくみられるので，幻覚や意識レベルの変動の症状がみられたときにはまずせん妄を考える．

6) 会話

せん妄は意識が混濁しているので話のまとまりは悪く，その内容は散乱する．認知症では一見するとまともではあるが，内容では語健忘や保続や作話が目立つ．

＜文献＞
1) 森 秀樹, 他：認知症と鑑別すべき疾患－低活動性せん妄, 仮性認知症と軽度認知障害を中心に－. 精神科治療学, 20：1013-1021, 2005

第2章 主要な精神疾患

§7 認知症とせん妄

17 せん妄と「レム睡眠行動障害」の見分け方

天野直二

1 はじめに

　　せん妄とレム睡眠行動障害〔レム（REM）は rapid eye movement の略であり，レム睡眠行動障害は REM behavior disorder から RBD と略される〕を見分けることはそれほど難しいことではない．むしろ RBD とはどのような症候なのかを理解することが大切である．

2 レム睡眠とは

　　レム睡眠とは睡眠中の状態の1つであり，身体が眠って休んでいるのに脳が活動している睡眠の時期である．身体的には骨格筋がほぼ弛緩しており，急速な眼球運動以外には身体の動きはほとんどない状態である．外見的には寝ているが脳はほぼ覚醒に近い状態にある．急速眼球運動を伴わない睡眠をノンレム睡眠という．入眠時にはまずノンレム睡眠が出現して60〜90分ほどしてからレム睡眠に移行する．以後，ノンレム睡眠とレム睡眠が交互に現れ，レム睡眠はほぼ90分おきに10〜20分間ほど続く．一晩の睡眠で4,5回のレム睡眠があり，夢を見るのはレム睡眠中であることが多く，レム睡眠中に覚醒した場合には夢の内容を覚えていることが多い．

　　先述したように一般的にレム睡眠での脳の活動は覚醒時に近いのであるが，身体の緊張がとれており，夢を見ても動き出すことはないが，RBD では激しく動き出すので反対の現象が起きている．レム睡眠中では自律神経系の働きが不安定となるため，血圧が激しく変化したり，心拍や呼吸は速くなり不規則となる傾向にある．

3 RBD とせん妄は全く異なる現象

　　RBD とせん妄で明確に異なる点は睡眠中のできごとか否かである．せん妄は意識が混濁している状態であっても決して寝ているときの症状ではない．一方，RBD はレム睡眠期にあり，視線を確認すると明らかに寝ているかうつろであり，その行動も目的がはっきりしたものでない．

4 RBD の症状

　　RBD は，寝言が多くなってきて手足を振り動かしたりする程度から，起き上がって歩き出したり，隣で寝ている人を殴打するような動きまでさまざまである．その程度は夢の内容に影響される．RBD を呈しているときに身体をたたくなどして無理やりに起こして夢の内容を尋ねると，喧嘩をしたり，犬やライオンに襲われたりするなど，暴力的な内容のことを答えることが多く，夢がより生々しく記憶されている場合もある．RBD として重要なのは，**寝言や異常行動が本人の夢の内容と一致することである**．RBD では身体の筋力が落ちることなく

夢で見ている行動に実際に出るといわれている．歩行時には対象物を把握しているわけではないので障害物を避けることができず，ぶつかったり躓いたりして転倒しやすくなる．

症状を判断するためには異常な行動中に本人を起こして夢の内容を確認することも一手である．夢とそのときの異常行動が一致していればRBDの可能性が高い．RBDは入眠後60〜90分ほどして起こりはじめ，一晩に何回かくり返される場合もある．朝方ではレム睡眠の時間が長くなるので異常な行動が多くなる．声をかけたり体をゆすったりすると，比較的容易に覚醒する．いったん覚醒するとRBDはぴたりと止んでしまうのも特徴である．

5 RBDの原因や頻度

RBDの原因のうち約40％が頭部外傷，脳炎，髄膜炎などの炎症性疾患，アルコール，睡眠不足，抗うつ薬の服用などであり，二次的なものにより引き起こされる．さらにRBDの基礎疾患として，脳幹部の腫瘍，Parkinson病，オリーブ橋小脳萎縮症，レビー小体型認知症（dementia with Lewy badies：DLB）などの疾患で発症しやすい．残りの約60％は原発性であり，明確な原因は不明である．

近年，DLBの潜伏期あるいは初期症状としてRBDが注目されている．また，50〜60歳以降の高齢男性に多くみられ，高齢者の0.3％がRBDであるともいわれている．

6 RBDの対策

RBDの症状が軽ければそのまま様子をみるが，本人が怪我をしたり周りの人に被害が及ぶ場合には治療が必要である．歩き回っても転ばないように床にある障害物を片づけたり，ベッドではなく床や畳に布団を敷いて寝るように切り替える．外に出ないように鍵をかけるのも一手である．一緒に寝る人に対して危害を加える場合が多いので他の部屋で眠るようにする．

薬物としてはクロナゼパム（リボトリール®，ランドセン®）などが処方される．クロナゼパムは多くの例で効果をみるが，副作用としてふらついたり転んだりすることがあるので，特に高齢者では注意を要する．クロナゼパムでは効果がない場合はイミプラミン塩酸塩（トフラニール®）などの三環系抗うつ薬を就寝前に投与する．一方，メラトニンの有効性も認められている．ストレスが強いと悪夢を見やすくRBDにつながるので，心理的および社会的なストレスを減らすために認知行動療法が行われる．

7 RBDに類似する睡眠時の異常行動

RBDに類似する睡眠時の異常行動には夢中遊行症（夢遊病）と夜間せん妄がある．睡眠時の遊行症では覚醒させることが困難であるうえに行動中の記憶がほとんどない点が異なる．

第2章 主要な精神疾患

§7 認知症とせん妄

18 せん妄の原因になる主な身体疾患

天野直二

1 せん妄の原因の分類

せん妄は複数の要因が重なって起きていることが多いので，原因を1つに特定することはなかなか困難である．Lipowskiはせん妄の原因をまず器質因（増強因子，直接因子），素因（準備因子），促進因子（誘発因子）の3つに分類した[1]．**器質因**として薬物中毒，退薬症候群，代謝性脳症，感染症，頭部外傷（脳震盪，脳挫傷），てんかん，脳腫瘍，脳血管障害，心血管障害，頭蓋内占拠性病変，造血系障害，過敏性起因の障害，物理的および化学的損傷などの具体的な疾患や症候群が列挙される（表1）．**素因**には高齢（60歳以上），慢性脳疾患（Alzheimer病などの変性疾患），脳損傷があり，**促進因子**には心理社会的なストレス，睡眠不足や断眠，感覚遮断（ICU，隔離）や感覚の過負荷（ICU，回復室），身体の固定（拘束，長期臥床）が挙げられる．

表1 ● せん妄の危険因子（Lipowski）

①器質因（増強因子，直接因子）
- 中枢神経系疾患：脳血管障害，脳腫瘍，脳外傷，脳・髄膜炎など
- 内科的疾患：代謝性疾患（糖尿病，腎疾患，肝疾患），内分泌疾患（甲状腺疾患，副腎疾患）など
- 依存性薬物からの離脱：アルコール，睡眠薬，抗不安薬など
- 中枢神経系に作用する薬物の使用：抗コリン薬，抗不安薬，睡眠薬，H_2受容体拮抗薬，化学療法薬，ステロイドなど

②素因（準備因子）
- 高齢
- 脳血管障害（慢性期）
- Alzheimer病など

③促進因子（誘発因子）
- 入院による環境の変化
- ICU，CCUなどにおける過剰刺激
- 睡眠妨害要因（騒音，不適切な照明など）
- 心理的ストレス（不安）
- 身体的ストレス（痛み，かゆみ，頻尿など），感覚遮断（眼科手術後，ICU，隔離など）
- 拘禁状況

（文献1を参考に作製）

2 器質因

1）頭蓋内病変

　直接的な因子として中枢神経系疾患があり，そのなかには脳を外から機械的に圧迫して症状を引き起こすものや，脳実質内に病変が出現して症状が起きるものとがある．これには頭蓋内の占拠性病変があり，代表的なものに脳血管障害と脳腫瘍が挙げられる（表2）．脳血管障害では硬膜下血腫（急性，慢性），脳出血，脳梗塞，脳塞栓などがあり，脳腫瘍には神経膠腫，上衣腫，松果体腫瘍，神経鞘腫，神経線維腫，髄膜腫，悪性リンパ腫，奇形腫，頭蓋咽頭腫などがある．さらに頭部外傷による脳挫傷や数年後に惹起されるびまん性脳軸索損傷もせん妄を引き起こす．

　脳にみられる炎症性疾患として，脳炎（単純ヘルペスウイルスなどのウイルス性脳炎，結核菌による髄膜脳炎など），神経梅毒，HIV脳症などがある．さらにてんかんでは発作が起きたときやその直後に呈しやすい．てんかん発作後にはもうろう状態といわれる意識混濁の状態がみられる．

2）全身性疾患あるいは機序によるもの

　ついで念頭に入れておくべき疾患は内科疾患であり，代謝性疾患や内分泌疾患が挙げられる．代謝性疾患では糖尿病，肝性脳症を惹起する肝疾患，腎疾患に起因する代謝障害や尿毒症があり，内分泌疾患では甲状腺機能障害，Cushing症候群，副甲状腺機能障害，低血糖などがある．さらに全身性エリテマトーデスなどの膠原病，電解質異常（低ナトリウム血症，

表2　せん妄を惹起する病態

1．頭蓋内病変	● 全身性エリテマトーデスなどの膠原病
● 頭蓋内占拠性病変 　　脳血管性障害 　　脳腫瘍 　　脳挫傷，びまん性脳軸索損傷	● 電解質異常 　　低ナトリウム血症，低カルシウム血症など
● 中枢神経系炎症疾患 　　脳炎（ヘルペス，結核など） 　　神経梅毒 　　HIV脳症	● ビタミン欠乏症 　　Wernicke脳症，ペラグラなど
	● 敗血症
	● 低酸素脳症 　　呼吸不全，CO_2ナルコーシス 　　心不全 　　貧血
● てんかん	
2．全身性疾患あるいは機序によるもの	● 術後せん妄
● 代謝性疾患 　　糖尿病 　　肝性脳症 　　尿毒症	● その他
	3．物質および薬物
	● アルコール
● 内分泌疾患 　　甲状腺機能障害 　　Cushing症候群 　　副甲状腺機能障害 　　低血糖	● 抗Parkinson病薬，抗潰瘍薬，抗不安・鎮静睡眠薬，抗うつ薬，抗精神病薬

（文献2を参考に作製）

低カルシウム血症など），ビタミン欠乏症（Wernicke脳症，ペラグラなど），感染症による敗血症，さらに呼吸不全，CO_2ナルコーシス，心不全，貧血などが起因する低酸素脳症であったりする（p.207表2）．

3）物質および薬物

さらにせん妄を引き起こす大きな課題は物質および薬物によるものである．過剰な中毒量であるか，依存性薬物からの離脱である．薬物の詳細は次稿「第2章§7-19. せん妄の原因になる主な薬物」で記述されている．物質の場合にはアルコールが代表的である．特にアルコール離脱せん妄は注目に値する．アルコールの長期連用から一時的な断酒によって出現する．断酒から数日以内に起き，小さな虫が動いて見える幻視，暗示すると動物が見えてくるリープマン現象が起こり，脱水や心不全に留意しながら治療を進める．

図に呈示されているようにせん妄の原因を鑑別する際に，認知症の有無，長期アルコール摂取歴の有無，服薬内容，脳血管障害所見の有無，内分泌・代謝障害の有無，その他に従って医療面接を進めることが大切である．

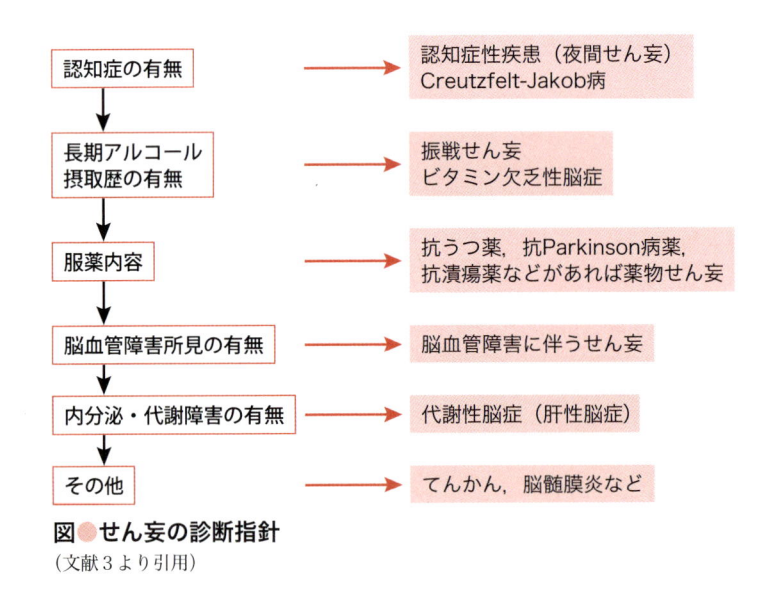

判定項目	→	想定される疾患
認知症の有無	→	認知症性疾患（夜間せん妄） Creutzfelt-Jakob病
長期アルコール摂取歴の有無	→	振戦せん妄 ビタミン欠乏性脳症
服薬内容	→	抗うつ薬，抗Parkinson病薬，抗潰瘍薬などがあれば薬物せん妄
脳血管障害所見の有無	→	脳血管障害に伴うせん妄
内分泌・代謝障害の有無	→	代謝性脳症（肝性脳症）
その他	→	てんかん，脳髄膜炎など

図 せん妄の診断指針
（文献3より引用）

<文献>
1）Lipowski ZJ：Delirium；Acute confusional states. Oxford Univ. Press, New York, 1990
2）「救急精神医学 急患対応の手引き」（八田耕太郎/著），中外医学社，2005
3）平沢秀人，一瀬邦弘：せん妄「臨床精神医学講座10－器質・症状性精神障害」（三好功峰，他/編），pp.10-26，中山書店，1997

第2章 主要な精神疾患

§7 認知症とせん妄

19 せん妄の原因になる主な薬物

天野直二

1 せん妄において注意すべき薬物

　薬物によるせん妄は特に高齢者の場合には看過できない．多剤でかつ大量な薬物を服用している高齢者には薬物誘発性のせん妄がよくみられる．高齢者ではせん妄全体のうちで薬物による頻度は10〜20％であり，せん妄の原因としてまず最初に疑わなければいけないものの1つである．

　このように薬物はせん妄を引き起こす最たるものの1つであり，数多くの種類の薬物が対象となるが，特に抗Parkinson病薬，抗潰瘍薬，抗不安・鎮静・睡眠薬，抗うつ薬，抗精神病薬があり，それ以外にも抗てんかん薬，脳循環代謝改善薬，抗ヒスタミン薬，鎮痛薬，鎮吐薬，降圧薬・心血管系用薬，そのほか，抗がん剤，抗結核薬，抗生物質，甲状腺ホルモン剤などがせん妄を呈したことのある薬物である（表）[1]．**特に高齢者では普段から内服している薬物をチェックしておくことが大切である**．

2 抗Parkinson病薬

　Parkinson病の治療薬にはレボドパ（ドパストン®，ドパゾール®）などのレボドパ製剤，アマンタジン塩酸塩（シンメトレル®），ブロモクリプチンメシル酸塩（パーロデル®）などのドパミン受容体作動薬，ビペリデン（アキネトン®）やトリヘキシフェニジル塩酸塩（アーテン®，トレミン®）などの抗コリン薬があり，いずれもせん妄を惹起することが知られている．

3 抗潰瘍薬

　シメチジン（タガメット®），ファモチジン（ガスター®）などのH$_2$受容体拮抗薬は中枢移行性が低く精神神経症状を呈することは少ないとされるが，高齢者や肝腎機能が低下している例では移行性が高くなるためにせん妄を誘発するリスクが高くなる．

4 抗不安・鎮静・睡眠薬

　バルビタール系，ベンゾジアゼピン系の薬物は中毒作用や離脱症状がみられる．高齢者においては薬物代謝機能が低下し，薬物の体内への蓄積が起こり，中毒作用としてせん妄や急性の認知機能障害をきたしやすい．一方，長期にわたって中等量以上の内服が継続した場合，急激な中断によって離脱症状としてせん妄やけいれんを呈する場合があり，ほとんどの例で一過性で改善する．

表 ● せん妄を引き起こすことのある薬物

抗Parkinson病薬	レボドパ，アマンタジン塩酸塩，ブロモクリプチンメシル酸塩，benztropine，ビペリデン，トリフェキシフェニジル塩酸塩
抗潰瘍薬	シメチジン，ファモチジン，ラニチジン塩酸塩，オメプラゾール
抗不安・鎮静・睡眠薬	アモバルビタール，フェノバルビタール，セコバルビタール，クロルジアゼポキシド，抱水クロラール，etchlorvynol，methoxhital，チオペンタールナトリウム，ブロモバレリル尿素，ジアゼパム，メダゼパム，クロキシゾラム，エチゾラム，フルラゼパム塩酸塩，ニトラゼパム
抗うつ薬	アミトリプチン塩酸塩，desipramine，doxepin，イミプラミン塩酸塩，ノルトリプチリン塩酸塩，protriptyline，クロミプラミン塩酸塩，アモキサピン，マプロチリン塩酸塩
抗精神病薬	クロルプロマジン塩酸塩，ペルフェナジン，トリフロペラジンマレイン酸塩，thioridazine
抗てんかん薬	フェニトインナトリウム，カルバマゼピン
脳循環代謝改善薬	idebenone, lisuride maleate
抗ヒスタミン薬	クロルフェラミンマレイン酸塩，ジフェンヒドラミン塩酸塩，プロメタジン塩酸塩，ヒドロキシジンパモ酸塩
鎮痛薬	meperidine，モルヒネ硫酸塩，アセチルサリチル酸，フェンタニルクエン酸塩，ペンタゾシン，コデインリン酸塩，propoxyphene HCL，サリチル酸ナトリウム
鎮吐薬	プロクラルペラジン，trimethobenzamide，アトロピン，スコポラミン臭化水素酸塩，ベラドンナアルカロイド
降圧薬・心血管系用薬	アセタゾラミド，ヒドラジン塩酸塩，メチルドパ，クロニジン塩酸塩，ジゴキシン，硝酸イソソルビド，ドパミン塩酸塩，リドカイン，metaraminol bitartrate nitroprusside，プロカインアミド塩酸塩，プロプラノロール塩酸塩，メキシレチン塩酸塩，trimethaphan camsylate，イソプロテレノール，レセルピン，プロプラノロール塩酸塩，キニジン硫酸塩
その他	デキサメサゾン，プレドニゾロン，ジスルフィラム，炭酸リチウム，アミノフィリン，テオフィリン，インターフェロン，抗がん剤，抗結核薬，抗生物質，甲状腺ホルモン剤

※欧文表記は日本で認可されていない薬剤（2013年1月現在）
（文献1より引用）

5 抗うつ薬

　抗うつ薬のなかでも特にイミプラミン塩酸塩（トフラニール®），アミトリプチリン塩酸塩（トリプタノール®）などの三環系抗うつ薬がせん妄を惹起する．最近は選択的セロトニン再取り込み阻害薬（selective serotonin reuptake inhibitors：SSRI）が優先的に使用されるようになり，セロトニン症候群が散見されるようになった．

> **用語解説**
> **セロトニン症候群**：脳内のセロトニン濃度が高すぎることで惹起される．症状は自律神経症状（体温の上昇，異常発汗，緊張，高血圧，心拍数の増加，吐き気，下痢），神経・筋の症状（ミオクローヌス，筋強剛，振戦，反射亢進，緊張と緩和のくり返し），精神症状（混乱，興奮，錯乱，頭痛）や昏睡を呈する．

6 抗精神病薬

クロルプロマジン塩酸塩(ウインタミン®,コントミン®),ペルフェナジン(ピーゼットジー®,トリラホン®)などのフェノチアジン系薬物やハロペリドール(セレネース®)などのブチロフェノン系薬物がせん妄を惹起しやすい.稀ならず悪性症候群を引き起こす.

> **用語解説**
> **悪性症候群**:ブチロフェノン系,フェノチアジン系などの定型抗精神病薬,抗うつ薬,炭酸リチウムなどのさまざまな向精神薬によって生ずる.アマンタジン塩酸塩などの抗Parkinson病薬の突然の服用中止によっても発症する.発症7日以内(デポ剤ならば2〜4週間)に抗精神病薬投与,38度以上の発熱,筋強剛,以下の徴候(精神状態の変化,頻脈,高血圧あるいは低血圧,頻呼吸あるいは低酸素血症,発汗あるいは流涎,振戦,尿失禁,血清CKの上昇またはミオグロビン尿,白血球増多,代謝性アシドーシス)を呈する.

7 その他

前述したようにせん妄を惹起する薬物は表に呈示した通り多数みられる.多剤併用で重なり合った際に相乗効果により,かえって身体的に条件が悪くなる点に留意する.双極性障害の治療に使われる炭酸リチウム(リーマス®)も中毒量になるとせん妄を呈する.その際には血中濃度を測定しながら治療を進めていくという方法がとられる.中毒量に達しないように血中濃度をチェックする.

<文献>
1)柴田敬祐,他:高齢者せん妄を誘発する物質と薬物.老年精神医学雑誌 17:610-615, 2006

第2章 主要な精神疾患

§7 認知症とせん妄

20 患者と家族への説明，家族の支援
せん妄のとき

天野直二

せん妄を起こしている患者とその家族に対する説明はきわめて大切な医療行為である．

1 患者への説明

患者は説明を正確に理解できる状態にはないが，基本的なことは患者本人にも伝えておく必要がある．一見したところ理解しているような素振りはみせるが，注意力，集中力，そして記憶力，記銘力の顕著な障害を伴っているので十分に理解できる状態にはない．しかしながら安心して治療を受けていく必要があり，精神的な負担をできる限り最低限にしていこうとする配慮から，あくまでも丁寧に説明する姿勢が望まれる．

意識障害のみられる患者にインフォームド・コンセントは必要ないとする安易な考えは禁物である．**軽度の意識混濁や意識水準が動揺する患者には常に同意能力の判定を行うとする姿勢は大切である**．診療場面上で重要とされる意思決定能力の判断のことであり，せん妄を起こしやすい患者にはあらかじめ意識清明時に治療法などの同意を得ておくのも周到な方便である[1]．

2 家族への説明

せん妄は意識混濁の状態であり，変動しやすく，突拍子もない異常な行動に出ることが多いので家族は驚愕し，落胆する．そのような家族の反応を理解しながら説明を開始する必要がある．どのような説明にも言えることであるが，せん妄に関する一般的な知識はできるだけ伝えるという姿勢が大切である．なぜなら，せん妄についてはその原因の同定が難しいこと，背景には重篤な身体疾患があること，病態の変化がどうなるか予測が十分にできない点を考えると，過剰なほどの十分な説明が必要である．

説明にあたっては，せん妄の危険因子を振り返ってみることも有意義である．脳卒中，代謝・電解質・内分泌異常，薬物・中毒性物質からの離脱などの直接原因（せん妄発現に直接関与していると考えられる因子），高齢であること，疾患の重症度，認知機能障害からなる準備因子（患者の背景の十分な把握），促進因子（せん妄の促進，増悪に関する因子）のことである．

3 具体的な説明方法

日本総合病院学会が出している説明書[2]に患者・家族への説明のしかたが端的に書かれているので紹介する．以下，『せん妄の治療指針』[2]より引用する．

せん妄の治療に関する説明書（患者・家族向け）

　現在の患者さんの状態は医学的には「せん妄」と呼ばれる状態と考えられます．
　「せん妄」とは以下のような状態を言います．
- 意識が曇ってぼんやりしていたり，もうろうとしている
- 言うことのつじつまが合わず，妄想を訴えたり，呆けたようにみえる
- 夜眠らずに興奮したり，昼夜逆転になっている
- 症状が変動しやすく，夜間に不安定となることが多い
- 点滴や治療用の管を自分で抜いてしまったり，安静が保てない

　「せん妄」とは，例えて言えば非常に程度の強い寝ぼけのような症状で，全身の状態が悪くなったり，環境が変わることなどでしばしば（入院患者の10～15％）起こります．治療上必要な点滴や安静などの妨げとなることが多く，ときとして生命に危険が及ぶことにもなるため，速やかな対処が必要です．

　「せん妄」の治療として，内服薬や注射・点滴などで興奮を鎮めたり，夜間眠れるようにすることがまず必要です．これまで数多くのデータから，興奮を和らげる安定剤や，ある種の抗うつ剤が有効であることが知られており，実際に使用されています．しかし現在の日本では，健康保険で認められている「せん妄」の治療薬はほとんどありません．したがって「統合失調症」，「うつ病」などに対する治療薬を適応外で使わざるを得ないのが現状です．これらの薬を使わずに患者さんの状態を改善することはとても難しいと思われますので，その使用についてご了承ください．

　これらの薬を使った場合，副作用が起こる可能性はあります．最も多いものは，効きすぎて昼間も眠ってしまうことや，唾液をきちんと飲み込めなくなることに伴う肺炎などです．薬の効果は使用してみなくては実際のところわからないため，使用しながら種類や量を調整します．したがって一時的に状態が悪化したように見えることもあります．

　家族の付き添いや，昼間は眠ってしまわないよう話かけることは効果的です．患者さんのためにぜひご協力ください．

　「せん妄」は多くの場合一時的なもので，身体の回復に伴って改善する患者さんが大半です．しかし，なかなか身体の状態が良くならなかったり，以前から脳の病気をもつ患者さんでは長びいたり，完全に回復しないこともあります．

＜文献＞
1）小田原俊成：せん妄時の事故防止のために．精神科治療学，22：909-916, 2007
2）「せん妄の治療指針　日本総合病院精神医学会治療指針1」薬物療法検討小委員会（委員長：八田耕太郎）/編, 星和書店, 2005

第2章 主要な精神疾患

§7 認知症とせん妄

21 せん妄の対症療法 1
非薬物療法

天野直二

1 せん妄に対する治療の原則

せん妄は，身体疾患に対する悪影響，新たな身体疾患の併発，身体や精神の機能水準の低下，死亡率の増加などさまざまな問題を引き起こすことが指摘されている．適切に診断，治療およびケアを行うこと，さらに予防することも重要な課題である．

せん妄に対する治療の第一原則は，せん妄を惹起している器質的あるいは症状的な原因，要因への対策が行われることである．それらを除去せずにせん妄に対する薬物療法や非薬物療法をいくら行ってもその治療自体が負担となって，かえって悪化することも十分に考えられる．第二の原則として，せん妄を悪化させないようにする対処に努めることである．せん妄の治療を行ううえで妨害因子を積極的に除去する必要があり，これは二次的な合併症を避けることにもなる．

2 せん妄に対する非薬物療法的アプローチ

せん妄に対する非薬物療法的アプローチは，患者の身体状態をできるだけ良好に保つこと，また誘発因子の影響を最少化するため複数の方法を組み合わせた多因子による介入が予防的に有効である可能性が示されている[1]．

1) 行っている治療が悪循環を形成していないかを検討する

元来の疾患に投与されている薬物や，鎮静に使われている薬物がせん妄を増悪させてはいないかを考慮する姿勢が重要である．高齢者ではいくつもの疾患に対して別個に投薬されている傾向があり，多剤療法が日常的に行われている．薬物のチェックは大切な対策である．

2) 適切な安静と睡眠を確保し，適切な栄養補給をし，最適な治療環境を確保する

せん妄は高度の睡眠障害に陥っており，良質の睡眠がとれるようにすることが治療の第一歩である．予防には睡眠覚醒リズムの保持が重要であり，睡眠薬の単独継続はむしろ止めるべきである．光，音などの感覚系の遮断および過剰には常に注意し，適度な静寂および明るさの環境を維持する．状況に対する認識力の維持と改善に努め，適宜，適当な刺激を与えることが必要である．身体抑制はできるだけ避けるようにする．

3) 減弱した生体リズムにメリハリをつけるような生活をさせる

高齢者では施設入所，入院などにより日中に浴びる太陽光や活動量が不足することが多いため，散歩や日光浴などができるように指導する．日中しっかりと目覚めているように，周囲の者が働きかけることも大切である．高照度の光自体に覚醒促進作用があるので，脳器質

性疾患や認知症の患者では，日中の高照度光療法（1〜2時間2,500ルクス以上）が長期間持続していた夜間せん妄や日没現象に効果がある．

運動療法として日中に適度な運動をすることにより覚醒度を上昇させ，昼夜のメリハリをつけることで，夜間睡眠の改善を図る．なお，認知症の老人にカラオケやレクリエーションなどを行うことは認知力の改善につながる．

4) 環境的・支持的介入をする

せん妄発現の促進因子を可能な限り軽減し除去するために環境的・支持的介入も有用である．それには本人にとって親しみやすさを模索し，適切な環境による刺激や感覚刺激を提供して，せん妄を増悪させる環境因子を除去する．例えばせん妄を増悪させる環境因子には不快な色や音があり，また環境的介入の具体例としては，周囲のオリエンテーションがつくように夜間にも明かりをつけて見やすいようにする，時間の感覚を保持することができるようにカレンダーや時計を置く，親しみやすい環境を整えるために家庭で使い慣れたものを置く，などが挙げられる．さらに親しい人たちとのコンタクトを頻回にして安心感を与えることも有用である．

さらに支持的な介入として，可能な限りカテーテル類を控えたり，積極的に不快な身体症状を緩和するなどの対応が有用である．また，せん妄を呈している患者を前に家族は動揺していることが多く，せん妄の原因，経過，治療について家族に十分な説明を行うことが重要である．

5) 不動化に対する対策を立てる

せん妄を呈する患者は不必要に身体を動かすことが多い結果，治療による鎮静が過度になり，むしろ不動化することが多い．この点が治療の加減の難しい所以であるが，一刻一刻変化する病態に丁寧に対応する必要がある．このなかでも不動化をできるだけ避けることが予後に大きく左右する．そのためにも車いすや歩行器をできるだけ利用して，可及的速やかに離床を促すことも必要である．

<文献>
1) 松本秀幸, 他：せん妄の非薬物療法的アプローチ. 精神科治療学, 22：893-900, 2007

第2章 主要な精神疾患

§7 認知症とせん妄

22 せん妄の対症療法2
薬物療法

天野直二

　せん妄に対する一刻も早い治療と経過に応じた対応には，せん妄の要因の同定とその対処が基本原則となる．せん妄の要因の同定やその治療が困難であったり，治療に時間を要することが想定される場合には，対症療法として薬物療法が行われる．実際の治療薬の選択にあたっては背景にある身体疾患，身体状態，薬物の相互作用，向精神薬の作用と副作用のプロフィール，投与経路などさまざまな側面からの検討が必要となる．

1 抗精神病薬について

　せん妄の薬物療法の有用性に関する無作為化比較試験は内外を通して少ないが，ベンゾジアゼピン系薬剤に比べ，ハロペリドール（セレネース®）あるいはクロルプロマジン塩酸塩（ウインタミン®，コントミン®）といった抗精神病薬がせん妄の治療には効果的であること，および現時点において抗精神病薬のなかで特定の薬物が優るという根拠はないことが示されている．せん妄の薬物療法は，原則的に抗精神病薬が中心であり，ブチロフェノン系であるハロペリドールが繁用されてきた．

　ハロペリドールはせん妄における精神運動興奮や幻覚・妄想に対して有効性が高く，またベンゾジアゼピン系薬剤と比較して意識レベルを下げることなく鎮静が図れ，呼吸・循環器系への有害事象が少なく，経口投与に加え筋肉内投与や経静脈的投与も可能であるなどの特徴を有する．特にハロペリドールを点滴投与する場合に**1アンプル（5 mg）単位の投与は過量投与になる場合もあるので**，治療初期には少量を頻回投与することにより必要最小量を推定し，翌日からの投与量の参考にすることが推奨される．

　ハロペリドールが無効な場合や興奮が強い場合にはフェノチアジン系抗精神病薬であるクロルプロマジン塩酸塩を用いるが，**心・血管系への影響，特に血圧の低下には注意が必要である**．これらの薬物はせん妄の改善後，数日程度は維持し，その後，投与量を1/2〜1/3程度に漸減していき中止する．

　また，近年の報告をみるとハロペリドールやクロルプロマジン塩酸塩の定型抗精神病薬に加えて，リスペリドン（リスパダール®），クエチアピンフマル酸塩（セロクエル®），オランザピン（ジプレキサ®）といった新しい非定型抗精神病薬も有用とされている．筆者らはせん妄に対する薬物療法をリサーチクエスチョンに設定し，1990年から2005年までの既存の文献（PubMed，医学中央雑誌，その他から）をEBM（evidence-based medicine）の手法に基づいて臨床的有効性，臨床上の適用性を勘案し，勧告の強さをグレードA（行うように強く勧められる），B（行うよう勧められる），C（行うよう強く勧められるだけの根拠がない），D（行わないよう勧められる）に分類した[1]．

　その結果，いずれも推奨度Bに近いCであり，①リスペリドン　1回0.5 mg，1日1〜2

回，②クエチアピンフマル酸塩 1回25 mg，1日1～2回，③オランザピン 1回2.5 mg，1日1～2回，④チアプリド塩酸塩 1回25 mg，1日1～2回で開始する．リスペリドン，オランザピン，クエチアピンはわが国では保険適用外であり，後者の2つは糖尿病には禁忌である．チアプリド塩酸塩（グラマリール®）は脳梗塞後遺症に伴う攻撃的行為，精神興奮，徘徊，せん妄であれば適用がある．

2 抗不安薬について

せん妄の治療において，ベンゾジアゼピン系薬剤を単独で使用することは支持されない．焦燥が強かったり，安全が確保できない場合に抗精神病薬と併用すると有用であるという報告があり，抗精神病薬の副作用である錐体外路の症状が少なく，せん妄の持続時間が短縮した．せん妄の頑固な不眠に対してベンゾジアゼピン系薬剤を使わざるを得ないことが結構多い．しかしながら使用する場合には副作用に充分に留意する．例えば，ふらつきによる転倒，嚥下障害による誤嚥，傾眠などの過度の睡眠，そしてせん妄自体の悪化である．

3 その他

四環系抗うつ薬であるミアンセリン塩酸塩（テトラミド®）は鎮静効果が強く，抗コリン作用の有害事象も少ないことから高齢者の夜間せん妄に用いられてきた．また，抗うつ薬の一種であるトラゾドン塩酸塩（レスリン®，デジレル®）も使用されている．

低活動型せん妄とは動作緩慢，傾眠，無気力，清明度低下などを呈し，うつ病と誤診されて看過される場合が多い．標準的な薬物治療は確立されていないが，メチルフェニデート塩酸塩（リタリン®，コンサータ®），ドネペジル塩酸塩（アリセプト®）の有用性が示唆されている．

認知症のBPSDに抗精神病薬が使われてきたが，2005年に米国食品医薬品局（FDA）が高齢認知症患者への非定型抗精神病薬の使用に際する注意勧告をした．その結果，治療の見直しによって薬物の幅広い選択肢（抗精神病薬に加えてチアプリド塩酸塩，トラゾドン塩酸塩，ミアンセリン塩酸塩，ドネペジル塩酸塩など）から治療が組み立てられ，アセチルコリンエステラーゼ阻害薬であるドネペジルに加えてリバスチグミン（イクセロン®，リバスタッチ®）やガランタミン臭化水素酸塩（レミニール®），さらにNMDA受容体拮抗薬であるメマンチンが使われている．

　　＜文献＞
1）犬塚 伸，天野直二：精神症状・行動障害治療ガイドライン．老年精神医学雑誌，16（増刊号）：75-91，2005
2）佐川竜一，他：せん妄の向精神薬による対症療法．精神科治療学，22：885-891，2007

第2章 主要な精神疾患

§8 パーソナリティ障害

1 境界性パーソナリティ障害
極端に不安定な患者のプライマリ・ケアでの対応

木村宏之,江崎幸生

1 病態・診断

　境界性パーソナリティ障害（borderline personality disorder：BPD）は**感情・対人関係・認知・衝動の4つの領域**に障害を及ぶ病態である．1日のなかでも気分がコロコロ変わりやすく，突然，落ち込んだりする（感情の障害）．対人関係においても，他者を賞賛しているにもかかわらず些細なことで，突如，激しい怒りを向ける．また，他者から見捨てられると感じると，強くしがみついたり，激しく憤ったりする（対人関係の問題）．場合によっては，猜疑心が強くなり一過性の被害関係妄想的な状態に至ることもある（認知の障害）．また，自暴自棄になりやすく，自傷行為や過食嘔吐がくり返されることが多い（衝動の問題）．DSM-Ⅳ-TRのBPDの診断基準を表に記す．

2 歴史的変遷[2]

　BPDは，1940年頃から統合失調症と神経症の境界線上に位置づけられて"境界例"と呼ばれた．その後，精神分析の視点から症例研究が進められ，パーソナリティの組織化と機能性において特有の障害を持続的に有する"パーソナリティ障害"と理解されるようになった．

表● 境界性パーソナリティ障害の診断基準（DSM-Ⅳ-TR）

対人関係，自己像，感情の不安定および著しい衝動性の広範な様式で成人期早期に始まり，さまざまな状況で明らかになる．以下のうち5つ（もしくはそれ以上）で示される．
1. 現実に，または想像の中で見捨てられることを避けようとする気も狂わんばかりの努力（注：5.の自殺行為または自傷行為は含めないこと）
2. 理想化と脱価値化との両極端を揺れ動くことによって特徴づけられる不安定で激しい対人関係様式
3. 同一性障害：著明で持続的な不安定な自己像や自己観
4. 自己を傷つける可能性のある衝動性で，少なくとも2つの領域にわたるもの（例：浪費，性行為，物質乱用，無謀な運転，むちゃ食い）
5. 自殺の行為，そぶり，脅し，または自傷行為のくり返し
6. 顕著な気分反応性による感情不安定性（例：通常は2～3時間持続し，2～3日以上持続することは稀な強い気分変調，いらいら，または不安）
7. 慢性的な空虚感
8. 不適切で激しい怒り，または怒りの制御の困難（例：しばしばかんしゃくを起こす，いつも怒っている，取っ組み合いのけんかをくり返す）
9. 一過性のストレス関連性の妄想様観念，または重篤な解離性症状

（文献1，p.676-677より転載）

1970年代にはBPDは怒りや抑うつなど激しい感情が現れ，衝動行為や極端な対人関係様式などの特徴が明確になり，BPD概念が確立され現在に受け継がれている．

3 疫学[3]

一般人口の0.5〜5.9％であり，精神科外来患者の10％，精神科入院患者の15〜25％を占めるといわれている．性差はない．プライマリ・ケアにおいて一般人口の4倍である．「BPDの自殺念慮はほのめかすだけである」という誤解があるが，自殺率は10％で一般人口の50倍と高いため慎重な対応が必要である．

4 病因[3]

最近では，生物学的要因と環境的要因が複合的に関与していると考えられている（図）．

1）生物学的要因

BPDの遺伝率は65〜75％であり，パーソナリティ障害全体（40〜60％）より高い傾向にある．衝動性や攻撃性に関して，セロトニン系の機能異常の存在が示唆されているが，未だ明確になっていない．画像研究では，扁桃体の体積が小さく，機能亢進が認められる．また，大脳皮質の前頭前野の機能異常も指摘されている．

2）環境的要因

幼少期に心的外傷やネグレクトに多く遭遇しているとされる．今のところ，環境的要因とBPDの症状に密接な関連は実証されていない．

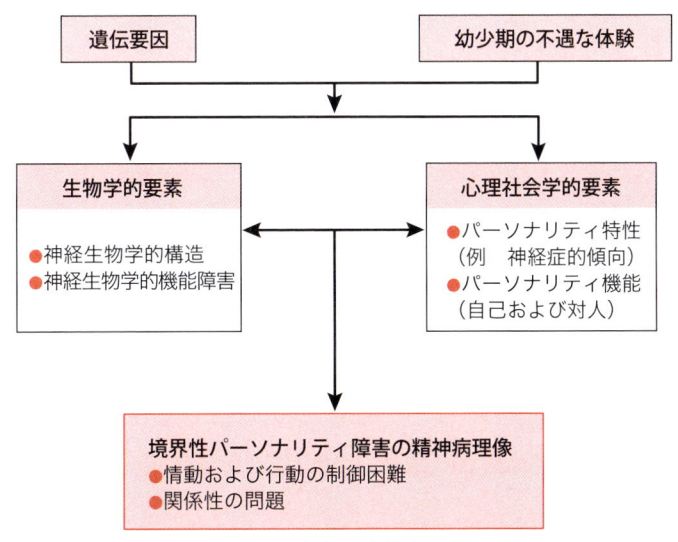

図 ● 境界性パーソナリティ障害の生物心理社会的モデル
（文献3を参考に作製）

5 併存疾患[3]

気分障害，不安障害，物質関連障害などを中心に，BPDには80％以上の精神疾患が併存している．物質乱用との併存は男性に多く，摂食障害との併存は女性に多い．原則として，患者の中心的病理がBPDであると判断すればBPDとして治療するが，併存疾患の治療もあわせて行うことが重要である．例えば，アルコール関連障害などが併存する場合，アルコールのマネージメントを平行して行う．

6 予後[4]

2000年代に入ってBPDの予後が明らかになっており，最近の10年予後の臨床研究では88％が寛解に至っていた．

7 薬物療法[5]

BPDの臨床経過中には大量服薬のリスクがあるため，薬物療法の原則は，大量服薬時の安全性を第一に検討する．作用と副作用について勘案し，気分安定薬や抗精神病薬を中心に使用する．また，**推奨される薬物療法は，日本では適応外処方になるため，患者に対する説明が必要である**．

1）気分安定薬

攻撃性や衝動性に対して，気分安定薬であるバルプロ酸ナトリウム（デパケン®，セレニカ®），ラモトリギン（ラミクタール®），トピラマート（トピナ®）を使用する．ただし，バルプロ酸は血中濃度の測定が必要であり，中毒や高アンモニア血症に注意し，定期的に採血を行う．ラモトリギンは，副作用として重篤な皮膚障害〔皮膚粘膜眼症候群（Stevens-Johnson症候群：SJS，中毒性表皮壊死症（toxic epidermal necrolysis：TENまたはLyell症候群ともいう）〕が生じる可能性があり，十分説明したうえで使用する．

2）非定型抗精神病薬

認知の修正や興奮などに対して，非定型抗精神病薬が推奨される．オランザピン（ジプレキサ®），アリピプラゾール（エビリファイ®）は有用性が証明されている．ほかの選択肢としては，リスペリドン（リスパダール®），クエチアピンフマル酸塩（セロクエル®）がある．定型精神病薬〔クロルプロマジン塩酸塩（コントミン®，ウインタミン®）やハロペリドール（セレネース®）〕は，副作用が生じやすいためなるべく避けたい．

3）選択的セロトニン再取り込み阻害薬（selective serotonin reuptake inhibitors：SSRI）

抑うつに対して使用されてきたが，**近年では，SSRIの有用性はなく，逆に不安・焦燥が生じる可能性もあり推奨されない**．

4）不眠

上記の抗精神病薬のうち眠気をきたすオランザピン（ジプレキサ®），リスペリドン（リス

パダール®)，クエチアピンフマル酸塩（セロクエル®）などを処方するが，効果不十分な場合は一般的な不眠症の治療に準じ，作用時間に応じて超短時間作用型のゾピクロン（アモバン®)，短時間作用型のブロチゾラム（レンドルミン®)，中間作用型のフルニトラゼパム（サイレース®，ロヒプノール®）などを併用する．

8 薬物療法の注意点

①エチゾラム（デパス®)，アルプラゾラム（コンスタン®，ソラナックス®）などの**ベンゾジアゼピン系薬剤は依存・乱用の危険性，衝動性の増悪（奇異反応や脱抑制）が生じるため，原則として使用しない**．特にベンゾジアゼピン系薬剤の単独使用は行わない．
②三環系抗うつ薬は，衝動性や敵意を伴う抑うつを増悪させる危険性が示唆されている．またQT延長の副作用があり，大量服薬で死に至るリスクが高く，使用を控えるべきである．
③多彩な患者の訴え（症状）に合わせて対症的に処方すると，多剤併用になってしまうため注意を要する．

9 精神療法的アプローチ[1]

BPDの精神療法的アプローチにおいて，患者の内面的な苦悩について傾聴することはとても治療的である．そして，受容的な接近とともに，自己破壊的行動についてマネージメント（管理）を併用して行う必要がある．

1）基本姿勢

治療者が患者と適度な距離の維持を心がけつつ，受容的な治療者の姿勢が重要である．距離が近すぎると患者の治療者への依存が高まりすぎて悪性の退行が生じる．遠すぎてしまうと見捨てられ感が発動した患者は不安定になってしまう．例えば，患者が「勤務時間以外にもいつでも携帯に連絡できるように電話番号を教えてほしい」などの要求があった場合，治療者は「難しい」と伝えるだけではなく，医療サービスの限界を明示しつつ「時間外の医療機関の受診方法をアドバイスする」という妥協案を提案するなど，バランスよく対処する．

2）自傷行為（リストカット，過量服薬）への対処

BPDの問題行動として自傷行為がある．自傷行為の意味合いとして患者は死んでしまいたいと思っていることもあれば，周囲の人に心配・怒りなどを伝えたり，患者なりに気持ちを安定させたりするために行うことがある．そのようなとき，BPD患者は混乱していることが多い．治療者は，自傷行為に至らせた理由，自傷行為を行うときの気持ち，自傷行為の結果どのような事態に陥ったかについて，患者の話を整理しながら聴取する．そして，自傷行為に至らせた患者の苦悩について理解したうえで「危険な行為である」と伝える．そして，再企図の評価を行いながら，自傷行為以外の対処方法はとれなかったかを患者とともに検討する．

3）興奮や怒り

イライラして落ち着かないときなどは，過去の同じような状況で，患者がどのように対処してきたかを参考にして対処する．良い案がなければ治療者がいくつか提案してみる．例え

ば「自傷行為をしそうであれば刃物は家族に預かってもらう」「家族と喧嘩になりそうな場合は自分の部屋で過ごす」「イライラするときは風呂に入る」「気分転換になるなら散歩する」「頓服薬を飲んで寝る」「好きな音楽を聴く」などを提案し，患者に合った対処法を見つける．

4) 家族との付き合い方

BPDの治療では家族の協力が不可欠である．家族は，患者の対応に追われて疲弊していることが多い．治療者は家族を労ったり，休養してもらったりして，家族の機能を回復させることが大切である．また，患者に共感するあまり治療者も家族に批判的になると，治療に不信感をもってしまい，家族の協力が得られなくなってしまう．治療者は，患者・家族のどちらにも肩入れしすぎず冷静に対応する．家族を労いつつ患者にも共感的な立場で接することが有益である．家族は，養育が悪かったから病気になってしまったと考えがちである．養育も一定の影響はあるが，生物学的要因など複合的な要因で発症することを理解してもらうとよい．

10 精神科へ紹介するべき病態，紹介の方法

プライマリ・ケアでは，BPD患者は，パーソナリティを問題にして受診することは稀であろう．身体疾患の治療や，抑うつ・不安の治療を求めて受診する．簡単な心理教育とプライマリ・ケアの診療体制で症状が消失したり社会機能が回復していけば紹介の必要はない．しかしながら，以下のような場合には精神科への紹介が必要になる．

①患者の医療者に対する不信感や怒りが表出され関係性が破綻しかけた場合
②治療に反応せず精神症状が遷延する場合
③自傷行為が頻発し，救急救命センターの受診がくり返される場合
④深刻な自殺企図や他者への暴力がある場合

このような場合，病状が悪化したときに強引に紹介しようとすると，患者の見捨てられ感が発動し，かえって状況が混乱する．また医療者が不安になって強引に紹介しようとすると，かえって状況は混乱する．そのような場合は，数回かけて今後の治療期間について説明したり，当面はプライマリ・ケアと精神科を並診したりするなど，段階的な紹介が望ましい．

\<文献\>
1)「DSM-IV-TR 精神疾患の診断・統計マニュアル（新訂版）」（米国精神医学会/著，髙橋三郎，他/訳），医学書院，2004
2)「境界性パーソナリティ障害の精神療法 ―日本語版治療ガイドラインをめざして―」（成田善弘/編），金剛出版，2006
3) Leichsenring F, et al.：Borderline personality disorder. Lancet, 377：74-84, 2011
4) Zanarini MC, et al.：The subsyndromal phenomenology of borderline personality：a 10-year follow-up study. Am J Psychiatry, 164（6）：929-935, 2007
5) Lieb K, et al.：Pharmacotherapy for borderline personality disorder：Cochrane systematic review of randomised trials. Br J Psychiatry, 196（1）：4-12, 2010

第2章 主要な精神疾患

§8 パーソナリティ障害

2 自己愛性パーソナリティ障害
極端に自己中心的な患者のプライマリ・ケアでの対応

木村宏之, 江崎幸生

1 病態の概略

　自己愛性パーソナリティ障害（narcissistic personality disorder：NPD）は，誇大的な自己イメージをもち，賞賛されることを強く望むことを特徴とする．そのため，自らの自己愛を充足する目的でしか対人関係をもてないため，他者に対する思いやりをもつことができない．このような誇大的な自己イメージの背景には劣等感に苛まれている場合が多く，恥や屈辱感を感じやすい．患者は，容易に自己愛が傷つけられたと感じ，激しく憤怒することがある（自己愛憤怒）．一方で，比較的社会適応が保たれている場合が多く，表面的には礼節が保たれている．医療機関への受診も誇大的な自己愛そのものが問題になる場合は少なく，自己愛の傷つきや万能感の破綻をきっかけに，**抑うつ，パニック，身体症状などを主訴に来院する**．診察時の印象としては，患者の共感性欠如のため，医療者は搾取されるような「違和感」をもつことが多い．NPDの可能性があるときは，**不用意に患者を傷つけないような配慮が必要になる**．

2 疫学[1]

　NPDの有病率は，臨床症例において1〜17％である．一般人口における生涯有病率は6％（男性7.7％，女性4.8％）とされ，男性に多い傾向にある．青年期に散見される傾向にあるが，必ずしもそのままNPDに至るわけではない．

3 病因[1]

　少数の研究にとどまるが，NPDの遺伝率は45〜80％とされる．

4 診断

　DSM-Ⅳ-TRのNPDの診断基準（表1）によって診断する．

　前述したように，NPD患者は，内面的には誇大的な自己イメージをもちながらも表面的に社会適応をしている．しかしながら，加齢による肉体的衰えや職業的キャリアの限界がみえる時期などに，尊大な自己イメージが破綻して，精神症状が出現する傾向にある．簡潔に言い換えれば，患者にとって思い通りに行かなくなった状況とも言えよう．その多くは，対人関係上のトラブルなどをきっかけに，抑うつ気分，パニック発作，引きこもりなどが生じる．場合によっては，自己破壊的行動や暴力という様式で発症する場合もある．患者の訴える症状から不安障害，気分障害などと診断するのみではなく，背景のNPDを把握することが重要であろう．

表1 ● 自己愛性パーソナリティ障害の診断基準（DSM-IV-TR）

誇大性（空想または行動における），賞賛されたいという欲求，共感性の欠如の広範な様式で，成人期早期までに始まり，種々の状況で明らかになる．以下のうち5つ（またはそれ以上）によって示される

1. 自己の重要性に関する誇大的な感覚（例：業績や才能を誇張する，十分な業績がないにもかかわらず優れていると認められることを期待する）
2. 限りない成功，権力，才気，美しさ，あるいは理想的な愛の空想にとらわれている
3. 自分が"特別"であり，独特であり，ほかの特別なまたは地位の高い人たちに（または施設で）しか理解されない，または関係があるべきだ，と信じている
4. 過剰な賞賛を求める
5. 特権意識，つまり，特別有利な取計らい，または自分の期待に自動的に従うことを理由なく期待する
6. 対人関係で相手を不当に利用する．つまり，自分自身の目的を達成するために他人を利用する
7. 共感の欠如：他人の気持ちおよび欲求を認識しようとしない，またはそれに気づこうとしない
8. しばしば他人に嫉妬する，または他人が自分に嫉妬していると思い込む
9. 尊大で傲慢な行動，または態度

（文献2，p.683-684より転載）

表2 ● 自己愛性パーソナリティ障害と境界性パーソナリティ障害との相違

	自己愛性パーソナリティ障害	境界性パーソナリティ障害
外見・社会適応	比較的まとまっている	不安定であまりよくない
症状悪化状況	自己愛の傷つき 万能感の喪失	分離不安 見捨てられ感
対人関係	賞賛を求める	世話（医療）を求める
主治医との関係	傲慢	しがみつき

5 併存疾患[3]

　NPDが併存する割合は，うつ病で4％とされ，不安障害では3％とされる．NPDはその他のパーソナリティ障害の併存が16～53％と高率に認められる．これらは，多くのパーソナリティ障害の共通因子として自己愛の問題が潜んでいるとも言えよう．特に境界性パーソナリティ障害と類似性（対人関係困難，不安耐性の低さなど）は指摘されており，その鑑別は臨床的にも必要である（表2）．

6 治療的対応

1）基本姿勢

　NPDの患者は尊大で一方的であり，医療者はこれに対峙する形で患者を説き伏せたくなることが多い．他責的で自己中心的な患者の訴えに対して，医療者が不快になることも稀ではない．一方で，患者は，容易に傷つけられたり屈辱的な扱いを受けたと感じたりする．医療者は，患者の困っている訴えを傾聴しながら冷静な対応が望まれる．このような尊大で傲慢な態度をとるタイプの患者がいる一方で，弱々しく，人の評価を気にするあまり，過敏なタイプの患者もいる．後者は，一見するとNPDの患者に見えないが，尊大な自己イメージを隠

表3 ● 自己愛性パーソナリティ障害の2つのタイプ

周囲を気にかけない自己愛的な人 (the oblivious narcissist)	周囲を過剰に気にする自己愛的な人 (the hypervigilant narcissist)
1. ほかの人々の反応に気づくことがない 2. 傲慢で攻撃的である 3. 自己に夢中である 4. 注目の中心にいる必要がある 5. 「送信者であるが，受信者ではない」 6. 明らかに，ほかの人々によって傷つけられたと感じることに鈍感である	1. ほかの人々の反応に過敏である 2. 抑制的で，内気で，あるいは自己消去的でさえある 3. 自己よりもほかの人々に注意を向ける 4. 注意の的になることを避ける 5. 侮辱や批判の証拠がないかどうか，注意深く，ほかの人々に耳を傾ける 6. 容易に傷つけられたという感情をもつ．羞恥や屈辱を感じやすい

(文献4より引用)

しているにすぎず，容易に傷つきや屈辱を受けやすい．DSM-Ⅵの診断基準では尊大なタイプに焦点があたっているが，実際の臨床場面では，過敏なタイプも比較的多く，2つのタイプについて留意する（表3）．

2）家族への説明

患者は「他者に思いやりがもてず自分の考えを押し通す」といった対人関係をとる．そのため，家族は患者の言動に困り果てている．家族については，以下を中心にアドバイスをする．①背景にある自己愛パーソナリティ障害の特徴（自己中心的で尊大な自己イメージと脆弱で屈辱的な自己イメージの併存）について理解する，②「育て方が悪い」などの原因探しや犯人探しではなく「今後どうやって協調していくか」などの未来志向的な考えを促す．

3）薬物療法

薬物療法は，NPD患者の抑うつに対してSSRI（SNRI），不安や焦燥感に対して少量の非定型抗精神病薬や抗不安薬が，対症的に用いられるが，**作用は限定的である**．NPD患者は，自己中心的な考えによって，特定の薬剤を強く希望する場合もある．しかしながら，安易に迎合することなく，薬剤の作用と副作用について説明しながら粛々とすすめる．

7 精神科へ紹介する方法

プライマリ・ケア医から精神科への紹介は，身体科への紹介と比較して困難である．以下に示すように，**患者・プライマリ・ケア医の双方に精神科受診を妨げる要因**があるからとされる．

1）患者側の要因

「精神疾患になってしまったのではないか」「精神科の診察を受けると，精神疾患のレッテルを貼られてしまうのではないか」など．

2）医療者側の要因

「精神科へのコンサルトを提案すると患者との治療関係が壊れてしまうのではないか」「精

表4 ● 身体科への紹介と精神科への紹介の例

プライマリ・ケア医から肝臓専門医へ紹介する	プライマリ・ケア医から精神科へ紹介する
原因不明の肝機能障害があるので,肝臓専門の先生に専門診察を依頼しましょう. 私の治療は今日で終わりです.専門的治療が終わったら,紹介状を持って,またおいで下さい.	人間関係のストレスのために不安や不眠が生じているようです.私の治療では改善が難しいですし,不眠や不安の専門家である精神科医に診てもらいませんか? 仮に精神科治療の必要がないならば私も安心です.

神科医の面接で内的感情が露呈してしまうのではないか」「精神科医は,丁寧に対応してくれないのではないか」など.

NPDの患者を精神科へ紹介する場合,患者の自己愛の病理を指摘したうえで受診を勧めると「恥をかかされた」「傷つけられた」という体験をしてしまう.患者の自己愛の傷つきに配慮しつつ,誰もが経験する不眠・不安などの症状を話題にして,その専門家として精神科を紹介する.また,一度の診察で精神科受診まで納得させようとすると,「強引に受診させられる」といった被害感が生じるので「何度か勧めるうちに受診に至るだろう」という心づもりで紹介する.身体科への紹介と精神科への紹介の違いについて,表4のように理解する.

<文献>
1) Ronningstam E：Narcissistic personality disorder：a current review. Curr Psychiatry Rep,12（1）：68-75, 2010
2) 「DSM-IV-TR 精神疾患の診断・統計マニュアル（新訂版）」(米国精神医学会/著,高橋三郎,他/編),医学書院,2004
3) 白波瀬丈一郎：自己愛性パーソナリティ障害の症候群とcomorbidity.精神科,13（3）：227-232, 2008
4) 「精神力動的精神医学（3）臨床編―II軸障害―その臨床実践（DSM-IV版）」(ギャバードGO/著,舘 哲朗/監訳),岩崎学術出版社,1997

第2章 主要な精神疾患

§8 パーソナリティ障害

3 「クレーマー」の心理とプライマリ・ケアでの対応

木村宏之, 江崎幸生

1 総論と病態

　インフォームドコンセント（説明と同意）の充実とともに"患者に開かれた医療"が浸透し，患者の権利は保障されるようになった．患者の権利意識が高まるなかで，医療機関に不適切な要求をくり返す"クレーマー"が問題になっている．最近ではプライマリ・ケア領域の10～20％の患者の対応に医師は苦痛を感じているとされ[1]，少ない数字とは言えない．一方で，医療者が誤ってクレーマーと認識してしまう場合もあり，注意が必要である．本稿ではクレーマーを「パーソナリティ障害を基盤にして不適切な要求をくり返す対応困難な患者」と定義し，その対応について以下に示す．

2 基本方針

　パーソナリティ障害を基盤にもつクレーマー患者は，境界性パーソナリティ障害では見捨てられ感に起因する攻撃性やしがみつきから，また自己愛性パーソナリティ障害では自己中心的な要求や傷つきに伴う憤怒から，クレーマー化することがある．パーソナリティ障害の患者は，医療者に攻撃的になり困らせようと意図していることもあるが，前述のような極端に歪んだ認知（物事のとらえ方）により「ぞんざいに扱われた」「理解されない」などと強く怒りを表出してもやむを得ない事態と捉えていることが多い．そのため，基本的には「患者の歪んだ認知を訂正してもらいつつ，誤解を解いていく姿勢」が推奨される．この際，どちらが正しい，間違っているという議論は不毛になる[2]．

3 具体的対応[1]

　クレーマーの対応においては，主治医のみならず，患者に関与する医療スタッフの不安も高まってしまい，医療現場は程度の差こそあれ混乱した状況になる．このようなとき，患者への対策を医療スタッフの間で共有することが重要と考えられている（表）．実際には，問題を共有するためにカンファレンスを開催し，クレーマーに対して統一した対応を行っていくことが望ましい．具体的対応は以下のようになる．

1）1人での対応が可能な場合

　しばらくの傾聴で患者の怒りが収まっていけば1人で対応できることが多い．

a）内容を把握する

　患者が取り乱していると，まとまりに欠いた説明になる．さらに感情的なクレームに直接対峙する医療者も慌ててしまい，クレームの内容を十分理解することが困難になる．まずは怒っている内容の把握に努め，ゆっくりと確認しながら話を整理していくことが望ましい．

表 ● プライマリ・ケア領域における治療の構造化

1.	プライマリ・ケアでできることとできないことを患者と話し合い，治療契約を結ぶ
2.	限界設定※は，プライマリ・ケア（当該施設）の限界を取り入れる
3.	プライマリ・ケアについてはきちんと行うという姿勢を崩さない
4.	医療者の陰性感情処理を行う（医療者が自分の陰性感情を自覚し，カンファレンスなどで取り上げて話し合い，患者の心理を理解し，医療の協力関係を保つ）
5.	主治医（あるいは管理者）は，明確なリーダーシップを発揮する

※限界設定（リミットセッティング）とは，パーソナリティ障害の治療で用いられる治療技法の1つ．治療契約を逸脱する患者の言動で安全な医療提供ができないとき，「ここまでは診療できるがこれ以上逸脱が大きくなると診療が困難にならざるを得ない」という限界を設けること
（文献1，p.990を参考に作製）

b）穏やかな口調で対応する[3]

クレームを訴える患者と同じ調子で応戦していると，互いに感情が高まってしまい事態が収束できない．医療者側は低い声でゆっくり話すことにより，興奮している患者も多少は落ち着いてくる．さらに医療者も動揺を抑えられて冷静に話すことができる．

c）「怒らせてしまったこと」そのものについては謝罪し，理解しようとする姿勢を見せる

医療者側に責任があるかどうかは別として，患者を腹立たせてしまった状況については謝罪する．そして，患者のクレームの内容を理解しようと努める．

2）複数での対応が必要な場合

患者の怒りがどんどん高まったり身の危険を感じたりする場合は，複数で対応する．必要なら医療安全部門や警備員とも連携をはかる．場合によっては警察への連絡も必要であろう．

a）立ったままで話し合わない

患者の怒りが高まっているとき，立ったまま話し合うと物理的距離も近づき，対立的な関係にエスカレートしやすい．お互いが，座って話すことが望ましい．

b）大人数で取り囲まない

一度に大人数で取り囲むようにすると，患者も追い詰められたと感じ，逆に，攻撃性を助長してしまう．可能ならプライバシーの保たれた，机と椅子のある個室を準備し，お互いが椅子に座った状態で真摯に対応する．

<文献>
1) 堀川直史：がん医療における「クレーマー」—その心理学・精神病理学的理解と対応—．精神科治療学，26（8）：987-991，2011
2) 白波瀬丈一郎：1-3）医師・患者関係：迷惑行為，不信，クレイマー．「精神科診療トラブルシューティング」（朝田 隆，他/編），pp.111-120，中外医学社，2008
3) 「こんなとき私はどうしてきたか（シリーズ ケアをひらく）」（中井久夫/著），pp.53-85，医学書院，2007

第3章

いろいろな臨床場面での精神医学的対応

- §1 児童期，思春期の精神障害 ……………………… 230
- §2 産業精神医学（主に気分障害について）………… 238
- §3 その他，精神科的緊急事態など ………………… 250
- §4 身体疾患患者の心理的ケア ……………………… 261

第3章 いろいろな臨床場面での精神医学的対応

§1 児童期，思春期の精神障害

1 児童期の精神障害

本田秀夫

1 はじめに

プライマリ・ケアの場において，「児童期の精神障害かもしれない」という主訴で来院する症例は少ない．身体症状を主訴として保護者に連れてこられた子どもの診療中に，何らかの理由で精神障害の可能性に医師が気づくのが通常である．多くのプライマリ・ケア医にとって，児童期・思春期の精神障害の診療はなじみの薄いものである．しかし，近年では発達障害が従来想定されていたよりもはるかに頻度高く出現することが示され，子どもへの虐待件数も増加している．プライマリ・ケア医が児童期の精神障害を疑い，対応を要するケースに遭遇する機会は多いと思われる．

児童期の精神障害は，個体側の先天的な要因と環境に由来する後天的な要因との相互作用によって生じると考えられる．前者の代表が発達障害であり，後者の代表が児童虐待を受けた子どもにみられる反応性愛着障害である．ただし，実際にはこれらの要因のいずれをも想定すべきケースが少なからず存在するため，診療では常にこれらの両面を念頭においておく必要がある．

2 診察のポイント

子どもは成人と異なり，悩みごとや精神的な異変を自ら言葉で述べることが難しい．したがって，子どもに精神障害があるかどうかを確かめるにも，本人の内面の問題を行動から推測するしか方法がないことが多い．行動観察においては，その年齢帯の平均的な子どもがとる行動を基準としたときに，**①多くの子どもが通常はする行動をしない，あるいは，②多くの子どもが通常はしない行動をする，という所見に注目するとよい**．①の場合は，その行動に必要な何らかの能力が低い，その行動に対する興味あるいは意欲が乏しい，その行動を抑圧する心理的ストレスがある，などの可能性がある．②の場合は，その行動に関する能力が他児よりも高い，その行動に対する興味あるいは意欲が高すぎる，衝動制御がうまくできない，その行動をすべきときとすべきでないときの判断力がない，などの可能性がある．

ただし，**ほかの多くの子どもと一見同じ行動をとっていても，内面で大きな心理的問題を有している場合もあるので，注意が必要である**．この場合，その行動をとる際に通常みられるような感情の動きとは異なる感情表出のパターンを鋭敏に検知することが求められる．例えば，活動内容から予想されるよりも表情がかたい，あるいは過剰に感情が高揚している，などである．

これらの行動的所見は，診察室という子どもが慣れていない空間における1対1の診察場面だけでは判断が難しい場合が多い．家庭，所属する幼稚園・保育所・学校などの集団活動場面など，**できるだけ複数の場面における情報を収集し，それらと診察室における行動観察**

の所見をあわせて総合的に判断すべきである．

3 児童でみられることの多い精神障害

　小学生以下の児童でみられることの多い精神障害を以下に示す．頻度が高いのは，発達障害（知的障害も含む）である．代表的なものとして，自閉症スペクトラム障害（広汎性発達障害），注意欠如/多動性障害（attention deficit/hyperactivity disorder：ADHD），学習障害，精神遅滞が挙げられる．

　また発達障害ほど頻度が高くはないがプライマリ・ケア医による的確な対応が求められるのが，児童虐待を受けた子どもにおける反応性愛着障害である．そのほか，環境要因が大きくかかわる精神障害として反抗挑戦性障害，分離不安障害などがある．

1）自閉症スペクトラム障害（広汎性発達障害）

　対人交流およびコミュニケーションの質的異常と，限局しパターン的な興味および行動を特徴とする．かつては知的障害を伴うことが多いとされていたが，近年では知的障害を伴わないケースの方が圧倒的に多いことがわかってきた．発達障害を専門としない医師のなかには，「目が合わない」，「呼んでも振り向かない」，「言葉の発達が遅い」，「異常な対象への固執がきわめて強い」という特徴を満たさなければ自閉症ではない，と考える傾向が今も散見されるが，現在の自閉症スペクトラム障害の概念は，はるかに広い．自閉症スペクトラム障害の特徴が多少ともみられる場合，その特徴が完全に消失することは皆無に近く，逆に一見自閉症の特徴が薄いケースの方が思春期以降にいじめ被害や抑うつ，不安などの二次的問題や併存症出現のリスクとなりやすい．したがって，**「自閉的傾向はあるが自閉症ではないから大丈夫」と不用意に説明することは厳に慎まねばならない**．

2）注意欠如/多動性障害（ADHD）

　ADHDは，多動，衝動性の高さ，不注意を特徴とし，これらの特徴が小学校入学頃までに生活の複数の場面で明らかとなる．多動，衝動性の高さが目立つタイプでは，幼児期から集団場面での逸脱によって把握されやすいが，しつけ不足などと誤解されることもあるので注意が必要である．一方，不注意（うっかりミスや忘れ物が多いなど）の優勢なタイプは，周囲から障害とは思われずに過剰に叱責され，本人も自信を失いやすい．

　従来の診断基準では，自閉症スペクトラム障害の特徴がわずかにでも存在する場合には，そちらの診断を優先し，ADHDとは診断しないことになっていた．しかし，2013年に出版予定のDSM-5では自閉症スペクトラムとADHDとの併存診断が可能となりそうである．実際，多動，衝動性，不注意症状が問題となり臨床ケースとして支援対象となるケースの大半は，自閉症スペクトラム障害特有の対人関係やコミュニケーションの特性も併せもっている．

3）学習障害

　読むこと，書くこと，算数のいずれか，あるいはこれらの複数にわたって学力の獲得がうまくいかず，それらが他の知的能力の水準に比して有意に低い状態をさす．学力の低さは，経験不足や意欲の低さでは説明できず，何らかの神経心理学的異常が想定される場合にこの診断がなされる．

4）精神遅滞（知的障害）

知的発達の全般的な遅れにより，社会適応における障害が生じる状態をさす．標準化された知能検査で，平均よりおおむね2標準偏差以上低いことを目安とする．

5）反応性愛着障害

児童虐待などの不適切な養育による愛着関係の形成不全が原因となって生じる子どもの反応の代表的な状態である．対人関係のとり方に持続的な質的異常が認められる．抑制型では，対人関係をとろうとしない，過剰な警戒，あるいはアンビバレントな態度（顔をそむけながら抱きつく）が特徴である．脱抑制型では，愛着対象が拡散し，相手を選ばず初対面の大人にでもなれなれしく話しかけるなど，過剰な対人行動がみられる．

6）反抗挑戦性障害

通常8歳以前に出現し，大人に対して拒絶的，反抗的，不従順，挑戦的な行動をくり返す状態をさす．ADHDとの関連が強いと言われるが，ADHD症状のない場合もある．両親の深刻な不和，不適切な養育環境，過度に厳格で一貫性のない養育態度の家庭でより多くみられる．

7）分離不安障害

家族など愛着をもっている人から年齢相応の分離ができない状態をさす．幼稚園，保育園，学校などに行くことを極度にしぶり，頭痛，腹痛，眠気などの身体症状を認めることが多い．自閉症スペクトラム障害でもそのような現象を示すことがあるが，その場合には自閉症スペクトラム障害の症状の一環として捉え，本診断を併記はしない．

乳児期からの愛着障害が原因となっている場合がほとんどであると考えられているため，養育環境や保護者との愛着関係の評価が重要となる．

4 臨床のスペクトラム

子どもの精神障害は，狭義の医療の枠組みだけでは治療が難しく，地域の母子保健，学校教育，児童福祉など複数の領域にまたがる支援が必要となる場合が多い．したがって，プライマリ・ケア医が単独で治療しようと抱えこまずに，子どもの心のケアを担う地域のネットワークにアクセスする必要がある．すべてのプライマリ・ケア医に求められるのは，そのようなネットワークにアクセスするべきケースかどうかの見極めと，必要と判断された場合の保護者への適切なガイダンスである．

身体症状を主訴として受診してきた子どもを診察して，主たる問題が身体面ではなく精神障害かもしれないと強く疑われる場合でも，すぐに精神障害かもしれないことを保護者に伝えることは難しい．しかし，何も言わずに放置すると，保護者によっては「何も言われなかった」＝「大丈夫である」と解釈してしまうことがある．そこで，運動，言語，対人行動，情緒面の発達の異常を保護者がどの程度感知しているのかを確認する．保護者がもしそのことに気づいている場合には，その懸念に同意し，地域の保健師などに相談してみることを勧める．児童虐待が強く疑われる場合には，児童相談所に通告の義務があることは言うまでもない．

発達障害は，児童期にその特徴がわずかにしかみられない場合，保護者が全く気づいていないことが多い．その場合，むやみに問題点を強調して伝える必要はないが，懸念される問題について簡単に指摘し，一定期間（3カ月程度）の後に再診して経過を観察する．一度診察しただけで軽々しく「大丈夫」と伝えることは，厳に戒めるべきである．思春期にいじめ被害，不登校などの問題や，うつ，不安障害などの併発がみられるリスクは，むしろ児童期における発達障害の特徴が薄いケースでこそ高まることが近年では指摘されているからである．

第3章 いろいろな臨床場面での精神医学的対応

§1 児童期, 思春期の精神障害

2 思春期の精神障害

本田秀夫

1 はじめに

　思春期（おおむね中学生から高校生の時期）の子どもは，小学生以下の時期に比してプライマリ・ケアの医療機関に訪れる機会が減少する．保護者も，鼻風邪程度で子どもを医療機関に連れてくることはなくなる．したがって，不定愁訴による受診をくり返す思春期例では背後に精神障害が存在している可能性が高い．

　思春期は，学校などの社会的環境による心理的負荷を受けやすい時期である．学業不振や友人関係のもつれなどを契機として登校しぶり，不登校，ひきこもりの状態が出現しやすい．また，思春期特有の心性と関連した行動や情緒の問題を呈することがあるが，そのことについて自ら医療機関を受診しようという意欲が乏しい場合が多く，困った保護者のみがまずプライマリ・ケア医を訪れることもある．

2 診察のポイント

1) 面接

　思春期の子どもは，保護者との関係にさまざまな葛藤を抱えている場合があることから，保護者と同席による面接を行うか分離して単独で面接を行うかをまず確認する必要がある．いったん来院者全員を診察室に通し，入室時の様子（入室の順番，保護者と子どもとの会話の様子など）を確認したうえで，面接の段取り（同室か分離か，面接の順序など）を本人および保護者と簡単に話し合って決める．

a) 本人との面接

　本人との面接では，受診目的や受診するに至った経緯を本人に尋ねながら，本人自身に相談意欲があるかどうかを確認する．思春期の子どもは，自分の心身のコンディションについてある程度言語化できるものの，適切な表現で説明することはまだ難しい．また，大人に対してアンビバレントな感情をもつため，対面しての口頭による面接のみでは十分な聞き取りが行えないことが多い．そのような場合，構造化された質問紙などを用いたコミュニケーションを併用するとよい．

b) 保護者との面接

　保護者との面接では，保護者が何を問題としているのかを把握するだけでなく，保護者がそれを問題とするに至った背景の要因を探ることが重要である．本人の問題意識と保護者のそれとが異なる場合は，親子間の葛藤の存在が強く示唆される．

2) 家庭外で問題が生じている場合

　家庭外で問題が生じている場合，保護者が情報を正確に把握できていないこともあるので，

問題の当事者と面接できるよう手配する必要がある．ただし，そこまで必要なケースの大半は専門的な児童思春期精神科医療の対象となるため，プライマリ・ケア医の役割は適切な医療機関への紹介と，かかわるべき機関や関係者のガイダンスとなるかもしれない．

3 思春期にみることの多い精神障害

思春期にみることの多い精神障害は，①児童期までに問題が出現していたが本人や周囲が気づかず思春期に入ってから受診に至るもの，②思春期発症が典型とされるもの，③成人期の精神障害の早期発症に大別される．

1）児童期までに気づかなかったもの

発達障害の頻度は高いものの，発達障害特有の症状の目立つケースは，近年では小学生以下の年齢で専門機関を訪れることが多い．ただし，ごくわずかな発達障害の特徴が背景にあり，それと生育環境との相互作用でさまざまな精神症状や行動の問題を呈する場合，思春期にはじめて医療につながることがある．

2）思春期発症が典型のもの

思春期発症が典型とされる精神障害は，素行障害（行為障害）である．これは，他者の基本的人権または年齢相応の主要な社会的規範または規則を侵害すること（人や動物に対する攻撃性，所有物の破壊，嘘をつくことや窃盗，重大な規則違反）が反復し持続する行動様式である．素行障害に先行してADHDや反抗挑戦性障害がみられる場合がある．思春期に素行障害と診断される例の一部は成人期に反社会的パーソナリティ障害へと移行する．

3）成人期の精神障害の早期発症

成人期の精神障害の多くは，思春期に発症するケースも存在する．思春期発症例が比較的多いものとしては，全般性不安障害，強迫性障害，社交不安障害（社会不安障害），うつ病，神経性食欲不振症，神経性大食症，身体表現性障害，解離性障害，適応障害などが挙げられる．これらを発症する背景として，それまでの生育環境に何らかの問題（不適切な養育，いじめ被害などの友人関係のトラブルによる心理的ストレスなど）の存在が想定されることが多い．

4 臨床のスペクトラム

児童期と同様，思春期例においても地域のネットワークを活用した支援が必要となる．身体症状を主訴として受診した思春期例で，症状の裏づけとなる所見が得られにくい場合，あるいは治療を行ってもなかなか改善しない場合は，背景に何らかの精神障害が存在する可能性を考えていく．

思春期では，素行障害に代表される非行や虞犯の問題も加わってくることがあるため，医療，保健，教育，福祉のほかに司法もネットワークに組み込まれてくる．プライマリ・ケア医は，そのようなネットワークへ当事者がアクセスする最初のステップを担うことがあるため，平素から地域の社会資源とのチャンネルをつくっておく必要がある．

第3章　いろいろな臨床場面での精神医学的対応

§1　児童期，思春期の精神障害

3　Asperger障害とADHDの成人例

本田秀夫

1 はじめに

　精神科医療だけでなく母子保健，学校教育，就労支援などさまざまな分野で近年注目を集めているのが，知的障害のないタイプの発達障害である．なかでも，Asperger（アスペルガー）障害と注意欠如/多動性障害（ADHD）に対する関心の高まりは，爆発的ともいえる．
　Asperger障害とADHDの成人例は，精神科医の間でもまだ診断や治療に慣れていないことが多い．しかし，これらの発達障害に自分が該当するのではないかとの主訴でプライマリ・ケア医を訪れる機会は，今後増加してくると思われる．また，うつ，不安，不眠，多彩な心身症状を訴えて来院する人たちのなかに，背景にこれらの問題を抱えている場合があるので，注意が必要である．

2 Asperger障害の成人例

　Asperger障害の人たちは，流暢な発語が可能であるものの，会話の内容がかみ合いにくく，相互的な対人関係をとることが難しい．興味の偏りが著しく，いったん興味をもつとそのことに没頭する反面，興味のないことは全くやろうとせず，強要されると著しい苦痛を覚える．独自の決めごとに執着し，想定外の事柄にたいして強くショックを受けるなどの感情反応を生じやすい．曖昧で先の見通しの立たない状況に置かれると不安が高まるため，聴覚的情報よりも情報の明瞭な視覚的情報への親和性が高い場合が多い．これらの基本的な特徴に加えて，粗大運動あるいは微細運動が苦手なケースや，感覚系の異常（過敏あるいは鈍感）がみられることがある．
　上記の特徴は乳幼児期よりみられ，原則として一生を通じて何らかの形で持続する．成人期では，就職活動あるいは就労後の職業生活のなかでの対人関係で本人あるいは周囲が悩むことが多い．相手の言葉の裏にある意図をつかみ損ねて的外れな応答をしてしまうため，就職面接で合格することが難しい．就労後も，「協調性がない」，「常識がない」，「融通が利かない」などの評価を受けることがある．

3 ADHDの成人例

　ADHDの特徴が成人期になっても持続することが多いことは，専門の精神科医の間でもまだ十分に知られていない．児童期のADHDの代名詞ともいえる「多動」が表面上は落ち着くからである．しかし，思考や感情における衝動性の高さや不注意症状は持続しやすい．人の話を最後まで聞かない，何事も途中でやめてしまう，1つのことに集中せず気が散りやすい，うっかりミスや忘れ物が多い，などの特徴があっても，「不真面目」，「やる気がない」，「ふざけている」などと否定的な評価を受けやすい．

4 元来の特徴以外の症状の併存

　Asperger障害でもADHDでも，元来の特徴を有しながら成長していく過程で，環境とのさまざまな相互作用によってその症状が修飾を受ける．これらの発達障害の存在に自他ともに気づかず，あるいは認めようとせずに成人期に達したケースでは，社会集団に安定して所属することが困難で孤立がちとなる場合が多い．対人関係を回避する傾向にある場合が多いが，ときに高い攻撃性を秘めることがあり，稀ながら反社会的行動が出現することもある．こうした社会不適応の根底には，他者と安定した信頼関係を結ぶ経験を積めなかったことを要因とする低いセルフ・エスティーム（自己評価）の存在がうかがわれる．

　近年，就労困難，離転職のくり返し，およびひきこもりといった社会不適応から地域の精神保健福祉センターや就労支援センターを訪れ，そこではじめて発達障害の可能性を指摘されるケースが急増している．また，2005年の発達障害者支援法により各地方自治体に発達障害者支援センターが設置されてからは，成人の未診断例の相談が殺到した．その多くは，職業生活における不適応が契機となって相談に至っている．

　低いセルフ・エスティームは抑うつや不安のリスクを高めるため，これらを主たる問題として本人が一般の精神科クリニックを受診することも多い．いったんうつ病，不安障害，強迫性障害，摂食障害，解離性障害，身体表現性障害などと診断され，それらの治療が開始された後に，再診をくり返すなかで徐々に発達障害の存在が背景に浮かび上がってくることが，近年では多数報告されている．プライマリ・ケア医がAsperger障害やADHDの未診断例と接する可能性があるとすると，このように**他の精神障害が併存して生じたことによる心身の不調を主訴として受診するケースが多いと思われる**．

5 診察のポイント

　Asperger障害やADHDは，うつ病，不安障害，強迫性障害，摂食障害，身体化障害などのハイリスク群であること，抑うつや不安などが主たる問題で受診してきたケースの一部には発達障害を背景に有している場合があるということを，常に認識しておく必要がある．近年，乳幼児健診を基盤とした発達障害の早期発見が盛んに行われるようになり，Asperger障害やADHDの有病率が従来の想定に比してはるかに高いことがわかってきた．そのことから類推すると，現在成人期に達している発達障害の未診断例は相当数に上ると思われる．これらの未診断例の多くが，成人期の社会生活のなかでさまざまな不全感，孤立感を体験し，心身の不調を自覚していると思われる．

　十分な診察時間を確保しにくいプライマリ・ケアの診療においては，初診のみで背景にある発達障害の存在までを確定することは難しい場合が多い．**当初は表面上自覚される症状への対症療法を開始しつつも，再診を重ねながら対人関係やコミュニケーションの特徴，衝動性や不注意症状の有無について再診で徐々に確認していく**．生活歴や元来の性格特徴について，本人および家族に答えてもらうための簡単な質問紙を用意しておいてもよい．元来対人関係が苦手であった，子どもの頃からうっかりミスが多かったなど，発達障害の存在が疑われるようなエピソードがある場合，詳細な心理検査を行うことのできる精神科医療機関や地域の発達障害者支援センターを紹介するとよい．

第3章 いろいろな臨床場面での精神医学的対応

§2 産業精神医学（主に気分障害について）

1 精神障害の患者を休ませるときの目安

有馬秀晃, 秋山 剛

■ 要休業のサイン

精神障害の患者をいつ，どのようなタイミングで休業させるかについて，臨床家はどのように判断すべきであろうか．その根拠として，厚生労働省が示したナショナルガイドライン〔「心の健康問題により休業した労働者の職場復帰支援の手引き」（2004年10月14日公表, 2009年3月改訂）労働基準局安全衛生部労働衛生課）〕が非常に役に立ち，その一般的な目安を読みとることができる．患者が気分障害などの診断基準を満たしたうえで，次のような訴えがある際は要休業のサインである．

1) 安全な通勤ができない

もし，患者が安全な通勤をする能力を失っているならば，そのことをもって休業加療を勧めるべきである．例えば，「電車に乗ろうとしたが乗れずに立ちつくし，会社に遅刻した」「通勤途上で気分が悪くなり，途中で電車やバスから下車した」「帰宅途中に駅のホームで放心状態になり，『危ない』と駅員に腕を掴まれて我に返った」などである．こうした状態の患者は，通勤途上の災害に遭遇しやすく，安全配慮上ドクターストップをかけた方がよい．

2) 業務に必要な作業をこなすことができない

文書を読み理解したり，会議に参加してそこでの議事進行内容を把握して記憶に留めたり，また，レポートや電子メールの文書をすらすらと書くというような，業務に必要な作業をこなすことができなくなった状態も，要休業の目安である．このような所見を，患者は「上司からの指示が頭に入らず，何度も確認し直さなければならない」「会議に参加しても，結局どういう内容だったのか把握できず，議事録が作成できない」とか「パソコンの前に座っているだけで，電子メールを1行書くのに1時間もかかってしまう」などと供述することが多い．こうした情報は，自覚的な精神症状（例えば，自記式質問紙によるSDS[※1]やBDI-Ⅱ[※2]など）に加えて，より客観性が高い脳機能障害の現れとして把握しやすい．

3) 労務による疲労や精神不安が翌日も抜けない，または週をまたいでも引き続く

強い抑うつ症状などが前景に立つ患者が，「一晩寝ても疲れがとれない」「週末休みだったが，翌週になっても気分が沈んだままだ」と訴えるような場合も，精神障害が悪化しないうちに休業して療養生活に入った方がよい．こうした患者を休ませる際は，今起きている現象

※1 SDS：Self-rating Depression Scale の略．20項目の質問からなる抑うつ性尺度検査．
※2 BDI-Ⅱ：Beck Depression Inventory-Second Edition の略．抑うつ症状の重症度を判定するための，21項目からなる自記式質問調査票．

が怠けや気のもちようではなく，病気の症状であることを説明しておく．また，正常でも起こりうる憂うつ感や疲労感と，病的な抑うつ症状や疲労・倦怠感との違いもあわせて説明するのがよい．

4) 睡眠・覚醒のリズムが乱れている

　睡眠障害は，それ自体が治療を要する精神障害であり，また多くの精神障害で併存しやすい．睡眠の役割は，活動に適さない夜間に無駄なエネルギーを使わないようにし，さらに脳が活動しすぎてオーバーヒートしないようにすることである．実際，深睡眠時は，脳のエネルギー消費量は覚醒中の40％にまで低下している．また，深睡眠中には脳下垂体から成長ホルモンが分泌されて，細胞や組織の損傷を回復させる役割を果たし疲労回復に貢献する．睡眠が十分にとられないと，集中力，記憶力や思考力が低下するため，日中の就労に支障をきたしやすい．断眠実験による睡眠潜時反復測定検査から，睡眠の低下が日中の作業効率の低下，特に機械的な単純作業よりも注意力や記憶力を要する複雑な作業の効率の低下を招き，それに加えて抑うつ症状，神経過敏や知覚異常が引き起こされることがわかっている[1]．

5) 患者が就労意欲を失っている

　もし，気分障害などの診断基準を満たす患者が，診察時に就労意欲の減退を口にしているようであれば，休業して療養生活に入ることを提案する．患者のなかには「いったん休業したら，もう職場復帰などできないのではないか」と過剰に心配するものが少なくないため，休業の際は，あらかじめおおよそ予想される休業期間と治療方針を説明し，見通しを示すのがよい．

　その逆に，患者が休むことに抵抗を示し「就労を続けたい」と述べている場合は，そのことをもって就労可能と安易に判断すべきではない．なぜならば，精神障害の患者のなかには，病識に乏しく自らの病状や重症度を理解できていない者が少なからずいるからだ．特に，気分障害の患者では，本当は働けないぐらいに病状が悪化しているのに，職場への体裁や社会的望ましさを意識するあまり，自己評価が歪んでいることがしばしばある．実際，日本精神神経科診療所協会が2009年に行ったアンケート調査では，回答したうちの49.1％の精神科医が「本当は不十分な回復状態だが，本人や家族から強い就労復帰の希望があり，対応に困った」と述べている[2]．

<文献>
1)「睡眠障害の対応と治療ガイドライン」(内山 真/編)，じほう，2002
2) 五十嵐良雄：精神科医療機関におけるうつ病・不安障害で休職する患者の実態とリハビリテーションのニーズに関する調査研究および復職支援ガイドブックの作成事業．日本精神神経科診療所協会誌，35 (5)：104-112，2009

第3章 いろいろな臨床場面での精神医学的対応

§2 産業精神医学（主に気分障害について）

2 復職のためのリハビリテーション

有馬秀晃，秋山　剛

1 リワークとは

　近年「リワーク」という言葉が社会に，なかでも職場で産業保健や人事労務に携わる人々に浸透してきている．一般に「リワーク」とは気分障害などの精神障害で休業となった労働者を治療して職場復帰へつなげる取組みを指す．「リワーク」を提供する担い手はいくつかあり，公共機関（東京都の場合，東京都障害者職業センターのリワーク支援，東京都立中部総合精神保健福祉センターのうつ病リターンワークコースなど），EAP（employee assistance programの略で従業員援助プログラムを意味する），NPO法人〔例：MDA-JAPAN（うつ・気分障害協会）〕，そして医療機関（精神科デイケアや作業療法として提供される）などが挙げられる．

　筆者の知る限りでは，わが国で「リワーク」という活動を職場復帰サポートの方法としてはじめて実践したのは，1997年にNTT東日本関東病院精神神経科で行われた職場復帰支援プログラムであった．すなわち，職場復帰をめざす社員に一定の場所と作業ノルマを用意し，そこでリハビリテーションを実施して復職準備性を高める，という発想であった．その後，NTT東日本関東病院の取組みを模範とし，いくつもの医療機関でリワークが行われるようになった．そして，リワークを掲げる医療機関が集まり，2008年3月にうつ病リワーク研究会が設立された（http://www.utsu-rework.org/　2012年5月現在，正会員：127医療機関462人，準会員：76医療機関129人）．

2 職場復帰支援のための「リワークプログラム」とは

　ここで，リワークプログラムとは何かについてあらためて定義したい．リワークプログラムとは，主として気分障害などの精神疾患にかかって働けなくなり休業した患者向けに，①「病状を回復・安定させること」，②「復職準備性を向上させること」，③「再発防止のためのセルフケア能力を向上させること」の3つを目的としたリハビリプログラムである．また，これらの目的を可能にするためにリワークプログラムが備えるべき不可欠な要素には，

　①通勤を模倣して定期的に通所できる場所
　②厳しめのルールのもとで空間的・時間的に拘束させる枠組み・日課
　③一定のノルマがある作業プログラム
　④集団を対象とした心理社会教育プログラム

の4つがある[1]．

　リワークプログラムは，それ自体が職場の枠組みと同じであるようにつくられており，毎週月曜日から金曜日の週5日，1日6時間前後，時間帯にして9：00～16：00を軸に提供されるものが多い（図1，2　品川駅前メンタルクリニックの例）．

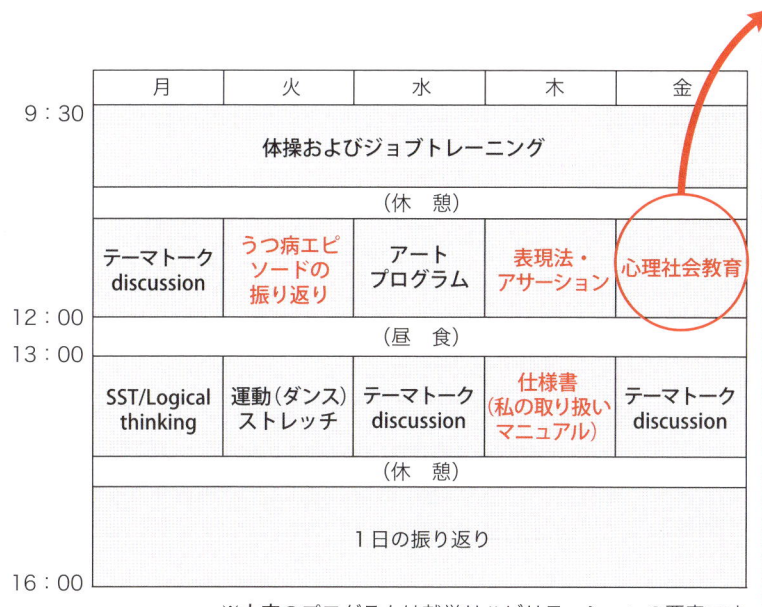

	月	火	水	木	金
9:30	体操およびジョブトレーニング					
	（休　憩）				
	テーマトーク discussion	うつ病エピソードの振り返り	アートプログラム	表現法・アサーション	心理社会教育
12:00						
13:00	（昼　食）				
	SST/Logical thinking	運動（ダンス）ストレッチ	テーマトーク discussion	仕様書（私の取り扱いマニュアル）	テーマトーク discussion
	（休　憩）				
	1日の振り返り				
16:00						

※**太字**のプログラムは就労リハビリテーションの要素です
※赤字のプログラムは心理社会教育の要素です

心理社会教育：
1. 食事・運動
2. 睡眠
3. ストレスマネジメント
4. うつ病
5. 躁うつ病
6. 発達障害
7. パーソナリティ
8. アルコール
9. 喫煙
10. キャリア（価値分析）
11. コミュニケーション
12. リラクセーション
13. 薬について
14. 職場の産業保健システム
15. 熱中症
16. 花粉症
17. インフルエンザ・感染症
18. 認知，記憶
19. アサーション
20. 積極的傾聴
21. 心理療法
22. 生活習慣病
23. 腰痛対策
24. 健診結果の見方
合計　24セッション

図1●プログラムの具体的内容

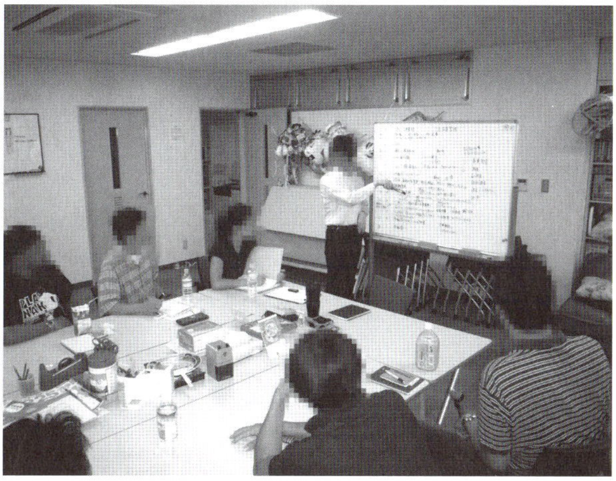

図2●リワークプログラムの様子

　患者はこれらのプログラムに参加することで，規則正しい生活習慣の確立，一定の負荷を受けてもそれに耐えうるストレス耐性向上，作業遂行能力の回復，自己と病気を理解したうえでのセルフケア能力獲得，などを果たす．リワークプログラム開始までの待機期間は平均52日であり，またリワークプログラム参加期間は，平均して5.4カ月である（「うつ病リワーク研究会」調べ）．

筆者の経験からは，抑うつなどの精神症状の再発，再燃をくり返す例や，復職判定が困難な例では特に，復職前の持続治療期から維持療法期の間に患者をリワークプログラムへ参加させて，しっかりとしたリハビリを行うことをお勧めする．もし，今診察している患者がそうした難しいケースに該当すれば，リワークプログラムを備えた医療機関と連携するとよい．
　リワークの効果を実証する研究報告もいくつかなされている．例えば，うつ病リワーク研究会によれば，「リワークプログラム参加群」と「非参加群（医師の診察のみ）」の予後調査では（追跡期間は平均427.3日，SD 304.4），両者の間に有意差が認められ（log rank 検定，p＝0.028），「リワークプログラム参加群」の就労予後が良好であることが示唆されている[2]．

<文献>
1) 有馬秀晃：職場復帰をいかに支えるか―リワークプログラムを通じた復職支援の取り組み．日本労働研究雑誌，601：74-85，2010
2) 五十嵐良雄：リワークプログラム参加者の復職後の就労予後に関する調査研究．うつ病患者に対する社会復帰プログラムに関する研究．厚生労働省障害者対策総合研究事業（研究代表者　秋山　剛），pp.39-46，2012

第3章　いろいろな臨床場面での精神医学的対応

§2　産業精神医学（主に気分障害について）

3　精神障害の患者の復職の目安

有馬秀晃，秋山　剛

1 復職判断の難しさ

　医学領域では，病気が回復して治癒する過程においてさまざまな検査や尺度を用いて病状評価がなされる．精神医学や心理学の分野では，例えば，うつ傾向を測るにはSDS，BDI-Ⅱ，HAM-D，CES-Dなど，不安傾向であればMASやSTAI，性格傾向であればMMPI，PF-study，YG，TEGなど，脳機能全般（知能，認知，記憶や作業量）を測るのであればWAIS-Ⅲ，HDS-R，内田クレペリン検査，ブルドン抹消法検査などが用いられる．それでは，復職の可否について精神科医は実際にどのように評価しているのであろうか．

　日本精神神経科診療所協会が2009年に行ったアンケート調査によれば，55.1％の精神科医が「患者が復職可能な状態かの判断が難しく迷うことが多い」と回答し，また52.9％の精神科医が「復職しても短期間で再休業することが多い」という実態を打ち明けている．実際，精神障害患者の主治医として，患者さんの臨床症状や心理検査の結果，そして患者さん本人の復職の意欲を十分に確認して，「よしこれで大丈夫」と考えて復職可能診断書を書いたものの，復職した途端にまたすぐに休みはじめてしまったという例をよく聞くし，筆者も身をもって体験してきた．その一方で，産業医や企業側は「主治医診断書の復職可能という判断をどこまで信用していいのか」とかなり懐疑的に捉える傾向が強まっている．一般に，気分障害でいえば，うつ症状が改善して「家庭内や地域社会での日常生活に支障がない程度まで回復した状態」と，さらに社会適応が改善し「職域での業務遂行に支障がない程度まで回復した状態」との間には，相当の乖離があると考えられ（図），この見極めの難しさがうつ病の復職判定をきわめて困難にしてきた．

2 復職のための評価

　上記のような事態に対して，厚生労働省は「医学的に業務に復帰するのに問題がない程度に回復した労働者」という概念を提唱し，表1に示す8要件を設けた[3]．

　したがって，前稿「第3章§2-2．復職のためのリハビリテーション」で述べたリワークプログラムは，患者がこれら8要件を満たすことを客観的に評価できるようなコンテンツで構成されることが望ましい．実際，リワークプログラムでは，「復職できる状態か」，そして「復職しても再発しない状態にあるか」ということを"復職準備性"と呼び，筆者らが開発した"標準化リワークプログラム評価シート"を用いて評価している（表2）[4]．

　標準化リワークプログラム評価シートは，表2に示すように3つの領域（Ⅰ．Ⅱ．Ⅲ．）と12の項目からなる．これらはあくまでも，おおよそ人間が業務に従事する際に必要とされるであろう最低限の項目を意味する．したがって，各リワーク施設が，そのプログラム構成の特徴や地域性を考慮して12項目プラスαの独自の項目を追加することも想定している．例

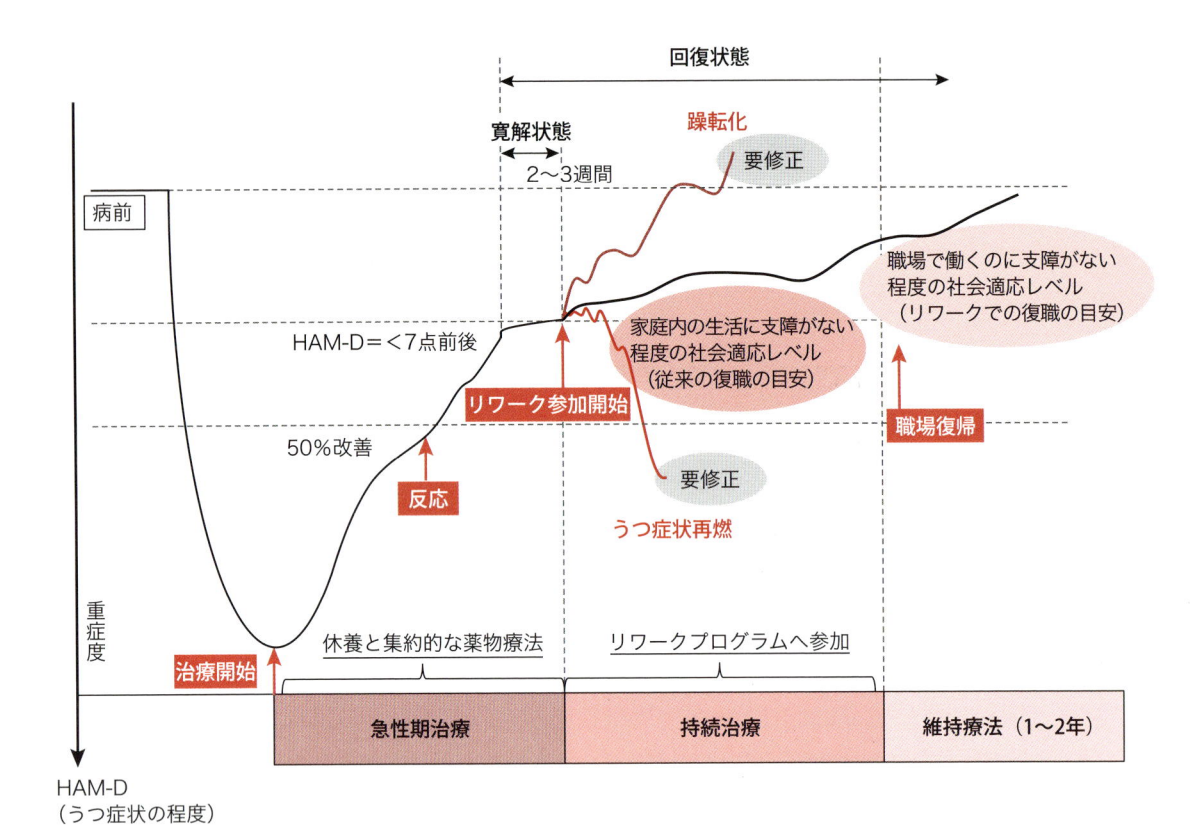

図 ● 回復過程のイメージ
(文献1, 2を参考に作製)

表1 ● 業務復帰のための要件

①労働者が職場復帰に対して十分な意欲を示していること
②通勤時間帯に1人で安全に通勤ができること
③会社が設定している勤務時間の就労が可能であること
④業務に必要な作業(読書およびコンピュータ作業,軽度の運動など)をこなすことができること
⑤作業などによる疲労が翌日までに十分に回復していること
⑥適切な睡眠覚醒リズムが整っていること
⑦昼間の眠気がないこと
⑧業務遂行に必要な注意力・集中力が回復していること

えば,工場労働者が患者の大半をしめる施設では「十分な体力の回復(筋力テストなど)」などが,また,鉄道やタクシーなどの運転業務につく労働者に対しては「動体視力検査」「疲労検査 (advanced trail making test:ATMT)」などが追加項目として考慮されるかもしれない.
　復職可能な評価点レベルについては,現在,厚生労働科学研究のなかで継続研究中である.臨床上は,これまでの経験から100点満点で75点以上を復職可能な目安として運用されている.

表2 ● 標準化リワークプログラム評価シート

Ⅰ. 基本項目

評価の対象期間は，使用目的によって2〜8週間程度の幅があってよいが，復職可能性の判断を行う場合には，可能なかぎり，過去8週間の状態について判定を行う

1. 出席率

- ✓ 出席の割合を評価する
- ✓ 欠席は1日，遅刻，早退は欠席0.5日として，（出席できた日数）/（本来出席するべきであった日数）として算定する
- ✓ 事前にスタッフに報告があり，スタッフが，「復職のプロセスを進めるために必要，有効性がある」と判断した事由（例：通院，産業医との面接など）は，欠席，遅刻，早退に含めない（風邪などの体調不良による通院は，欠席とカウントする）

- ④ 95％以上
- ③ 90％以上，95％未満
- ② 80％以上，90％未満
- ① 80％未満

2. 眠気・疲労

- ✓ 眠気・疲労によるプログラム参加への影響について，スタッフの観察に基づいて判定する
- ✓ 平均すると週に1回未満とは，たとえば，4週間で2回観察された場合を指す

- ④ 眠気・疲労はまったく観察されない
- ③ 眠気・疲労が観察されることもあるが，プログラム参加への影響はみられない
- ② 眠気・疲労によるプログラム参加への影響が，ときに（平均すると週に1回未満）みられる
- ① 眠気・疲労によるプログラム参加への影響が，しばしば（週に1回以上）みられる

3. 集中の持続

- ✓ プログラム参加への集中力が，どの程度持続するかを評価する
- ✓ 集中力低下によるプログラム参加への影響について，スタッフの観察に基づいて判定する
- ✓ 平均すると週に1回未満とは，たとえば，4週間で2回観察された場合を指す

- ④ 集中力低下や途切れは，まったく観察されない
- ③ 集中力低下や途切れが観察されることもあるが，プログラム参加への影響はみられない
- ② 集中力低下や途切れによるプログラム参加への影響が，ときに（平均すると週に1回未満）みられる
- ① 眠気・疲労によるプログラム参加への影響が，しばしば（週に1回以上）みられる

Ⅱ. 対人交流

4. 他のメンバーやスタッフとの会話

- ✓ スタッフや他のメンバーと，どの程度円滑に会話できるかを評価する
- ✓ ある人には自ら話しかけるが，別な人から話しかけられても返事をしない，というように言動にばらつきが見られる場合は，① と評価する

- ④ スタッフや他のメンバーの誰に対しても，話しかけ，会話をもつことができる
- ③ スタッフや他のメンバーに自ら話しかけるが，相手は特定の人に限定される
- ② スタッフや他のメンバーに話しかけられれば返事をするが，自ら話しかけることは少ない
- ① スタッフや他のメンバーに話しかけられても返事さえしないことがある

5. 協調性

- ✓ ルールを順守できるか，集団の課題を理解して活動に参加できるか，自分勝手とスタッフが判断するような行動をとらないかを評価する

- ④ 自発的に協調性がある活動ができる
- ③ 自発的に協調性がある活動を示すが，ときに，協調性がとれないことがある
- ② 自発的には協調性をもって活動に取り組めないが，スタッフが助言や指導を行えば，協調性をもって活動に取り組める
- ① スタッフが助言や指導を行っても，協調性をもって活動に取り組めない

6. 適切な自己主張

- ✓ 自分の考えや気持ちを，表現できるか，相手を尊重した表現で主張できるかを評価する
- ✓ 考えや気持ちを表現できても，断れない場合には，① と評価する

- ④ 相手を尊重した表現で，自分の考えや気持ちを表現できる
- ③ 自分の考えや気持ちを表現できるが，相手を尊重した表現はできない
- ② 断れるが，自分の考えや気持ちを表現できない
- ① 断ることさえできない

7. 不快な行為

- ✓ 攻撃的な自己主張，強い非難，大声，長い話など，相手に不快な気持ちをいだかせる言動について評価する
- ✓ 言動が意図的か，無意識か，症状の影響によるものかは，問わない

- ④ 不快な行為は，まったくみられない
- ③ 不快な行為を示すことがあるが，他のメンバーに影響を与えるほどではない
- ② 他のメンバーに影響を与えるような不快な行為を示すが，他のメンバーやスタッフが助言や指導を行えば止められる
- ① 他のメンバーに影響を与えるような不快な行為を起こし，他のメンバーやスタッフが助言や指導を行っても，不快な行為が止まらない

8. 役割行動

- ✓ メンバーの中で，自分の役割を認識し，それに応じた行動ができたかを評価する

- ④ 自発的に自分の役割を認識でき，それに応じた行動がとれる
- ③ 他のメンバーやスタッフが，指摘，助言や指導を行えば，自分の役割を認識でき，それに応じた行動がとれる
- ② 他のメンバーやスタッフが，指摘，助言や指導を行えば，自分の役割を認識できるが，それに応じた行動はとれない
- ① 他のメンバーやスタッフが，指摘，助言や指導を行っても，自分の役割を認識できず，それに応じた行動もとれない

9. 対処行動

- ✓ プログラム全体への対応について，自分では判断できない状況で，どのような対処行動がとれるかを評価する
- ✓ 自分の能力で可能な自己努力を行っているかどうかについても判断する
- ✓ 自己努力を行わない場合は，他のメンバーやスタッフの助言や指導を求めることができても，① と評価する

- ④ 自己努力または他のメンバーやスタッフの助言や指導を求める行動によって，常に問題状況に対して対処を行える
- ③ 自己努力し，助言や指導を求めるが，ときに問題状況に対処できないことがある
- ② 自己努力は行うが，助言や指導を求める行動がとれない
- ① 自己努力を行えない

Ⅲ. 心理的側面

10. 気持ちの安定

- ✓ 不安，緊張，怒りなど気持の不安定さのために，離席，退出，プログラムへの参加に滞りがみられるかを評価する
- ✓ 平均すると4週に1回未満とは，たとえば，6週間で1回観察された場合を指す

- ④ 気持ちは常に安定している
- ③ 気持ちが安定しないことがあるが，離席，退出，作業への滞りはない
- ② 気持ちが安定せず，離席，退出，作業の滞りがときに（平均4週に1回未満）みられる
- ① 気持ちが安定せず，離席，退出，作業の滞りが，ときに（4週に1回以上）みられる

11. 積極性・意欲

- ✓ 新しい課題や目標に取り組もうとする，積極性や意欲について評価する
- ✓ 課題や目標は，プログラム全体に関する課題や目標をすべて含む
- ✓ 新しい課題や目標に関心を示すが，現在の課題や目標に取り組めない場合は，① と評価する

- ④ 現在の課題や目標に取り組み，自発的に，新しい他の課題や目標に関心を示す
- ③ 現在の課題や目標に取り組み，他のメンバーやスタッフの助言や指導があれば，新しい他の課題に取り組もうとする
- ② 現在の課題や目標に取り組むが，他のメンバーやスタッフの助言や指導があっても，新しい他の課題や目標に取り組むことに消極的である
- ① 現在の課題や目標に取り組めない

12. 他のメンバーやスタッフからの注意や指摘への反応

- ✓ 他のメンバーやスタッフからの注意や指摘を理解し，自ら内省の言葉を表現し，行動を変容できるかを評価する
- ✓ 自ら内省の言葉を表現していなくても，注意や指摘を理解し，行動変容が観察されれば，④ と評価する

- ④ 注意や指摘を理解し，行動変容もできる
- ③ 注意や指摘を理解しようとする態度を示し，自ら内省するが，行動変容することまではできない
- ② 注意や指摘を理解しようとする態度を示すことはできるが，自ら内省することはできない
- ① 注意や指摘を理解しようとする態度を示すことさえもできない

（文献4より引用）

<文献>
1) Kupfer DJ：Long term treatment of depression. J Clin Psychiatry, 52 suppl：28-34, 1991
2) Frank E：Conceptualization and rationale for consensus definitions of terms in major depressive disorder. Arch Gen Psychiatry, 48(9)：851-855
3) 厚生労働省　労働基準局安全衛生部労働衛生課：「心の健康問題により休業した労働者の職場復帰支援の手引き」(平成16年10月14日公表，平成21年3月改訂)
4) 有馬秀晃，秋山 剛：特集－職場における「うつ」－臨床現場における留意点－Ⅱ うつ病休職者の標準化リワークプログラム評価シートについて．精神科治療学，26：173-180, 2011

第3章 いろいろな臨床場面での精神医学的対応

§2 産業精神医学（主に気分障害について）

4 復職時に会社と共有すべき情報について

有馬秀晃，秋山 剛

1 職場との連携の重要性

　職場の産業保健スタッフと治療者側が，患者の罹患している精神疾患の病態について共通の認識をもつことは，就労配慮や再発・再燃の予防の観点からきわめて重要である．

　例えば，うつ病にアルコール依存症，パーソナリティ障害やAsperger障害（症候群）などが合併している事例では，前景に立っているうつ状態よりも，背景にあるそれらの疾病が根深いためしばしば難治例，再発例となりやすい．さらに，就労パフォーマンス低下をきたす要因が，患者をとりまく作業環境よりもむしろ個別の疾病要素に強く認められることが多く，職場での作業環境調整や就労配慮によっても解決されないことが多い．こうしたケースでは，まず根本となる病気の治療を優先した方が，患者および企業側双方にとって好ましいことが多い．

　しかし，ある調査[1]によれば，患者が難治性うつ病の場合，89％の精神科医は診断書に「うつ病」または「うつ状態」と記載するのみで，重症度については明記していなかった．また，うつ病にパーソナリティ障害を合併する例では，85％の精神科医はうつ病とだけ診断書に明記しその背景にあるパーソナリティ障害には触れていなかった．治療者側の見立てやアドバイスを産業保健スタッフに正確に伝えることは，治療そのものと同じぐらいに，労働者の職場復帰を成功させるための重要な要素であり，そうした連携は今後の課題でもある．

2 職場復帰後の再発リスクとサポート方法

　難治性うつ病や再発例は，absenteeism[※1]とpresenteeism[※2]の両面で職域における就労パフォーマンス低下事象として問題となることが多く，実際，うつ病は再発・再燃が多いことも知られている．米国国立精神衛生研究所/米国国立衛生研究所（National Institute of Mental Health/National Institute of Health：NIMH/NIH）や米国精神医学会（American Psychiatric Association：APA）の報告によれば，大うつ病性障害の50〜80％がその後最低1回は再発するという．また，世界精神医学会（World Psychiatric Association：WPA）の報告によれば，大うつ病性障害の20％が再発をきたし，30％が慢性化すると言われている．ある予後調査の結果では，5年以内の再発率は62％で，10年間では75％であると報告されている．

　このように再発が比較的多いうつ病患者に対して，再休職させないためには復職後にどのようなサポートが必要であろうか．筆者のクリニックでは，2004年から復職後の患者に土曜

※1 absenteeism：欠勤（職場に来ないこと）によって生じる問題のこと．
※2 presenteeism：職場には来ているが，健康障害のため遂行能力が著しく低下していることによって生じる問題のこと．

日にフォローアッププログラム（精神科ショートケア）を提供しており，参加者を観察することで復職したうつ病患者がおおよそ抱く心理の変遷に経時的なパターンがあることがわかってきた．したがって，こうした心理的リスクをあらかじめ予測して職場側に情報提供できれば，再発のリスクを減らすことにつながると考えられる．

1) 復職～3カ月目

職場復帰してから数カ月は一般的に「通勤するだけで精一杯の段階」である．復帰直後の患者は，当初は通勤することだけで疲労してしまう．また，一般的に，患者が復職したからといって職場でその日からプロジェクトメンバーとして役割をもったり，明確な担務が与えられたりすることは難しいため，自席の片づけやメールチェック，上司から頼まれたことの手伝いぐらいしかやることがない．与えられた就労時間内に職場に身をおいているだけでもうまく力が抜けず緊張してしまい，周囲が坦々と働いているなかでただ着席している自分とのギャップに引け目を感じ，心身ともに疲労困憊してしまう．一方，職場は比較的配慮ある受け入れをしてくれて，「無理しないでね」という雰囲気であることが多いようだが，復職後まもない患者はそれさえプレッシャーに感じてしまうことがある．

したがって，この時期は**「疲労の回復と不安・緊張の軽減」を最優先と位置づけ**，患者に接するべきだ．まずは，毎日の睡眠の重要性を再認識させ，翌日に疲れを残さないように徹底させる．そして，不調になる前に自分がバリバリ働けていた頃のイメージと現在発揮できるパフォーマンスには差があり，それが病気から来るものであることを再認識してもらう．周囲への引け目や焦りなどの気持ちも積極的に言語化して発散させ，翌週へ引きずらないように働きかける．

2) 4カ月目～6カ月目

復帰して3カ月間が過ぎ4カ月目以降から半年では，「病状再燃の危機の段階」が訪れる．この頃になると，職場は患者が病気明けであるため寛容であった雰囲気から変わり，そろそろ通常の業務を期待しはじめる．ここで患者がセルフケア，つまり実はまだ調子があまりよくないことやパフォーマンスに限界があることを上司や産業保健スタッフへきちんと伝えておくことができなければ，たちまち仕事量，責任，周囲の期待が増して，特別扱いされなくなってしまう．本人の就労意識も一瞬高まるが，実際にはうまく仕事をこなせず，周囲の期待に応えられず無力感を抱いたり，憂うつな気分が続いたり，さらに病状が悪化すれば頭が働かなくなって，欠勤が生じてくることもよくある．その様は，あたかも，子供の運動会に参加して，若いころのイメージのまま徒競争に出て転倒してしまうお父さんのような状態だ．

したがって，この時期は**初心にかえり本人の課題の再確認と心理的な援助を重視する**．つまり，休業治療中に気づいた自らの性格特性や思考・行動パターンや病気になった経緯などを再確認させ，例えばコミュニケーションに問題のあった患者の場合であれば，現在の自分の気持ちを本当に伝えられているのか，伝えている気持ちになっているだけで相手はそう受け止めてはいないのではないか，などを気づくように働きかける．また，この時期は孤独感を抱きやすいので，上司・同僚からの共感的理解による心理的な支援が大きな役割を果たすことが多い．

3) 7カ月目〜1年経過

　復帰後半年を過ぎてから1年に差しかかる頃は「真の復職の段階」と位置づけられる．職場においては，特別扱いされることなく1カ月に20時間程の残業もこなし，周囲の期待にもある程度応え，自分でも満足感を得始めている時期である．この時期まで順調に就労できている患者は，良くも悪くも働いていることが「当たり前」になっている．しかし，その「常態化と慣れ」にもし慢心が加われば，かつて病気になる前と同じように働いてしまい，ここに病状再燃のリスクが潜んでいると考えられる．

　したがって，この時期は**休業治療中に身につけた「新たな働き方の"実践"」を促すのがよい**．例えば，職場での色々な場面において，「病気になる前の自分であればこのように捉えて自滅していたが，今回は視点を変えてみた」「以前であればこのような態度をとっていたが，今回はあえて違う考え方でやってみた」というように新しい働き方を実践してもらい，その結果どうなったか，どう思ったかなどを診察時に確認する．治療者は休業中の取組みの成果を支持し，本人も新しい働き方がようやく自分のものになっていく．

　　＜文献＞
　　1）保崎秀夫：難治性うつ事例へのリハビリテーションシステム開発事業．日本精神保健福祉連盟，2009

第3章 いろいろな臨床場面での精神医学的対応

§3 その他，精神科的緊急事態など

1 隠れている軽い統合失調症を発見するには
非特異的症状と患者への対応

西多昌規

1 はじめに

統合失調症は，発病危険率が全人口の1％を占める，めずらしくない精神障害である．初発例が精神科をはじめに受診せず，内科をはじめとした一般医を訪れることも十分にありうることである．

現代精神医学では，統合失調症は米国精神医学会による診断基準，DSM-IV-TRをもとに診断されることが多い．特徴的な症状としては，妄想，幻覚，まとまりのない会話，緊張病性の行動，感情の平板化など陰性症状が挙げられる．これらの症状が認められれば，統合失調症を疑うことも難しくはない．

しかし，統合失調症の発症初期の症状は，非常に多彩である．初期の統合失調症では，幻覚妄想など陽性症状，感情鈍麻などの陰性症状のどちらも顕在化していないことが多い．自我障害など専門医以外には判別しがたい症状を呈し，診断と対処に苦慮する機会が少なくない．抑うつ気分，不安・焦燥，不眠など，うつ病など他の精神疾患にも認められる非特異的な症状のみを呈し，統合失調症の診断基準を現時点では満たさないが，将来的には統合失調症の発症を念頭におくべきケースも存在する．

本稿では，統合失調症の特異度の高い症状を概観する．これをふまえて，代表的な症状の背後に隠れている非特異的な症状を説明し，軽い統合失調症を発見するための注意点について解説する．

2 統合失調症の特異的症状

DSM-IV-TRによる統合失調症の診断基準を表に示す．特徴的・特異的な症状としては，表中のAに挙げる5つであり，これらのうち2つ以上の症状が1ヵ月の期間にわたって，ほとんどいつも存在していることが必要とされている．

これらの条件を満たし，さらに診断基準B～Fまでを満たせば，統合失調症と診断できることになる．

しかし，DSM-IV-TRの診断基準に基づいて診断を下すことは，臨床場面では容易ではない．診断基準は満たしていないが，現病歴や経過から統合失調症と診断した方が無難であろう，現状では統合失調症の診断基準を満たしていないが，将来的に発症の危険性が高い，などという曖昧な判断を下さざるを得ない場合が少なからず存在する．

一般臨床医にとっては，特異度の高い症状を優先的に把握することが第一である．さらに特異度の劣る非特異症状を把握することも，治療を円滑に進めるために役立つ．

表 ● 統合失調症の診断基準（DSM-Ⅳ-TR）

A. **特徴的症状**：以下のうち2つ（またはそれ以上），おのおのは1カ月の期間（治療が成功した場合はより短い）ほとんどいつも存在：
   1) 妄想
   2) 幻覚
   3) まとまりのない会話（例：頻繁な脱線または滅裂）
   4) ひどくまとまりのない，または緊張病性の行動
   5) 陰性症状，すなわち感情の平板化，思考の貧困，または意欲の欠如
   注：妄想が奇異なものであったり，幻聴がその者の行動や思考を逐一説明するか，または2つ以上の声が互いに会話しているものであるときには，基準Aの症状を1つ満たすだけでよい

B. **社会的または職業的機能の低下**：障害のはじまり以降の期間の大部分で，仕事，対人関係，自己管理などの面で1つ以上の機能が病前に獲得していた水準より著しく低下している（または，小児期や青年期の発症の場合，期待される対人的，学業的，職業的水準まで達しない）

C. **期間**：障害の持続的な徴候が少なくとも6カ月間存在する．この6カ月の期間には，基準Aを満たす各症状（すなわち，活動期の症状）は少なくとも1カ月（または，治療が成功した場合はより短い）存在しなければならないが，前駆期または残遺期の症状の存在する期間を含んでもよい．これらの前駆期または残遺期の期間では，障害の徴候は陰性症状のみか，もしくは基準Aに挙げられた症状の2つまたはそれ以上が弱められた形（例：風変わりな信念，異常な知覚体験）で表されることがある

D. **統合失調感情障害と気分障害の除外**：統合失調感情障害と「気分障害，精神病性の特徴を伴うもの」が以下の理由で除外されていること
   1) 活動期の症状と同時に，大うつ病，躁病，または混合性のエピソードが発症していない
   2) 活動期の症状中に気分のエピソードが発症していた場合，その持続期間の合計は活動期および残遺期の持続期間の合計に比べて短い

E. **物質や一般身体疾患の除外**：障害は，物質（例：乱用薬物，投薬）または一般身体疾患の直接的な生理学的作用によるものではない

F. **広汎性発達障害との関係**：自閉性障害や他の広汎性発達障害の既往歴があれば，統合失調症の追加診断は顕著な幻覚や妄想が少なくとも1カ月（または，治療が成功した場合はより短い）存在する場合にのみ与えられる

（文献1を参考に作製）

> **memo**：古典的だがKurt Schneiderの唱えた一級症状も参考になる場合がある．思考伝播，思考吹入，思考化声，思考奪取など思考障害が，代表的な一級症状である．自分の考えが他人に伝わってしまうと感じる（思考伝播），他人の考えが自分に入り込んでしまうと感じる（思考吹入），自分の思ったことが声になって自分に聞こえるまたは他人にも聞かれていると感じる（思考化声），自分の思ったことが抜き取られてしまうと感じる（思考奪取）は，統合失調症に特異的な精神症状として知られている．
>
> ほかに，被影響体験，妄想知覚が挙げられる．被影響体験とは，「電波のようなものが自分に飛んできて，心臓がドキドキする」など奇妙な感覚を指す．妄想知覚とは，「自分の前で看護師が咳をしたが，あれは自分への嫌がらせだ」など，見たものや聞いたことを，被害的に解釈する症状である．関係づけは第三者から了解不可能である．これらの症状は，統合失調症を診断するうえで価値の高い情報である．

3 統合失調症の非特異的症状

　幻覚妄想状態などによって統合失調症が顕在発症する症例のなかには，それに先行して**2**で説明した以外の非特異的な症状が，ごく挿間的に出現していることが少なからずある．

　加藤らは，統合失調症が顕在発症した段階で精神科入院歴がある患者15例を，後ろ向きに

調査し，初期段階での症状の特徴を検討した．統合失調症初期段階における診断としては，対人恐怖が8例と最も多く，うつ病ないしうつ状態（4例），ヒステリー（2例），心気症（2例）などであった．15例中11例が暫定診断，いわゆる「疑い病名」であり，3例が，経過中で統合失調症に診断が変更された[2]．

DSM-Ⅳ-TRに記載されていない非特異的な症状を示す統合失調症は，専門家でも診断が難しい事実を示している．以下に代表的な症状を列記し，解説を加える．

1) 対人恐怖・社交不安

対人恐怖は「人の目つきが気になる」という訴えが基本だが，統合失調症の場合は「周りの人にじろじろ見られている」といった注察念慮，関係妄想のニュアンスをもつことが多い．通常の対人恐怖に比べて，恐怖となる対象が拡大している傾向がある．

2) 解離・転換症状（ヒステリー）

意識の解離や，失声・失歩など転換症状など，古典的にヒステリーと呼ばれる症状も散見される．背後には未発達な幻覚妄想が存在することが少なくないが，患者が言語化できないことが多く，判断に苦しむことが多い．

3) 抑うつ状態

統合失調症でもしばしば幻覚や妄想に先行して，あるいは幻覚や妄想が軽快した後に，抑うつ状態を呈することがある．初期症状における抑うつは，病状としての深刻味に欠き，持続性を欠く傾向がある[2]．

4) 身体不定愁訴・心気症状

器質的な病変が明らかでない身体愁訴がみられる場合には，うつ病や統合失調症の部分症状として出現していることが少なくない．抑うつ，不安・焦燥など心気症状以外の症状を合併している場合には，気分障害や統合失調症を疑う必要がある．

身体の異常に対する思い込みが，妄想と言えるまでに強固である訂正不能な場合は，統合失調症を積極的に疑ってよい[3]．体の異常はないことを説明しても，容易に納得しない場合は，心気妄想の可能性が高い．

5) 不安・焦燥

患者にとって侵襲的な幻覚・妄想が原因で，強い不安や情動不安定も目立つことが多い．不安・焦燥だけが目立ち，不安障害と誤診する可能性もある．強い不安・焦燥の原因として，背景に妄想気分が存在することがある．妄想気分は被害関係妄想に比べて妄想内容は曖昧であり，患者はうまく言語化して説明することが難しい．自分の周囲で起こるできごとや様子が奇妙であり，恐怖感や不安感が前景に立つ．

6) 自閉性，引きこもり

陰性症状としての自閉，それに伴う引きこもり現象は，さまざまな精神疾患によって生じることであり，統合失調症に特異度が高いわけではない．統合失調症の場合，発症してから

長期間にわたって持続することが多い[4]．未治療期間が長く発症時期がわからない場合，いつごろから社会活動機能が低下したかを知ることは，発症時期を推定する意味で参考になる．

4 対応，コンサルト

　進歩した現代医療においては，独力で患者の問題にすべて対応することは不可能であり，統合失調症への対応は，初期治療の段階から専門科（精神科）のもとで行われるのが望ましい[4]．そもそも統合失調症では，統合失調症であると自ら名乗って受診することはあまりない．病名の告知ですら，専門医の間でもケースバイケースで迷うことも多く，デリケートな問題である．

　一般医としては，**ある程度の水準で統合失調症をスクリーニングできるだけでも，十分であると考えられる．あとは，精神科治療にスムーズにつなげることが重要となってくる**．すなわち，うまくコンサルトする，専門家を紹介するというスキルである．現在では精神科受診の心理的垣根はかなり低くなったとはいえ，精神障害への偏見は根強く，患者に紹介しにくい，コンサルトしづらい，本人の同意をとりづらい，などという悩みも臨床現場ではよく耳にする．

　患者へ説明する際の原則としては，自分の専門外のことを，他の専門医に相談する過程であることを強調することである．現状の症状が自律神経のバランスの乱れや精神的ストレスで生じる場合もあるので，治療のためには一度専門家に相談したい旨を伝えることである．抑うつ気分や不安・焦燥が精神のみならず身体面にも悪い影響を与えることも，説明として役立つこともある[3]．

　依頼先の精神科医は，コミュニケーションをとりやすいことが望ましい．治療だけでなく，患者に自分が信頼している精神科医であることを伝えると，患者も安心することが少なくない．

　身体不定愁訴が主症状の場合は，身体的な精査が可能である総合病院へ紹介する方が，患者も受け入れやすい．総合病院でも，常勤の精神科医がいる病院，非常勤勤務の精神科医しかいない病院などがあるが，理想的なのは前者であることは言うまでもない．通院の利便性と精神科治療の提供レベルとを考え，選択すべきであろう．

　患者自身が精神科受診に抵抗を示している場合は，家族と連携をとる必要がある．病状を家族に話し，受診を説得してもらう場合もある．問題が複雑である，あるいは判断に迷うケースでは，正式な患者依頼や診療情報提供書を書く前に，インフォーマルに精神科医に口頭で相談してみることを勧める．

　　＜文献＞
1)「DSM-IV-TR 精神疾患の分類と診断の手引（新訂版）」（米国精神医学会/著，高橋三郎，他/訳），医学書院，2009
2)「統合失調症の語りと傾聴 EBM から NBM へ」（加藤 敏/著），金剛出版，2005
3)「内科医のための精神症状の見方と対応」（宮岡 等/著），医学書院，1995
4)「一般臨床医のためのメンタルな患者の診かた・手堅い初期治療」（児玉知之/著），医学書院，2011

第3章 いろいろな臨床場面での精神医学的対応

§3 その他，精神科的緊急事態など

2 差し迫った自殺の危険を示すサイン

堀川直史

プライマリ・ケア（primary care：PC）に通院している患者が自殺によって死亡することは決して稀ではない．未発表の資料だが，筆者らが地域医師会と行った共同調査によると，通院中の患者の自殺を経験したことのあるPC医は全体の約2割に達する．また，欧米の資料では，自殺者の45％が自殺前1カ月以内にPCを受診している[1]．**「差し迫った自殺の危険」をPCで発見して，精神科に紹介することなどができれば，それは自殺防止のために非常に大きな役割を果たすことになる**．

1 自殺前徴候[2,3]

差し迫った危険を示す直接のサインは「自殺前徴候」と呼ばれる．多くの研究が行われてきたが，その結果を表1のようにまとめることができるであろう．このなかで**特に重要なサインは，「直接的な発言」と「直接的な行動」である**．これらがみられたときには速やかに自殺防止対策をとることが求められる（「第3章§3-3．自殺の危険が強いときに行うこと」参照）．自殺については，いくつかの誤った社会的先入観がある．「死にたいと言う人は自殺しない」はその代表である．実際には，**自殺者の大多数は親しい人に「死にたい，死にたいほどつらい」と話している**．

2 自殺の危険因子[2,3]

PCの診察場面で患者が死にたいと述べることはさほど多くないかもしれない．このときに自殺の危険のある人を発見する手がかりは**「自殺の危険因子」**である．これについても多くの研究があり，その結果を表2のようにまとめることができるであろう．

このなかで**圧倒的に重要なことはうつ病に罹患していること**である．自殺者の自殺前の心理状態・精神症状を調べた日本の研究[4]では，自殺者の約3/4がうつ病またはうつ病の疑いと判断されている（残りの1/4の多くは統合失調症であり，主として精神科で治療を受けている）．「自殺の動機」として健康問題，経済生活問題などが挙げられ，これらとうつ病が並

表1 ● 差し迫った自殺の危険を示すサイン：「自殺前徴候」

分類		例
言語的徴候	直接的な発言	「死にたい」
	間接的な発言	「世の中が嫌になった」
行動的徴候	直接的な行動	自殺企図，刃物や薬・毒物の入手
	間接的な行動	身辺整理

列に記載された模式図をみることがあるが，これは誤りであり，**健康問題などがストレス因子になってうつ病が発病し，そのときに自殺が起こりやすくなる**と考えることが妥当である（図）．

しかし，すべてのうつ病患者で自殺の危険が強いわけではない．**自殺の危険が強いうつ病患者は，うつ病だけでなく自殺のそのほかの危険因子**（表2）**をあわせもつ患者**であろう．とりわけ，**自殺未遂の既往がある，サポートが不足し孤独な生活を送っている，最近大きな喪失を体験した，**などが重要である．

うつ病の症状からも自殺の危険をある程度判断することができる．すなわち，①**自殺企図**があったときや**自殺念慮**を述べるときに自殺の危険が強いことは当然であるが，そのほかに②**不安，焦燥感が強い，**③**悲観・絶望と孤立感が強い，**さらに④**医療者との感情的な接触が深まらない，**などのときも十分な注意が必要である．

表2 ● 自殺の危険のある人の発見：「自殺の危険因子」

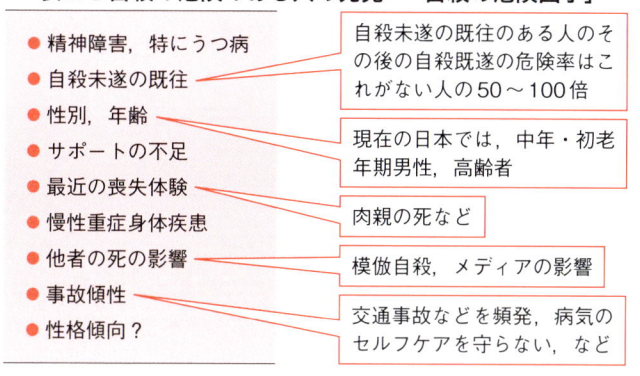

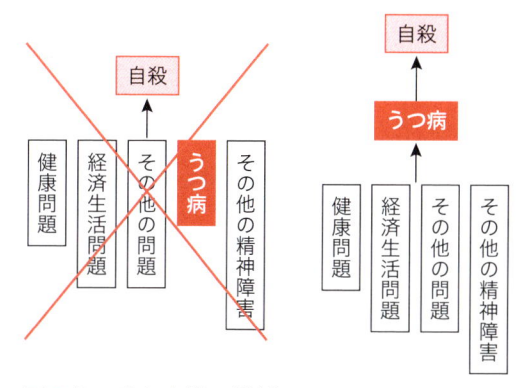

- 精神障害，特にうつ病
- 自殺未遂の既往 ── 自殺未遂の既往のある人のその後の自殺既遂の危険率はこれがない人の50〜100倍
- 性別，年齢 ── 現在の日本では，中年・初老年期男性，高齢者
- サポートの不足
- 最近の喪失体験 ── 肉親の死など
- 慢性重症身体疾患
- 他者の死の影響 ── 模倣自殺，メディアの影響
- 事故傾性 ── 交通事故などを頻発，病気のセルフケアを守らない，など
- 性格傾向？

図 ● うつ病と自殺の関係
自殺の動機として，うつ病は健康問題などと並列ではなく（左），健康問題などによりうつ病が発症すると考えられる（右）

＜文献＞
1）Luoma JB, et al.：Contact with mental health and primary care providers before suicide：a review of the evidence. Am J Psychiatry, 159：909-916, 2002
2）堀川直史：自殺念慮・自殺未遂．「臨床精神医学講座第17巻リエゾン精神医学・精神科救急医療」（山脇成人，黒澤 尚／編），pp.381-390, 中山書店，1998
3）堀川直史：急増する自殺，その実態と対応．医学のあゆみ，194：489-495, 2000
4）張 賢徳：自殺既遂者中の精神障害と受診行動．日本医事新報，3789：37-40, 1996

第3章 いろいろな臨床場面での精神医学的対応

§3 その他，精神科的緊急事態など

3 自殺の危険が強いときに行うこと

堀川直史

　自殺の危険が強いと思われたときに，どのようにすればよいのであろうか．最も簡単にいえば，すでに精神科にかかっている患者であれば，早くその精神科に行くことを勧め，精神科にかかっていなければ，精神科に紹介するということになるのであろう．しかし，これに同意しない患者は比較的多く，また**プライマリ・ケア（PC）におけるサポートは患者に非常によい影響を与える**であろうとも推測される．本稿では，PCにおいてどのように対応するとよいのかを考えることにしたい．また，どのようにすれば患者が精神科受診に同意しやすくなるのかについても述べる．

1 自殺念慮の有無とその強さを確かめる[1〜3]

　自殺の危険が強いと思われたときに行うことは，**自殺念慮の有無とその強さを確かめ，自殺を考えるようになった理由について話し合う**ことである．しかし，唐突に「あなたは死にたいと思っているか」と質問するわけにはいかない．このときの話のしかたに規定はないが，筆者は次のような方法がよいのではないかと考えている．

　このときの話し合いの前半は自殺念慮についてである（図a）．図aのなかで，**「悲観的」**という言葉は比較的使いやすく，患者も返答しやすい言葉のように思われる．「とても悲観的か」と尋ねただけで，「死んだ方が楽だ」と返事をする患者もいる．悲観的だというが，自殺念慮までは語らない患者に，「死んだ方が楽だと思うくらい悲観的か」と質問することも会話の流れのなかで不自然ではない．これに続いて，自殺そのものについて質問し，自殺がどのくらい差し迫ったものであるかを判断することになる．「自殺について聞くと，自殺したい気持ちを強める」と言われることがある．これも自殺に関する誤った社会的な先入観であり，**このような質問で自殺念慮が強まることはなく，患者が放置され，孤立する方がはるかに危険である**．

2 自殺念慮に至る理由を聞く[1〜3]

　次に行うことは**自殺念慮を考えるようになった理由を聞く**ことである（図b）．「自殺を考えるのは重大なことで，どのような事情でそう思うようになったのか」と聞くとよい．患者のなかには，直接のきっかけ，例えば「妻と口論してかっとして死にたくなった」などと答える人もいる．通常，それだけで死にたいと思うことはないので，「そのほかに最近悩んでいることはないのか」と尋ねる．そうすると，患者は健康問題の悩み，生活の困窮，家庭や会社での苦痛などを述べることが多い．

　その後，「自分を大事にしてほしい．自殺はいけない」と言いながら，「どのように考えて，これまで自殺しないようにしてきたのか」と質問する．家族に迷惑をかける，自殺は怖いな

a) 自殺念慮の有無と強さを確かめる

- 気持ちがつらいか？
- とても悲観的か？
- 死にたいくらい悲観的か？

- 死にたいと思っているか？
- その方法を考えているか？
- 実際に死のうとしたことがあるか？

b) 自殺念慮に至る理由を聞くとき

- どのような事情があったか？
- （直接のきっかけは何か？）

- 何が自殺をとめているか？
- 誰が（何が）患者を支えているか？
- どのように考えて，自殺しないようにしているか？

- 自分を大事にしてほしい，自殺はいけない

図　自殺の危険が強いと思われたときの話しの仕方

どと述べる患者が多い．このときは「本当にそうだ」と返事をするだけでよい．**このようなことを患者と率直に話し合うことは，おそらく多くの患者にとって大きな救いになる．**

少数だが，「自分を止めるものは何もない」という患者もいる．このときは特に危険である．しかし，この場合も「自分を大事にしてほしい．自殺はいけない」とくり返し述べることがよい．それによって，「先生がそういうなら，さしあたり自殺はしない」というようになる患者も決して稀ではない．「なぜ自殺してはいけないのか」と議論をもちかける患者もいる．答えのない問題であり，議論を避け，「とても難しいことで，ちゃんとした理由を述べることはできないが，自殺はやめよう」と返事をすることがよい．

以上の話し合いのなかで**患者の心理と苦境が理解できれば，それだけで治療関係は深まるので**（「第3章§4-4．身体疾患患者の心理的ケア1」を参照），**精神科受診を勧めたときにも，患者はこれに従うことが多くなる．**

3 そのほかのこと

そのほかに，理想的には，患者がうつ病に罹患しているか否かも確認した方がよい．しかし，多くの患者はうつ病に罹患していると思われるし，PCにおける介入では上に述べたことの方がより重要である．したがって，うつ病について無理に尋ねる必要はないであろう．

以上に要する時間は30分程度と思われる．忙しいPCでこの時間をとることは大変であるが，**非常事態であり，時間をとるように工夫すべきであろう．**

また，**家族への連絡**については，患者のサポートのため，さらに患者の保護のためにも，原則としては家族を呼ぶ方がよいであろう．

<文献>
1) 堀川直史：自殺念慮・自殺未遂．「臨床精神医学講座第17巻リエゾン精神医学・精神科救急医療」（山脇成人，黒澤 尚／編），pp.381-390，中山書店，1998
2) 堀川直史：急増する自殺，その実態と対応．医学のあゆみ，194：489-495，2000
3) 堀川直史：自殺企図で一般病院救急部を受診した患者に対するマネジメント．精神科治療学，26増刊号：337-341，2011

第3章 いろいろな臨床場面での精神医学的対応

§3 その他，精神科的緊急事態など

4 自殺企図が起こったときに行うこと

堀川直史

　自殺企図が起こったときに行うことは，①**適切な身体的診察と丁寧な治療とケア**，②**患者を支え，患者を保護するための当面の体制をつくる**，③**プライマリ・ケア（PC）でできる心理的サポートを行う**，その上で④**精神科に紹介する**，などであろう．

1 PCでできる心理的サポート[1～3]

　PCでできる心理的サポートは前稿「第3章§3-3．自殺の危険が強いときに行うこと」で述べたことと概ね等しい（図）．異なる点は，すでに**自殺企図が起こっているので，それに関係する事情を話し合う**ということである．すなわち，今回のことで**事情が変わったか，事情が変わらないとすればどのように考えることにしたか**などを話し合う．このどちらかを述べることのできる患者は多く，この場合には自殺企図が再現する危険はさほど強くない（もちろん危険を否定することはできない）とみることができる．いずれにせよ，このような話し合いは**重要な心理的サポートになり，このような話し合いの後であれば，患者は精神科紹介も受け入れやすくなる**であろう．

2 自殺企図患者をみるときの注意点[1～3]

1) 医療者の陰性感情

　自殺企図患者をみるときにはいくつかの注意点がある．その1つが，**医療者の陰性感情**である．医療者の仕事は患者の苦痛を和らげ，命を救うことである．自殺企図患者はこれと正反対のことをしていることになる．したがって，医療者が自殺企図患者に陰性感情を抱いた

- どのような事情があったか？
- （直接のきっかけはなにか？）
- 今回のことで事情がかわったか？
- 事情が変わらないとすれば，どのように考えることにしたか？
- 今後，誰が（何が）患者の支えになるか？
- 自分を大事にしてほしい．自殺はいけない

図●自殺企図が起こったときにPCでできる心理的サポート

としても当然のことである．しかし，自殺企図患者は，重い精神障害や重いパーソナリティ障害（自殺企図をくり返す患者にはパーソナリティ障害の患者が多い．しかし，患者がパーソナリティ障害になったことにも個人の責任以外の理由がある）に罹患しているかもしれないし，重大な問題を悩んでいるかもしれない．これらを思い出し，医療者は自分が行うべき仕事を誠実に実行すべきであろう．

2) 身体的損傷が軽微なとき

自殺企図による身体的損傷が軽微なときに，医療者は「本気の自殺ではない」と考えることがある．これは誤りであり，身体的損傷の重症度とその後の自殺の関係については現在も一定の結論が得られていない．したがって，**身体的損傷の重症度にかかわりなく，自殺企図患者はその後の自殺の危険が強いと考えて，慎重な対策を講じるべきである．**

3) 自殺の意図が不明確なとき

同様に，**自殺の意図の明確さについても，その後の自殺の危険が強い人を広い範囲でとらえておく方がよい．**例えば，「眠りたかっただけ」「これで死ぬことはないとわかっていた」「いらいらして体を傷つけただけ」などと述べる人がいる．このようなときには**「死なないかもしれないが，これで死ぬとしたらそれでもよいと思いましたか」**と聞くことが役立つ．この質問を肯定する患者は非常に多く，これを出発点にして患者の苦痛についての話し合いが可能になる．**自殺念慮はゼロか100ではない**ことを忘れてはならない．

4) アピール性が強いと感じたとき

周囲からみて，注目を引きたい，アピール性が強いと感じる自殺企図もある．このときにも「本気の自殺ではない」と考えることは誤りであろう．自殺企図がアピールであったとしても，それは**苦痛のアピール**である．したがって，このような場合にもその後の自殺の危険が強いと考えて，慎重な対策を講じるべきである．

<文献>
1）堀川直史：自殺念慮・自殺未遂．「臨床精神医学講座第17巻リエゾン精神医学・精神科救急医療」（山脇成人，黒澤 尚/編），pp.381-390，中山書店，東京，1998
2）堀川直史：急増する自殺，その実態と対応．医学のあゆみ，194：489-495，2000
3）堀川直史：自殺企図で一般病院救急部を受診した患者に対するマネジメント．精神科治療学，26増刊号：337-341，2011

第3章 いろいろな臨床場面での精神医学的対応

§3 その他，精神科的緊急事態など

5 精神科救急の利用方法

堀川直史

精神科救急の体制と今後の課題

　プライマリ・ケア（PC）医が精神科救急を利用したいと思うときは，①**激しい興奮，錯乱などの症状があるとき**，②**暴力行為などがあったか，生じそうなとき**，③**自殺の危険が非常に強いと思われるとき**，などであろう．

　これを受ける精神科の体制は都道府県によってかなり大きな差があるが，いずれにせよ不完全で不十分なことが多い．多くの場合，精神科入院が必要になるが，一般には都道府県の精神医療センターなどに窓口があり，精神病院協会などが協力する形で精神科救急が行われている（図）．しかし，役に立たないことも稀ではない．

　以上のルートで精神科救急を利用することができないときのために，普段から1人ないし数人の精神科医と個人的に親しくなっておくことが必要かもしれない．この場合，利用できる精神科入院のシステムは医療保護入院であるが，保護義務者が同意しなかったときや保護義務者がいないときに，入院は困難と言われることが多い．そのほかの方法は警察に依頼することである．警察がかかわれば，「自傷」「他害」の恐れがあるとして，警察が精神科病院に連れて行き，措置入院となることが多い．しかし，警察がかかわりを拒むこともある．

　いずれにせよ，精神科救急体制を整備することは精神科の大きな課題の1つである．さまざまな困難があるが，都道府県がリードして，早急に精神科同士の適切な協力体制をつくらなければならないであろう．

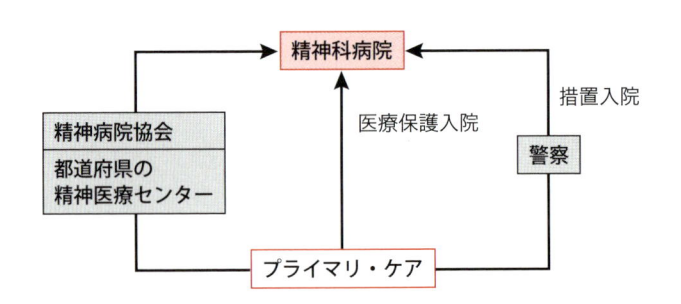

図●精神科救急の体制

第3章 いろいろな臨床場面での精神医学的対応

§4 身体疾患患者の心理的ケア

1 心身症とは何か，これを疑うのはどのようなときか

堀川直史

1 心身症とは何か

　心身症は「**身体疾患のなかで，その発症や経過に心理社会的因子が密接に関与し，器質的ないし機能的障害が認められる病態をいう．ただし，神経症やうつ病など，他の精神障害に伴う身体症状は除外する**」と定義されている[1]．すなわち，心身症は精神障害ではない．身体疾患で，それが上のような特徴をもっているときに，「心身症的だ」「心身症の特徴をもっている」などという言い方をする．診断の書き方も，例えば「十二指腸潰瘍（心身症）」のように，身体疾患の診断に心身症という言葉を付記する．

2 ストレスと心身症の関係[2,3]

　われわれは多くの心理社会的刺激や物理的・化学的刺激のなかで生活している．このような刺激が「**ストレス因子**」（ストレッサーともいう．ストレス状態を生み出す原因）となって，心身の恒常性が乱れることがある．この**心身の恒常性が乱れた状態を「ストレス状態」**という．

　ストレス状態は，①**心理的な変化**，②**行動の変化**，③**身体的な変化**という3つの側面からみることができる．心理的な変化は主に感情の変化である．疲れて気持ちが動揺しやすくなり，苛立ちやすくなることが最も多いが，抑うつ気分，不安，些細なことを心配しやすくなることなども生じる．行動の変化も多様である．例えば，仕事の能率が悪くなる，遅刻をしやすくなる，酒や煙草が増える，気晴らし食い，買い物が増える，ギャンブルに行くことが増えるなどであり，そのほかに慢性身体疾患患者であれば，セルフケア行動が乱れてしまうこともある．

　身体面の変化は，いわゆる自律神経失調症状が中心であり，不眠が生じることも多い．また，ストレス状態では**自律神経，内分泌，免疫などの機能の変化**が実際に生じることも知られている．**これらの身体的変化によって，身体疾患が発病したり，悪化，再燃・再発したりすることがある．これが心身症にほかならない**．

　ストレス状態と心身症の間にはもう1つ別の経路がある．すなわち，ストレス状態における行動の変化，この場合には**主にセルフケア行動が乱れ，そのために身体疾患が悪化することがある．これも心身症に含まれる**（図1）．

3 心身症として生じやすい身体疾患[2,3]

　以上から，心身症のメカニズムが作用しやすい身体疾患は，自律神経，内分泌，免疫など機能の変化が影響を与えやすい疾患，および患者のセルフケアが重要な意味をもつ疾患ということになる．**代表的な疾患**として，消化性潰瘍，潰瘍性大腸炎，気管支喘息，本態性高血

圧症，不整脈，冠動脈疾患，甲状腺疾患などの内分泌疾患，緑内障，アトピー性皮膚炎，蕁麻疹，脱毛症などを挙げることができるであろう．

4 どのようなときに心身症を疑うか[2, 3]

どのようなときに心身症を疑うかは臨床的に特に重要である．**このときの手がかりを表**にまとめた．

5 心身症の治療について[2, 3]

心身症の治療は，**①その身体疾患の一般的な治療を行う，②ストレス因子とストレス状態について説明し，ストレス因子にどのように対処するかなどを患者と相談する**，という2点にまとめることができる．

このうち，**ストレス対処**にはさまざまな方法があるが，図2のように整理するとわかりや

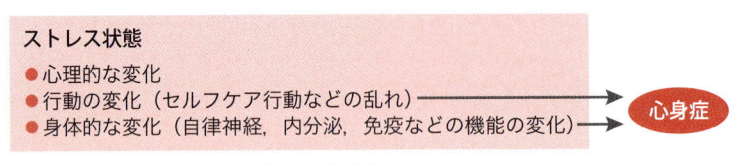

図1 ● ストレス状態と心身症の関係

ストレス状態
- 心理的な変化
- 行動の変化（セルフケア行動などの乱れ）
- 身体的な変化（自律神経，内分泌，免疫などの機能の変化）
→ 心身症

表 ● 心身症を疑うときの手がかり

- 一般的な治療の効果が不十分
- 再発，再燃をくり返す
- 特に，入院すると軽快し，退院すると悪化する
- 現在の身体疾患とは別の不定の（多様で，変動しやすい）身体症状がみられる
- 一般にストレス状態で生じやすい心理的な変化，行動の変化がみられる
- 実際に，ストレス因子が強いことがわかる

図2 ● ストレスの対処方法

ストレス因子になっている刺激を取り去る ⇔ ストレス因子になっている刺激に対する考え方を変える

- 環境調整：難しいことが多い
- 取り去ることができないとあきらめていないか？ できるだけ遠ざかる，遠ざかる時間をつくる

- 気分転換
- 人に話す
- 体の疲れを癒す
  ・きちんと食べて寝る
  ・休息，短い休息
- リラクゼーション

すいように思われる．**根本的なストレス対処方法は，ストレス因子となっている刺激を取り去るか減らすことである**．これができれば最もよいことは言うまでもないが，実際には難しいことが多い．そのときには，**刺激に対する考え方を変えることができないか**を検討することになる．これも根本的な解決策である．例えば，過剰にネガティブな考え方や完全主義的な考え方になっているときには，もう少し楽に考えられないかを患者と話し合うなどである．このようなことを系統的な形で行う精神療法が**認知行動療法**である．心身症が疑われ，ストレス対処が難しい場合には，心身症は精神障害ではないが，認知行動療法に習熟した心理士のいる精神科への紹介を考えるべきであろう．この2つの根本的な解決策の中間に，そのほかのさまざまなストレス対処方法（図2参照）が位置づけられる．これらも，根本的な解決策ではないとしても，重要なストレス対処方法である．

＜文献＞
1）日本心身医学会教育研修委員会：心身医学の新しい治療指針．心身医学，31：37-56，1991
2）堀川直史：精神科と心療内科の臨床における共通点と相違点．こころの科学，84：84-88，1999
3）堀川直史：心身症の診療と教育病院としての対応．綜合臨床，50：145-146，2001

第3章 いろいろな臨床場面での精神医学的対応

§4 身体疾患患者の心理的ケア

2 重症身体疾患急性期の患者の心理

堀川直史

　重症身体疾患は強いストレス因子になり，患者の心理と行動に大きな影響を与える．これが精神障害の原因の1つになることも稀ではない．本稿では，特に「急性期」の重症身体疾患がどのようなストレス因子になるのか，それに伴って患者の心理はどのように変化するのかについて，一般的と思われる事項を述べる[1]．これを知ることは，身体疾患患者のケアの前提の1つとして重要である．

1 対象喪失と「疾病受容のプロセス」

　重症身体疾患は大きな「対象喪失」（自分にとって重要な何ものかを失うこと）を引き起こす．重症身体疾患に罹患したときの対象喪失には，①健康の喪失（ときには命を失う危険性を伴う），②家庭や社会での役割と立場の変化，③これらによって支えられてきた自信と自尊心の喪失などが含まれる．

　重症身体疾患患者の大多数はこの対象喪失に直面し，次第に現状に「適応」[2]していく．この過程がいわゆる**「疾病受容のプロセス」**である．このプロセスについては多くの図式が提唱されているが，基本的な差異はない．また，これらに実証的な裏づけがあるわけではなく，とらわれることは誤りであるが，考え方のモデルとしては有用であろう．

　図はMassie[2]の記載を一部変更して作成したものである．重症身体疾患に罹患し，それを伝えられたときの最初の心理は**「衝撃，拒否，絶望」**である．このときの心理のポイントは，**考えが混乱し，対象喪失に対する対処方法が思い浮かばず，現状に直面することも難しい**という点にある．

　その後数日のうちに，次第に**「現状に直面する」**ことが可能になり，**それに伴って抑うつ気分，不安，苛立ちなどが生じる．**このうち，抑うつ気分は「重要な何ものかを失った」という対象喪失に伴う最も基本的な感情である．また，特に先の見通しが不明確であれば不安が強まる．さらに，自分がこの病気に罹らなければならなかったという「運命の理不尽さ」に対応する感情が怒りであり，患者は何ごとにつけ苛立ちやすくなる．

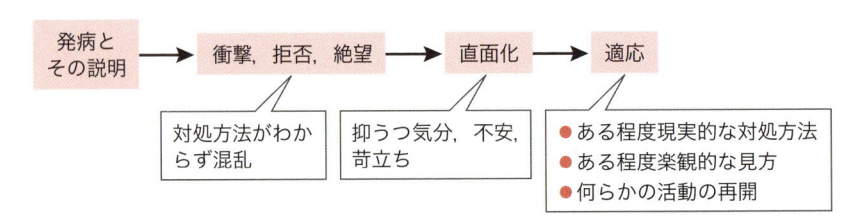

発病とその説明 → 衝撃，拒否，絶望 → 直面化 → 適応

- 対処方法がわからず混乱
- 抑うつ気分，不安，苛立ち
- ある程度現実的な対処方法
- ある程度楽観的な見方
- 何らかの活動の再開

図 ●重症身体疾患急性期の「疾病受容のプロセス」
（文献2を参考に作製）

この状態を経て，**大多数の患者は「適応」に達する**．ここでいう適応は，①何らかの現実的な対処方法の発現，②ある程度楽観的な見方ができること，③何らかの活動が再開することなどを意味している[2]．

この疾病受容のプロセスに要する時間がわかれば，心理的な症状の経過を予測することがある程度可能になるなど臨床で有用である．がん患者に関する調査[2]では，がんの告知から適応に達するまでの時間は平均約2週間といわれている．がん以外の疾患についての研究は不十分であるが，がん患者での結果はそのほかの疾患においても重要な参考資料になるであろう．

2 恐怖・驚愕体験と「ストレス反応症候群」

重症身体疾患が突発し，しかも患者の恐怖・驚愕体験が強かったときには，**「ストレス反応症候群（stress response syndrome）」**[3]が生じることがある．この症候群の主要症状は，①恐怖・驚愕体験の回想の回避，②恐怖・驚愕体験の侵入，③心身の持続的緊張状態である[3]．すなわち，症状だけをみれば外傷後ストレス障害（post traumatic stress disorder：PTSD）と同じである（「第2章§6-2．外傷後ストレス障害を疑われる患者に対して」参照）．しかし，症状は多くの場合数日程度の短期間で消失するか，苦痛を伴わない程度に軽減する[3]．

一方，患者の恐怖・驚愕体験が「極端に強かったとき」には，患者の個人的特性にほとんどかかわりなく，多くの人でこの症候群が長期間持続する．この場合，診断基準を満たして，PTSDと診断されることも稀ではない．

ここでわかりにくいことは，身体疾患によって生じる「極端に強い恐怖・驚愕体験」とはどのような事態なのかということである．**重症身体疾患が突発し，しかも患者が意識を失うことなく，「差し迫った死を現実のものとして体験した」場合**などを考えることになるのであろう．実際に，これまでの研究はこのような体験を引き起こす疾患について行われている．すなわち，重症身体疾患患者におけるPTSDに関する最近の研究では，**重症外傷**が米国におけるPTSDの原因の第1位であり，そのほかにPTSDの頻度の高い疾患として**重症熱傷**（PTSDの頻度は13～45％），**急性心筋梗塞**（0～25％），**急性呼吸不全**（21～35％），**ICU後PTSD（Post-ICU PTSD）**（19％）などが報告されている[4]．

<文献>
1) 堀川直史：重症身体疾患（急性期）の心理的ケア．精神科治療学，26増刊号：367-369, 2011
2) Massie MJ：Anxiety, panic, and phobias. Handbook of Psychooncology (Holland JC, Rowland JH), p.300-309, Oxford University Press, New York, 1990
3) Kaltreider NB, Wallace A, Horowitz MJ：A field study of the stress response syndrome. JAMA, 242：1499-1503, 1979
4) 堀川直史，他：コンサルテーション・リエゾン精神医学における不安障害と身体表現性障害およびその薬物療法．総合病院精神医学，21：334-343, 2010

第3章 いろいろな臨床場面での精神医学的対応

§4 身体疾患患者の心理的ケア

3 重症身体疾患慢性期の患者の心理

堀川直史

 前稿「第3章§4-2．重症身体疾患急性期の患者の心理」に引き続き，本稿では，身体疾患患者のケアの際の心理学的基礎知識として，「慢性期」の重症身体疾患はどのようなストレス因子になるのか，そのときの患者の心理の特徴は何かについて，一般的と思われる事項を述べる[1]．

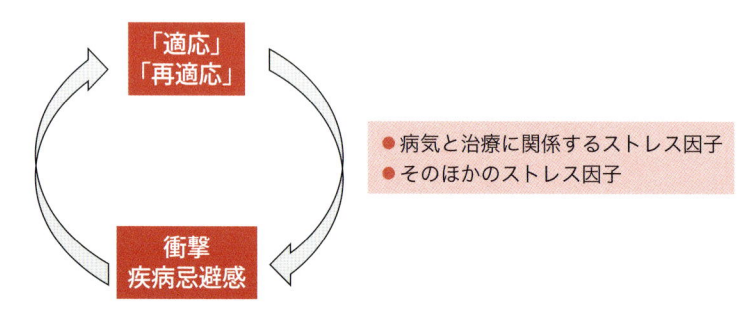

1 慢性重症身体疾患における「円環状の疾病受容プロセス」

 慢性重症身体疾患患者では，前稿で述べた**疾病受容のプロセスがくり返し生じる**．すなわち，いったん適応に達しても，長い経過のなかで，身体疾患の悪化，再燃，合併症の出現などのような疾患と治療に関係するできごとが起こり，そのほかに疾患とは関係のないさまざまなストレス因子も生じる．こうした**新たなストレス因子が加わったときに，（それが疾患とは関係のないストレス因子であったとしても）それまで維持されてきた疾患への適応が破綻し，衝撃と強い疾病忌避感が再現する**ことが多い．この場合，大多数の患者はもう一度発病時と同様の疾病受容のプロセスを用いて新しい状況に**「再適応」**していく．このようにして，慢性重症身体疾患患者では疾病受容のプロセスが反復される．すなわち，慢性重症身体疾患患者の**疾病受容は直線的ではなく，円環を形成している**ということもできる（図）．そして，この終りのない円環がそれ自体またストレス因子として作用することになる．

2 治療関係から生じる慢性重症身体疾患患者の負担

 治療関係がストレス因子になることもある．一般に，治療関係を「急性疾患モデルの治療関係」と「慢性疾患モデルの治療関係」に分けるという考え方[2]がある．急性疾患モデルの治療関係は，患者が急性感染症で入院したような場合である．医療者は患者を指導し，患者はこれに同意し，治療を受け，医療者に協力する立場に立つ．

図● 慢性重症身体疾患における「円環状の疾病受容プロセス」

これに対し，**慢性疾患モデルの治療関係では，医療者と患者は協力し，責任を分かち合って治療を進めていく**（代表的な疾患は，糖尿病，腎不全・透析などであろう）．患者は主体性を尊重されるが，それと表裏の関係で，治療を進める責任の一部を担うことになる．具体的には，**良好な治療アドヒアランスあるいは適切なセルフケアを維持する**ことが患者の主な役割になる．このために，患者はさまざまな欲求を自制し，生活パターンの変更，家庭や社会生活における役割の変化などを受け入れなければならない．**これらは患者の人生そのものに深くかかわる問題であり，これに伴う患者の負担と苦痛は医療者が想像し得るよりもおそらくはるかに大きい．**

3 派生的に生じ得る心理 （図を参照）

　以上 1 2 で述べた2つが，慢性重症身体疾患によるストレスとそのときの患者の心理の代表であろう．これらからいくつかの心理が派生的に生じる．そのうち**「学習性無力」**について述べておきたい．

　学習性無力は一般に**「失敗体験あるいは挫折体験がくり返し生じたあとの自信や自己価値感情の低下」**であり，抑うつ症状を伴うことが多い．慢性重症身体疾患では，特にセルフケアが重要な疾患で，患者がそれを実行することができなかったときに生じる．例えば，糖尿病患者がセルフケアを守ろうと思うが，それを開始し維持することができなかったような場合である．

　このときの自信や自己価値感情の低下は非常に強いことが稀ではない．このときに**患者は虚勢を張ることがある**．「自分の人生は自分で決める」「好きなことをして死ねるなら本望だ」などと述べ，医療者は患者が自分の人生観を述べていると思い，それ以降のアプローチの断念してしまう．このときには，患者を責めることなく，セルフケアは一般に難しいことを念頭におき，これまでの患者の努力に関する肯定的な評価を伝えながら，少しずつゆっくりと患者の話を聞くことがよい．そうすると，患者の多くが「自分はだめな人間で，自分をコントロールできない．病気が悪くなるのはとても怖いのに，ちゃんとできない」などと述べ，その後の精神療法の可能性が開かれる．

　　＜文献＞
　　1）堀川直史：重症身体疾患（慢性期）の心理的ケア．精神科治療学，26増刊号：363-366，2011
　　2）Szasz TS & Hollender MH：A contribution to the philosophy of medicine：the basic models of the doctor-patient relationship. Arch Intern Med, 97：585-592, 1956

第3章 いろいろな臨床場面での精神医学的対応

§4 身体疾患患者の心理的ケア

4 身体疾患患者の心理的ケア1
ケアの基本と話の聞き方

堀川直史

1 心理的ケアの基本[1,2]

「第3章§4-2．重症身体疾患急性期の患者の心理」および「第3章§4-3．重症身体疾患慢性期の患者の心理」で述べた重要身体疾患患者の心理の理解などもふまえて，重症身体疾患患者の心理的ケアとして重要と思われることを表に記載した．このなかで，まず行うべきことは①〜⑥である．これらは心理的ケアというよりもむしろ**一般的な身体疾患のケアを丁寧に行うことである**．こうした丁寧な身体的ケアは心理的ケアとしても重要な意味をもっている．すなわち，これによって患者の身体的苦痛が和らげば，それだけで患者の心理的苦痛は著しく改善する．さらに，患者の少なくとも一部は自分が医療者に尊重されていると感じるであろう．

2 支持的精神療法の応用[3]

上記に述べたようなケアのうえで，協力的で共感的な治療関係をつくる工夫をすることになる．このときには，**支持的精神療法の考え方と技法を応用する**ことが有用である．支持的精神療法あるいは支持的な接し方という言葉は日常臨床で頻繁に用いられているが，一定の定義や技法はない．ここでは，支持的精神療法を，医療者が患者に接するときの**「informalな精神療法的配慮」**であり，技法では**①傾聴，②共感，③患者の心理の健康部分を支える**という3つが特に重要であると考えて記載を進めることにしたい．

1）傾聴

患者の感情や考えはその患者に聞いてみなければわからない．医療者が「その人の身になる」ことはできない．これは当然のことだが，医療者がこれをあらためてはっきりと意識す

表 ● 身体疾患患者の心理的ケア

①できるだけよい身体的状態をつくり，保つ
②身体的自覚症状の緩和
③個々の身体的ケアを丁寧に行なう
④喪失を最小限にする工夫
⑤正しい情報提供
⑥ソーシャルサポートの改善
⑦支持的精神療法の応用
⑧指導，教育の工夫：エンパワーメント・アプローチ（第3章§4-5を参照）

（文献1，2を参考に作製）

ることが出発点になる．このように考えれば，医療者が患者の心理を一方的に推測して行動するのではなく，個々の患者の感情や考え，ニーズなどを知って適切な医療を行うために，**患者の心理に率直な関心を向け，自ら主体的に患者の話を聞こうとするであろう**．また，医療者は，患者の話を聞くときに，何と返事をしたらよいのかを考えながら聞くことがある．しかし，返事よりも聞くことの方がはるかに重要である．**「返事をしなければならない」という医療者の強迫的な考え方を捨てる**ことも重要である．傾聴のポイントは，このような医療者の姿勢にあると思われる．

2）共感：理解に基づく共感

　共感は，医療者が自分の心を観察して患者との心理的距離を保ちながら，患者と同じように感じようとすることである．これも実行することは非常に難しい．患者の気持ち，より正確にいえば，自分とは異なる他人の気持ちを自分の気持ちのように感じることなどほぼ不可能である．簡単に「気持ちはよくわかります」などと言ったとしたら，かえって不快な気持ちになる患者も稀ではないであろう．

　このときに重要なことは，症状とともに，疾患や症状などによる患者の苦痛，疾患や症状が患者の生活に与える影響などについても質問することである．このような質問とその後の話し合いのなかで，医療者は**患者の苦痛や苦境を具体的に理解する**ことができる．これは，医療者が「なるほどそういうことだったのか」「納得できた」などと感じるときに起こっていることであろう．同時に，患者も，自分の苦痛や苦境，少なくともその一部がこの医療者に通じたと感じるかもしれない．さらに，医療者の感情が変化することもある．「それはたいへんなことだ」と感じたり，「よく辛抱しているな」と感じたりする．これらすべてによって，医療者と患者の間に次第に共感的で協力的な治療関係が生まれていくのであろう．

3）患者の心理の健康部分を支える

　このような話し合いのなかで，患者が現在の苦痛や苦境にどのように対処しようとしているかが明らかになってくる．これが患者の疾患に対する対処方法であり，**医療者はそれを支える方向で支援を試みる**．身体疾患患者の疾患に対する対処方法のうち代表的なものは，①積極的・認知的対処（疾患に関する知識を深める），②積極的・行動的対処（できるだけ体によいことをする），③回避的対処（なるべく病気を忘れ，普通に振る舞う．「回避」という言葉に否定的な意味はない）などであろう．

　　＜文献＞
　　1）堀川直史：重症身体疾患（急性期）の心理的ケア．精神科治療学，26増刊号：367-369，2011
　　2）堀川直史：重症身体疾患（慢性期）の心理的ケア．精神科治療学，26増刊号：363-366，2011
　　3）堀川直史：支持的精神療法とエンパワーメント・アプローチ．精神科治療学，26：265-270，2011

第3章 いろいろな臨床場面での精神医学的対応

§4 身体疾患患者の心理的ケア

5 身体疾患患者の心理的ケア2
セルフケアレベルを上げるための方法

堀川直史

　慢性重症身体疾患の多くは患者のセルフケアが重要で，これが治療成否の鍵を握るとすら言えることが多い．糖尿病や腎不全・透析はその代表である．しかし，これらの疾患におけるセルフケアは，先にも述べたが，患者の人生や生活そのものの基本的な変更を意味することが多く，患者がこれを実行することは非常に難しい課題である．医療者が望むレベルのセルフケアができない人も多い．このときに，医療者は「指導」「教育」を強化しようと考えるがこれによって患者の行動が変わるわけではない．どのようにすればよいのかと迷い，悩む医療者もいる．このようなときに役立つ方法が**「エンパワーメント・アプローチ」**である[1]．

1 エンパワーメント・アプローチ[1,2]

　「第4章§4-3.重症身体疾患慢性期の患者の心理」で述べたように，重症慢性身体疾患あるいは慢性疾患モデルの治療関係では，医療者と患者が責任を分かち合い，協力して治療を進めていく．これが，エンパワーメント・アプローチの前提になる考え方である．また，「第3章§4-4.身体疾患患者の心理的ケア1」で述べた心理的ケアの基本がすでに実行され，協力的な治療関係が形成されていることも，エンパワーメント・アプローチをスムースに行うために重要であろう．

　さて，エンパワーメント・アプローチであるが，この言葉は多義的である．しかし，臨床では狭い意味で用いられることが多い．このときのエンパワーメント・アプローチは，患者のセルフケアレベルを高めるための医療者の姿勢，すなわち**「セルフケアに関する決定権を患者に譲り渡すという医療者の態度」**と，**これに関係する治療技法**を意味する．具体的には，①患者を指導，教育することは医療者の役割ではなく，②医療者が行うべきことは**情報をできるだけわかりやすく患者に提供するための工夫**である．さらに，③**その後の話し合いと適切な質問を通して，患者が自ら実行可能な課題を設定して行動を変えていくように支援する**ことも医療者の役割となる，などである．

　最初の行動変化はごくわずかな変化であることも多い．しかし，それを支え，少しずつ望ましいレベルの行動が実現するように，患者との相談を続けていく**（スモール・ステップ法）**．以上に述べた方法が，一般の指導，教育よりもはるかに効果があることはすでによく知られている．

2 エンパワーメント・アプローチから発展して生じること

　エンパワーメント・アプローチの「パワー」は，**自己決定権**という意味である．しかし，エンパワーメント・アプローチを行うなかで，患者は自分がセルフケアを行うことができるというセルフエフィカシー（自己効力感）をもつようになり，それを通して低下した**全般的**

な自信や自己価値感情が回復していくことも稀ではない．そして，このような変化が，医療者が患者に提供するものでもなく，孤立した患者のなかで生じるものでもなく，**エンパワーメント・アプローチという治療関係のなかで生まれる**ということが，この治療の眼目であろう．

　　＜文献＞
　　1）堀川直史：重症身体疾患（慢性期）の心理的ケア．精神科治療学，26増刊号：363-366，2011
　　2）堀川直史：支持的精神療法とエンパワーメント・アプローチ．精神科治療学，26；265-270，2011

第4章

精神科との連携

第4章 精神科との連携

1 精神科への紹介

堀川直史

1 はじめに

　精神科への紹介，およびそれを含むプライマリ・ケア（primary care：PC）と精神科の連携は重要な問題である．ここでは，そのうち精神科への紹介が必要な患者と紹介の方法について述べる[1]．なお，これらについてはすでに第2章などで精神障害ごとに記載されている．したがって，ここでは全体に関係する総括的なこと，注意点などを述べることにしたい．

2 精神科への紹介が必要な患者

　精神科への紹介が必要な患者は，原則として，**発見したらすぐに精神科に紹介した方がよい患者と，まずPCで治療を行い，効果が不十分なときに精神科に紹介することがよい患者に分けることができる**（表1）．前者の代表は，精神病性障害，双極性障害，パーソナリティ障害およびこれらが疑われる患者である．また，若年の患者も早期の精神科紹介が望ましいであろう．一方，後者にはPCでの頻度が特に高いうつ病性障害，不安障害，身体表現性障害などが含まれる．

　しかし，**うつ病性障害，不安障害，身体表現性障害などであっても，一部の患者は早期に精神科に紹介することが望ましい**．例えば，①一見して抑うつ症状や不安が強いとき，②自殺念慮や自殺企図が認められるとき，③悲観・絶望，孤立感，不安・焦燥感などが強いとき，さらに④医療者との感情的な接触が深まらないときなどである（表1を参照）．これらはいずれも自殺の危険性が高いことを示すサインである．

3 PCでの治療効果が不十分なときに起こっていること，紹介された精神科が行うこと

　うつ病性障害，不安障害，身体表現性障害などの治療をPCで行ったが，その効果が不十

表1 ● 精神科への紹介

1. すぐに精神科に紹介した方がよい精神障害
精神病性障害，双極性障害，パーソナリティ障害，など
2. 原則として，PCで治療を行い，効果が不十分なときに精神科に紹介する精神障害
うつ病性障害，不安障害，身体表現性障害，など
※ 2の例外．以下の症状がみられる場合は早期に精神科に紹介 　①一見して抑うつ症状や不安が強い 　②自殺念慮や自殺企図 　③悲観・絶望，孤立感，不安・焦燥感などが強い 　④医療者との感情的な接触が深まらない，など

表2　うつ病の治療効果が不十分なときに生じていること

- うつ病という診断が誤っている
- 治療が不十分：抗うつ薬の使用が不徹底，休養がとれない，など
- パーソナリティの問題が大きい
- 心理社会的ストレスが強い
- 重症身体疾患が併発している

分なときにはどのようなことが生じているのであろうか．うつ病に関して知られていることを表2にまとめた．

　紹介された精神科医は表2のような項目について，1つ1つ対策を講じる．例えば，診断の再検討，薬物療法の徹底やセカンドラインの薬物療法の実施，認知行動療法を代表とするより専門的な精神療法の実施などである．そして，おそらくこれが最も重要だと思われるが，症状の遷延に関係していると推定されるさまざまな心身両面の問題を明らかにして，これに対する多軸診断と包括的アプローチを行うことになる（「第1章4．プライマリ・ケアにおける精神医療の問題点とその対策」参照）．

4 精神科紹介の方法

　精神科に紹介するときの方法は，そのPC医が精神科や精神科医をどの程度信頼しているかによって異なったものになる．精神科医を信頼していれば，患者への話し方も当然肯定的で積極的になる．PC医がこのような態度を示せば，患者が精神科紹介に同意することも多くなるであろう．

　実際の方法は，主に患者の病識によってかなり大きく異なる．患者が心理面の苦痛を訴え，精神疾患やその疑いがあることを自覚しているときには，率直に例えばうつ病が疑われるので専門医による診療が望ましいと述べることができる．

　一方，**明確な病識がないとき**には，患者が自分でも理解することができる症状，例えば元気がない，気持ちがまいっているなどの精神症状や，不眠，そのほかの身体症状などを挙げ，これらが身体疾患によるものではないことを説明して，患者に精神科受診を勧めることになる．このときに「**おそらくストレスに関係した症状だろう**」と述べることがある．これは正確にいうとあいまいな表現であるが，「ストレス」という言葉は患者の自尊心を傷つけることが少ないこともあり，この言い方は有用であろう．

　このようにしても精神科受診への抵抗感が変わらない患者や，病識がなく精神科受診を拒否する患者がいる．このときも基本的な態度は率直さであろう．上に述べたような説明をくり返し，精神科の治療が必要なことを伝えるように努力することで，患者が自分は普段と違う状態にあり，何らかの治療が必要なこと，医師や家族が心配し自分を支援しようとしていることなどを次第に理解していくことはさほど稀ではない．

　注意点を1つ述べておきたい．精神科紹介の主な動機が，PC医の「精神障害の患者は嫌だ」「煩わしい」などのような**精神障害や精神障害患者への陰性感情**であることがある．この場合，特にある程度長く診療したのちに精神科に紹介しようとすると，患者は医師のこうし

た陰性感情を感じとり，医師に対する依存心と不安が強まって，精神科受診をさらに強く拒否する結果になることがある．すべての医療者にとって，自分の陰性感情を自覚し，それをコントロールするように学習することは重要な課題である．

<文献>
1）堀川直史，他：精神科受診をどのように勧めるか，一般診療科と精神科の連携．こころの科学，125：80-86，2005

第4章 精神科との連携

2 地域として行う精神医療

堀川直史

1 プライマリ・ケアにおける精神医療のレベルアップ

　プライマリ・ケア（PC）における精神医療の重要性，精神科紹介をスムースに行うことができない場合もあることなどを考えると，**PCにおける精神医療そのもののレベルアップを工夫することが重要な課題になる**．このためには，「第1章4．プライマリ・ケアにおける精神医療の問題点とその対策」で述べたように，講演会などを開くことに大きな期待をかけることはできず，**患者をPC医と精神科医が併診・協同診療するための何らかの新しいシステム**をつくり，そのなかでPC医が精神障害の実際の診療を経験し，学習することが効果的ではないかと考えている．

2 PCと精神科の連携の新しい方法

　この**PC医と精神科医が患者を併診するシステム**は，見方を変えると，**PCと精神科の連携の新しい方法**ということになる．これを地域全体の精神医療のレベルアップを目的とするという意味で**「地域として行う精神医療」**と呼ぶこともできるであろう．このときの注意点は，PC医と精神科医，さらに患者の負担が大きくならない方法を考えなければならないということである．また，これによって主に重症患者の精神科紹介がなくなるわけではない．従来の精神科紹介にこの新しいシステムが加わると考えるべきである（図1）．

　以上は，非現実的で，抽象的であると感じられるかもしれない．しかし，これにはモデルがある．このモデルが，欧米で主にうつ病の診療について広まりつつある**「collaborative care（協同的ケア）」**である．

3 協同的ケア

　協同的ケアはケースマネジャーによる受療支援のシステムであり，具体的には次のような内容をもつ[1,2]．すなわち，①PC医がうつ病のスクリーニング検査と診断基準によるうつ病（これまでの研究の大多数では大うつ病）の診断を行い，抗うつ薬による治療を開始する，

```
          精神科紹介
              ↓
          精神科紹介
              ＋
  PC医と精神科医の併診（地域として行う精神医療）
```

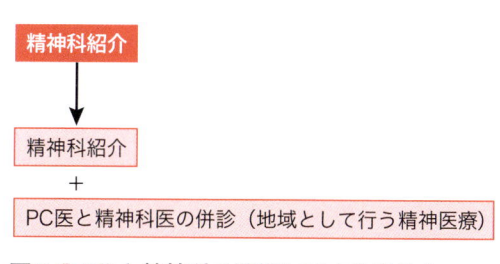

図1 ● PCと精神科の連携に関する考え方

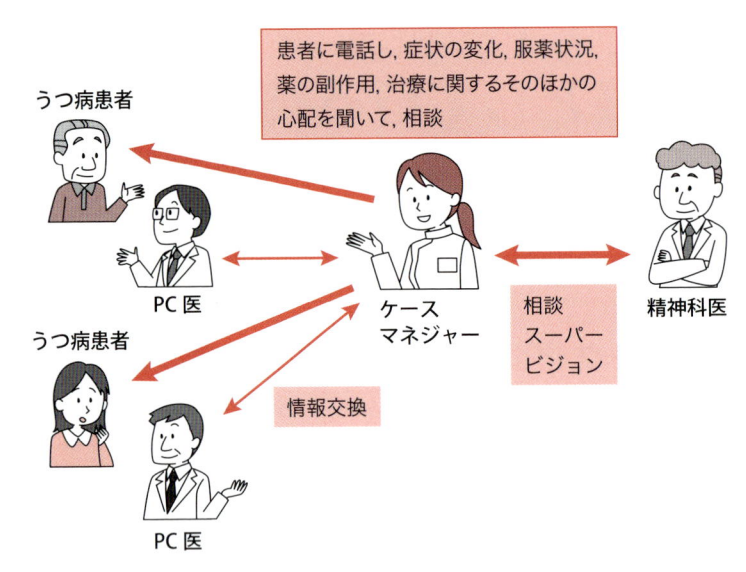

図2 ● 協同的ケア：ケースマネジャーによる受療支援のシステム

②それとともに，あらかじめ地域中核病院などに所属するケースマネジャー（心理士，精神科看護師など）を決めておき，PC医はうつ病の診療を開始したことをケースマネジャーに連絡する．③ケースマネジャーは電話などで定期的に（1～2週に1回が多い）患者に連絡し，症状の変化，服薬状況，薬の副作用，治療に関するそのほかの患者の心配ごとなどを聞いて相談する．④その内容をPC医にフィードバックし，情報交換を行う（これを行わないシステムもある），⑤精神科医は主にケースマネジャーと相談し，スーパービジョンを行い，必要な場合にはPC医とも話し合う，という方法である（図2）．

協同的ケアの効果はほぼ確認されている．すなわちこれを行うことによって，**患者の服薬アドヒアランスと症状改善率が有意に上昇する**ことが知られている[1,2]．協同的ケアは日本においても有望であると思われるが，実際に行うことが可能か，そのときにどのようなことが問題になるのかなどは不明である．これらを明らかにすることを目的に，筆者らは地域医師会の有志と協力して協同的ケアの試行を開始している[3]．

＜文献＞
1) Bowew P, et al.：Collaborative care for depression in primary care. Making sense of a complex intervention：systematic review and meta-regression. Br J Psychiatry, 189：484-493, 2006
2) Williams JW, et al.：Systematic review of multifaceted interventions to improve depression care. Gen Hosp Psychiatry, 29：91-116, 2007
3) 安田貴昭, 他：プライマリケアにおけるうつ病診療の実態－「Collaborative Care（協同的ケア）」を実施するための予備調査－. 精神科治療学（印刷中）

索 引　Index

ギリシャ文字

β遮断薬 …………………… 86

数　字

5P分類 …………………… 25

欧　文

A・B

absenteeism ……………247
activation syndrome … 70, 71, 98
ADHD ………231, 235, 236, 237
Alzheimer病 …………… 160, 184
AN（anorexia nervosa）……132
Asperger障害 ……………237
AUDIT …………………142
Beck depression inventory … 47
binge eating & purging type
　………………………132
BN（bulimia nervosa） ……135
BPSD（behavioral and psychological symptoms of dementia）………187, 190, 202

C・D

CAGE ……………………142
CDR ……………………172
CDT（clock drawing test）
　…………………167, 179
collaborative care……………277
common mental disorders … 16
CYP1A2 ………………… 72
CYP2C9 ………………… 72
CYP2D6 ………………… 72
CYP3A4 ………………… 72
DSM ………………… 12, 18
DST（delirium screening tool）
　………………………199

E～I

ESS（Epworth sleepiness scale）
　………………………… 32
FAB（Frontal Assessment Battery）……………………167
FAST ……………………172
FDA ……………………217
GDS ……………………194
Hamilton depression rating scale …………………… 44
HDS-R …………………166
ICSD-2 ……………… 28, 31

L～N

LSAS-J（Liebowitz Social Anxiety Scale 日本語版）… 95
MMSE（mini-mental state examination）………………166
Münchhausen症候群 ………130
n-CPAP ………………… 42
Neuropsychiatric Inventory
　………………………167
NMDA（N-methyl-D-asparate）
　………………………184
NMDA受容体拮抗薬 ………185
NPI ………………… 167, 194
N-メチル-D-アスパラギン酸
　………………………184

P～R

P450 …………………… 72
PHQ-2 ………………… 48
PHQ-9 ………………… 48
presenteeism……………247
primary insomnia ……… 34
PSQI（Pittsburg sleep quality index）………………… 31
PTSD ………………152, 158
QT延長 ………………… 99
restricting type …………132
RLS（restless legs syndrome）
　………………………… 40

S～Z

sleep diary ……………… 32
sleep hygiene …………… 35
SNRI …………………… 63
SSRI ………………… 63, 151
TCA …………………… 63
The International Classification of Sleep disorders 2nd edition
　………………………… 28
treatable dementia ………175
Wernicke脳症 ……………140
Zung self-rating depression scale …………………… 47

279

和　文

あ・い

悪性症候群……………………211
アクチグラフ……………………22
アクチベーション症候群
　………………………70, 71, 98
アスペルガー障害（Asperger障害）……………………237
アセチルコリンエステラーゼ阻害薬……………………184
アパシー…………………179, 194
アラノン Al-Anon ……………146
アルコール依存症………………95
アルコール依存症者家族の自助グループ……………146
アルコール幻覚症……………147
アルコールの離脱症状………141
アルコール離脱てんかん……147
アルツハイマー病（Alzheimer病）………160, 184
維持療法…………………67, 101
遺族……………………………157
一級症状……………………251
医療者の陰性感情……………258
医療保護入院…………………260
医療面接………………………163
陰性感情…………………258, 275
インフォームド・コンセント
　………………………………212

う・え

内気さ…………………………94
うつ病エピソードの振り返り
　………………………………241
うつ病性仮性認知症…………177
うつ病性障害……………………16
うつ病の分類……………………50
うつ病リワーク研究会………240
エクスポージャー…………105, 107
エップワース眠気尺度…………31
円環状の疾病受容プロセス…266
エンパワーメント・アプローチ
　………………………………270

か

介護者負担……………………183
概日リズム………………………22
概日リズム睡眠障害……………28
外傷後ストレス障害…………152
回想法…………………………181
改訂長谷川式簡易知能評価スケール……………………166
回避的対処……………………269
解離性障害………………120, 125
解離・転換症状………………252
学習障害………………………231
学習性無力……………………267
仮性認知症……………………177
仮面うつ病…………………78, 79
ガランタミン臭化水素酸塩
　………………………184, 185
過量服薬…………………136, 221
患者の受療行動…………………14
患者の心理の健康部分………268

き

奇異反応………………………103
記憶障害………………………161
器質因…………………………206
起床時刻………………………24
機能的身体症状………………112
気分循環性障害…………………50
気分障害…………………………50
気分変調症………………………50
記銘力障害……………………125
逆向性健忘……………………125
急性疾患モデルの治療関係…266
境界性パーソナリティ障害…218
共感……………………56, 268, 269
協同的ケア……………………277
強迫性障害……………………109
恐怖・驚愕体験の回想の回避
　………………………………265
恐怖・驚愕体験の侵入………265
恐怖症…………………………110
業務復帰………………………243
虚偽性障害……………………130

く～こ

グリーフ………………………157
クレーマー……………………227
軽躁病エピソード………………77
継続療法…………………………66
傾聴………………………56, 268
啓発活動…………………………19
経鼻的持続陽圧呼吸療法………42
ケースマネジャー……………227
血液生化学検査………………175
限界……………………………49
幻覚・妄想……………………161
現実見当識訓練………………181
現代型うつ病……………………80
見当識障害……………………161
原発性不眠症………25, 34, 37

Index

抗Parkinson病薬 ……………209
行為障害 …………………235
抗うつ薬 ……… 61, 63, 66, 68, 70, 72, 98, 101, 210
抗コリン作用 ……………… 99
甲状腺機能亢進症 ………… 86
高照度光療法 ……………215
交代制勤務 ………………… 26
広汎性発達障害 …………231
抗不安薬 ……………… 69, 103
告知 …………………………182
心の健康問題により休業した労働者の職場復帰支援の手引き …………………………238
固縮 …………………………170

さ・し

三環系抗うつ薬 …………… 63
自己愛性パーソナリティ障害 …………………………223
思考緩慢 …………………194
自己効力感 ………………270
自己誘発嘔吐 ……………135
自殺関連事象 …………70, 71
自殺企図 …………………258
自殺念慮 ……………256, 259
自殺の危険因子 …………254
自殺の危険性 ……………… 54
自殺防止 ……………… 13, 254
自殺前徴候 ………………254
時差ぼけ …………………… 26
支持的精神療法 …………268
思春期 ……………………234
自傷行為 …………………221
疾病受容のプロセス ……264

児童虐待 …………………230
自閉症スペクトラム障害 ……231
自閉性 ……………………252
死別 ………………………157
社交不安 …………………252
社交不安障害 ……………… 94
シャルコー ………………122
周辺症状 …………160, 190, 193
終夜睡眠ポリグラフ検査 …… 22
受療支援 …………………277
仕様書（私の取り扱いマニュアル） …………………………241
常用量依存 …………… 69, 103
食行動のコントロール喪失 …135
食物の万引き ……………135
心因性非てんかん性発作 ……123
新型うつ病 ………………… 80
新規抗うつ薬 ……………… 73
新規抗うつ薬の副作用 …… 63
心気障害 …………………113
神経障害性疼痛 …………118
神経症性うつ病 …………… 80
神経性大食症 ……………135
神経性無食欲症 …………132
心身症 ……………………261
心身の持続的緊張状態 ……265
振戦 ………………………170
振戦せん妄 ………………147
身体化障害 ………………113
身体疾患に由来する発作 …… 86
身体疾患によって説明できない身体症状 ……………111
身体醜形障害 ……………114
身体表現性障害 ………16, 111

身体表現性自律神経機能不全 …………………………114
身体不定愁訴・心気症状 ……252
心的外傷体験 ……………134

す

睡眠医療専門医 …………… 33
睡眠衛生 …………………… 35
睡眠衛生指導 ………… 34, 37
睡眠関連運動障害 ………… 29
睡眠関連呼吸障害 ………… 28
睡眠時随伴症 ……………… 29
睡眠時無呼吸症候群 ……… 42
睡眠障害国際分類 第2版 …………………………28, 31
睡眠日誌 …………………… 32
睡眠パニック ……………… 90
睡眠不足 …………………… 23
睡眠薬 ……………………214
スクリーニング …………… 47
ストレス因子 ……150, 261, 266
ストレス状態 ……………261
ストレス対処 ……………262
ストレス反応症候群 ……265
ストレッサー ……………261
スモール・ステップ法 ……270

せ

性格 ………………………… 94
生活の質 …………………183
制限型 ……………………132
正常圧水頭症 ……………169
精神科側の問題 …………… 12
精神科救急 ………………260
精神科紹介 ………………275

精神科に対する偏見……………106	素行障害………………………235	登校しぶり……………………234
精神障害の診断方法……………17	措置入院………………………260	盗食……………………………135
精神遅滞………………………232		疼痛性障害………………114, 118
精神的動揺……………………182	**た・ち**	動脈血酸素飽和度測定…………42
精神病症状………………………54	大うつ病…………………………51	当惑作話………………………180
精神保健福祉センター………146	大うつ病性障害……………50, 75	特定の恐怖症…………………110
積極的・行動的対処…………269	代償行為………………………135	時計描画テスト……………167, 179
積極的・認知的対処…………269	対象喪失………………………264	ドネペジル塩酸塩……………184
セルフエフィカシー…………270	対人恐怖………………………252	トラウマ………………………152
セルフケア……………………270	対人場面…………………………96	
セルフケア行動………………261	体内時計…………………………24	**な〜の**
セルフケアに関する決定権…270	多軸診断…………………………18	内因性うつ病………………50, 80
セロトニン症候群…………74, 210	多重人格………………………126	二次性RLS………………………40
セロトニン・ノルアドレナリン 再取り込み阻害薬………………63	断酒会家族会…………………146	日本精神神経科診療所協会 ………………………239, 243
前向性健忘……………………126	地域として行う精神医療……277	認知症…………………………160
全人的医療……………………182	知的障害………………………232	認知行動療法……………92, 263
選択的セロトニン再取り込み 阻害薬……………………63, 151	注意欠如／多動性障害………231	認知症スクリーニング検査…175
前頭葉機能検査………………167	中核症状…………………160, 187	認知症治療薬……………184, 187
全般性不安障害………………110	中止症候群………………………98	脳血管障害性認知症…………169
せん妄……………………164, 190	中枢性過眠症……………………28	
せん妄スクリーニングツール ………………………………199	治療可能な認知症……………160	**は**
せん妄と認知症の相違………201	治療関係の構築…………………92	パーキンソニズム……………169
せん妄に対する非薬物療法…214	治療抵抗性うつ病のStage分類 ……………………………………55	パーソナリティ障害…………218
せん妄の薬物療法……………216	鎮静系抗うつ薬…………………37	徘徊……………………………162
		暴露………………………105, 107
そ	**て・と**	暴露反応妨害法………………109
素因……………………………206	低活動型せん妄………………199	暴露療法……………………92, 97
双極スペクトラム………………71	定型抗精神病薬………………216	発達障害…………………230, 235
双極スペクトラム障害…………77	適応障害………………………150	パニック障害……………………89
双極性障害…………50, 55, 75	デュロキセチン………………118	パニック発作……………………83
操作的診断法……………………18	転換性障害…………114, 120, 123	パルスオキシメトリ法…………42
促進因子………………………206	動悸………………………………83	反抗挑戦性障害…………232, 235
	統合失調症……………………250	反応性愛着障害…………230, 232

Index

反応性うつ病……………… 80
ひきこもり…………… 234, 252

ひ

ヒステリー…………… 120, 252
悲嘆………………………… 157
ピッツバーグ睡眠質問票…… 31
非定型抗精神病薬……… 191, 216
非特異的な症状…………… 250
非麦角系ドパミンアゴニスト
………………………………… 41
肥満恐怖…………… 132, 135
非薬物療法的アプローチ…… 214
病気であることを説明する… 57
標準化リワークプログラム評価
シート…………………… 243
病的な不安………………… 91
広場恐怖………… 84, 88, 90

ふ

不安…………………………… 91
不安階層表……… 92, 97, 107
不安障害………… 16, 88, 109
不安・焦燥………………… 252
フォローアッププログラム… 248
複雑性悲嘆………………… 158
復職準備性………… 240, 243
物質・薬物誘発性の発作…… 86
不定愁訴…………………… 111
不登校……………………… 234
不眠症…………… 25, 28, 31
プライマリ・ケア医と精神科医
の併診…………………… 19
プライマリ・ケアにおける精神医
療のレベルアップ………… 277

プライマリ・ケアにおける
精神障害の診断分布……… 16
プライマリ・ケアにおける
精神障害頻度……………… 12
ブラックアウト…………… 141
プレガバリン……………… 118
フローセンサー法………… 43
分離不安障害……………… 232

へ・ほ

米国食品医薬品局………… 217
併診・協同診療…………… 277
ベンゾジアゼピン系薬剤… 217
ベンゾジアゼピン受容体作動薬
…………………………… 35, 37
扁桃体………………… 92, 96
包括的アプローチ………… 18
保続………………………… 180
ボディイメージの障害…… 132

ま〜め

慢性疾患モデルの治療関係… 266
慢性身体疾患と精神障害の併発
…………………………………… 14
見捨てられ感……………… 89
ミュンヒハウゼン症候群…… 130
ミルナシプラン…………… 118
むずむず脚症候群………… 40
むちゃ食い障害…………… 137
むちゃ食い・排出型……… 132
夢中遊行症………………… 205
無動………………………… 170
夢遊病……………………… 205
メマンチン塩酸塩…… 184, 185
メラトニン………………… 24

や〜よ

夜間せん妄………………… 205
薬物依存…………………… 136
痩せ願望…………… 132, 135
予期不安…………… 84, 88
抑うつ……………………… 194
抑うつ状態………… 164, 252

り〜れ

リストカット……………… 221
離脱症候群………………… 97
離脱症状………… 68, 69, 86
リバスチグミン…… 184, 185
リワーク…………………… 240
リワークプログラム……… 240
レストレスレッグス症候群… 40
レム睡眠行動障害………… 204

わ

私の取り扱いマニュアル… 241

283

◆ 編者紹介

堀川直史（Naoshi Horikawa）
埼玉医科大学総合医療センターメンタルクリニック

　私は，1974年に東京医科歯科大学医学部を卒業し，東京女子医科大学精神科に入局しました．その後武蔵野赤十字病院精神科，再度東京女子医科大学精神科に勤務し，2004年から現在の埼玉医科大学総合医療センターメンタルクリニックで働いています．

　精神科医になったはじめの10年間は普通の精神科医でした．しかし，武蔵野赤十字病院に異動したときから，「コンサルテーション・リエゾン精神医学」が主な仕事になりました．このリエゾン精神医学ですが，精神科以外の診療科の医療者と協力して，身体疾患患者の精神症状の治療，心理面のケアなどを行う精神医学の比較的新しい下位領域の1つです．この仕事を続けるうちに，院内さらに病院外の精神科以外の医師や看護師との交流が広がり，「プライマリ・ケアにおける精神医学」にもかかわるようになりました．

　プライマリ・ケアにおける精神医学はいうまでもありませんが，リエゾン精神医学も，精神科医ができることは限られています．これからは，地域全体として行う精神障害の診療や身体疾患患者の心理的ケアのシステムと内容のレベルアップを考えることが特に重要だと思っています．難しいことも多いのですが，多くの方々と相談し協力しながら，地域における有効な診療が可能になるように工夫していきたいと思っています．

ジェネラル診療シリーズ

あらゆる診療科でよく出会う
精神疾患を見極め，対応する
適切な診断・治療と患者への説明，専門医との連携のために

2013年4月15日　第1刷発行

	編　集	堀川直史（ほりかわなおし）
	発行人	一戸裕子
	発行所	株式会社　羊　土　社
		〒101-0052
		東京都千代田区神田小川町2-5-1
		TEL　03（5282）1211
		FAX　03（5282）1212
		E-mail　eigyo@yodosha.co.jp
		URL　http://www.yodosha.co.jp/
© YODOSHA CO., LTD. 2013	装　幀	野崎一人
Printed in Japan	印刷所	株式会社 Sun Fuerza
ISBN978-4-7581-1503-2		

本書に掲載する著作物の複製権・上映権・譲渡権・公衆送信権（送信可能化を含む）は（株）羊土社が保有します．
本書を無断で複製する行為（コピー，スキャン，デジタルデータ化など）は，著作権法上での限られた例外（「私的使用のための複製」など）を除き禁じられています．研究活動，診療を含み業務上使用する目的で上記の行為を行うことは大学，病院，企業などにおける内部的な利用であっても，私的使用には該当せず，違法です．また私的使用のためであっても，代行業者等の第三者に依頼して上記の行為を行うことは違法となります．

JCOPY＜（社）出版者著作権管理機構　委託出版物＞
本書の無断複写は著作権法上での例外を除き禁じられています．複写される場合は，そのつど事前に，（社）出版者著作権管理機構（TEL 03-3513-6969, FAX 03-3513-6979, e-mail：info@jcopy.or.jp）の許諾を得てください．

羊土社のオススメ書籍

内科で役立つ 一発診断から迫る 皮膚疾患の鑑別診断

出光俊郎／編

日常診療で出会う,診断に迷いがちな皮膚疾患の鑑別法を,"一発診断"を切り口に解説.ケーススタディを通して,第一印象から確定診断にたどり着く皮膚科医の目のつけどころと考え方を学べます！

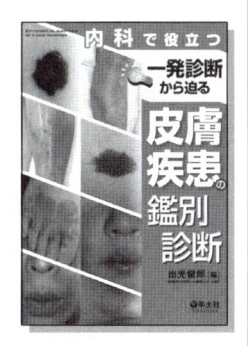

- 定価(本体 5,800円＋税)
- B5判　● 294頁　● ISBN978-4-7581-1737-1

内科で出会う 見ためで探す 皮膚疾患アトラス

出光俊郎／編

症状と見ためから探せる,全科必携の皮膚アトラス！どの診療科でも出会う皮膚疾患を中心に,典型例はもちろん,非典型例や鑑別疾患などバリエーション豊富な写真を掲載.皮膚の異常をみたら,まずはこの一冊！

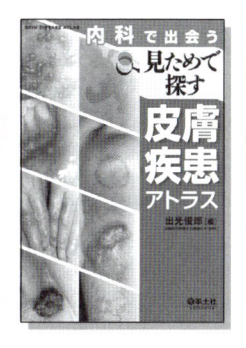

- 定価(本体 5,700円＋税)
- B5判　● 245頁　● ISBN978-4-7581-1722-7

病態を見抜き、診断できる！ バイタルサインからの臨床診断

豊富な症例演習で実践力が身につく

宮城征四郎／監　入江聰五郎／著

バイタルサインを読み解けば,今まで見えていなかった病態が見えてくる！ただ数値を追うのではない,一歩踏み込んだ読み解き方,診断への迫り方がわかり,演習で身につく！バイタルをとるすべての医療者にオススメ.

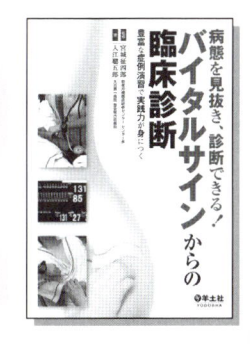

- 定価(本体 3,800円＋税)
- B5判　● 165頁　● ISBN978-4-7581-1702-9

疾患を絞り込む・見抜く！ 身体所見からの臨床診断

宮城征四郎,徳田安春／編

身体所見から得られた知見を臨床診断へどうつなげるか？コモンディジーズを中心に,身体所見から診断への道筋を網羅！宮城征四郎医師をはじめ身体診察の教育に定評のある医師らが執筆.日常診療に必ず役立つ1冊.

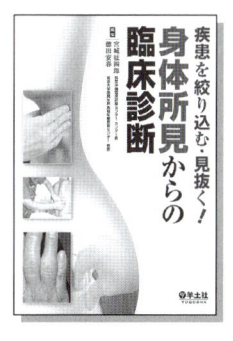

- 定価(本体 4,200円＋税)
- B5判　● 246頁　● ISBN978-4-7581-0679-5

発行　羊土社 YODOSHA　〒101-0052　東京都千代田区神田小川町2-5-1　TEL 03(5282)1211　FAX 03(5282)1212
E-mail：eigyo@yodosha.co.jp
URL：http://www.yodosha.co.jp/

ご注文は最寄りの書店,または小社営業部まで

羊土社のオススメ書籍

内科医のための 不眠診療 はじめの一歩

誰も教えてくれなかった対応と処方のコツ

小川朝生, 谷口充孝／編

非薬物療法の進め方から睡眠薬の使い分け・用量用法まで, 考え方だけでなく実際の対処法や処方例も紹介した, 現場で本当に役立つ入門書！章末問題で知識の定着が確認でき, 巻末では枕や夢など眠りの豆知識が面白い！

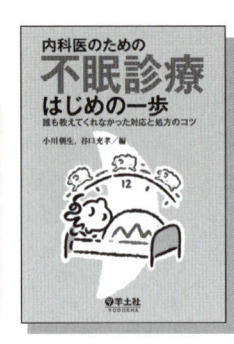

- 定価（本体 3,500円＋税）
- A5判　221頁　ISBN978-4-7581-1730-2

Dr.浅岡の 本当にわかる 漢方薬

日常診療にどう活かすか？
漢方薬の特徴, 理解の仕方から実践まで解説.
さまざまな疑問の答えがみつかる！

浅岡俊之／著

「風邪には葛根湯, インフルエンザには麻黄湯」と暗記しても漢方は使いこなせない！漢方の講演で大人気の著者が, 日常診療での漢方の正しい活用法を明快に伝授. 驚くほど良くわかる切れ味抜群の解説は必読！

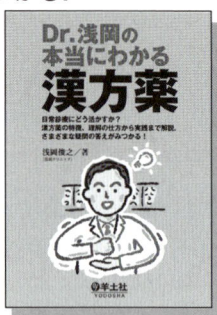

- 定価（本体 3,700円＋税）
- A5判　197頁　ISBN978-4-7581-1732-6

治療が劇的にうまくいく！ 高齢者の栄養 はじめの一歩

身体機能を低下させない疾患ごとの栄養管理のポイント

大村健二, 葛谷雅文／編

若年者とは異なる高齢者の消化吸収能や代謝から, 疾患・状況ごとの特徴と栄養管理まで解説. さらに「症例提示」で具体的な対処法も学べる. 高齢者の治療のカギは栄養管理にあり！高齢者診療に関わる全ての方にオススメです.

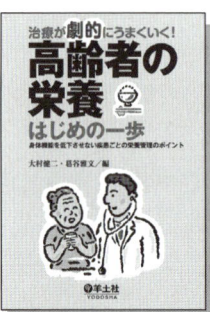

- 定価（本体 3,600円＋税）
- A5判　221頁　ISBN978-4-7581-0896-6

治療に活かす！ 栄養療法 はじめの一歩

清水健一郎／著

"なんとなく"行っていた栄養療法に自信がつく！「疾患治療に栄養が大切なのはなぜ？」「経腸栄養剤の違いと選び方は？」など基本的な考え方から現場で役立つ知識まで自然に身につく医師のための入門書.

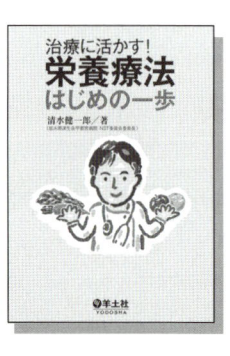

- 定価（本体 3,300円＋税）
- A5判　287頁　ISBN978-4-7581-0892-8

発行　羊土社 YODOSHA
〒101-0052　東京都千代田区神田小川町2-5-1　TEL 03(5282)1211　FAX 03(5282)1212
E-mail：eigyo@yodosha.co.jp
URL：http://www.yodosha.co.jp/

ご注文は最寄りの書店, または小社営業部まで

羊土社のオススメ書籍

レジデントノート増刊 Vol.15 No.2
輸液 スーパー指南塾
経過を追う症例問題で実践力を鍛える!

長浜正彦／編

輸液を的確に投与するための必須知識を解説し,頻出の病態について現場さながらに経過を追う「症例問題」に挑戦できる! 投与開始から停止のタイミング,禁忌まで網羅しているので確かな実践力が身に付く!

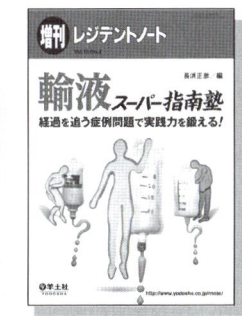

- 定価(本体 4,200円＋税)
- B5判 ■ 230頁 ■ ISBN978-4-7581-0547-7

レジデントノート別冊 救急・ERノート 8
あの手この手で攻める! 腹痛の診断戦略
解剖学的アプローチから落とし穴回避のワザまで

林 寛之／編

腹痛なんて怖くない! 痛みの部位をつきとめる基本の解剖学的アプローチから,腹部以外の疾患や全身疾患などによる落とし穴を避けるコツまで,診断に迷う医師を導く実践的なストラテジーが光る一冊です.

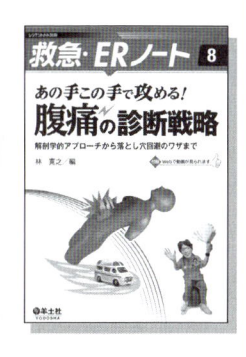

- 定価(本体 4,700円＋税)
- B5判 ■ 277頁 ■ ISBN978-4-7581-1348-9

高齢者の薬 よろずお助け Q&A100
高齢者はここが違う! 症例に合わせた薬の安全処方－使い分けとさじ加減

桑島 巖／編

高齢者への処方で悩む,研修医・内科医のための相談所. 多剤併用,肝・腎機能,基礎疾患など,多様な症例に対応するための,具体的なアドバイスが満載!

- 定価(本体 3,800円＋税)
- A5判 ■ 276頁 ■ ISBN978-4-7581-1724-1

やさしい英語で 外来診療
聞きもらしのない問診のコツ

大山 優／監　安藤克利／著
Jason F Hardy, 遠藤玲奈／協力・ナレーター

英会話は苦手…という方にオススメ! 外来の流れに沿って,シンプルでも患者さんにしっかり伝わる口語表現を解説. 症状ごとに必要な情報を確実に聞き取るコツがよくわかる! 日常ですぐ活かせる一冊です. 音声CDつき.

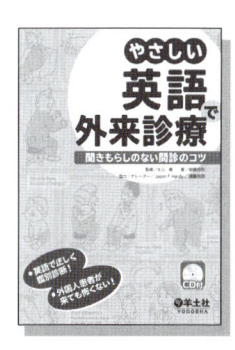

- 定価(本体 3,400円＋税)
- A5判 ■ 246頁＋CD ■ ISBN978-4-7581-1726-5

発行　羊土社 YODOSHA　〒101-0052 東京都千代田区神田小川町2-5-1　TEL 03(5282)1211　FAX 03(5282)1212
E-mail : eigyo@yodosha.co.jp
URL : http://www.yodosha.co.jp/

ご注文は最寄りの書店,または小社営業部まで

ジェネラル診療シリーズ
臨床現場で活躍する医師のためのシリーズ！

もう困らない！
高齢者診療でよく出合う問題とその対応

検査や治療はどこまで必要？ 患者・家族に満足してもらうには？
外来・病棟・在宅・施設ですぐに役立つ実践ポイント

木村琢磨／編

- □ 定価（本体4,500円＋税）　□ B5判　□ 276頁　□ ISBN978-4-7581-1500-1

- 診察室での患者への対応だけでなく，家族や施設スタッフとの連携も解説
- 日常診療での不安や悩みの解決ヒントが見つかる！

高齢化が進む今，知っておくべき内容が満載！

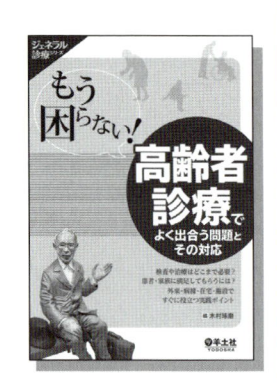

いざというとき必ず役立つ
小児診療のコツ　改訂版

症候・疾患別に、まず考えること、すべきことがわかる！

細谷亮太／編

- □ 定価（本体4,500円＋税）　□ B5判　□ 284頁　□ ISBN978-4-7581-1501-8

- 現場でよく出会う症候や疾患への処置がすぐわかる！すぐできる！
- 使いやすい症候別，疾患別の構成はそのままに，診療のポイント，コツを大幅追加！

小児を診ることがあるなら絶対知っておきたい診療のコツ！

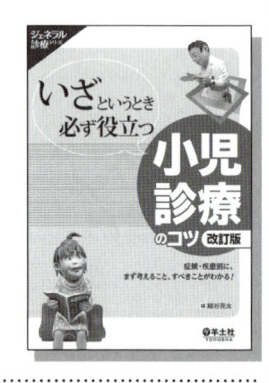

すべての内科医が知っておきたい
神経疾患の診かた、考え方とその対応

症状・疾患へのアプローチの基本から鑑別と治療、コンサルテーションまでわかる

大生定義／編

- □ 定価（本体5,200円＋税）　□ B5判　□ 374頁　□ ISBN978-4-7581-1502-5

- 頭痛，しびれ，ふるえなど，よくある神経症状を診るための実践的知識を1冊に凝縮
- 神経内科を専門としないすべての方におすすめ！

よくある神経症状を迷わず診察するための実践書！

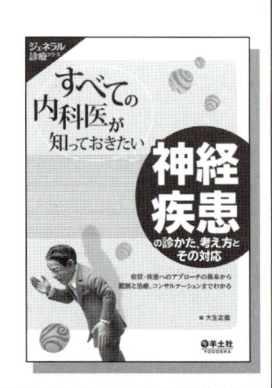

発行　羊土社 YODOSHA
〒101-0052　東京都千代田区神田小川町2-5-1　TEL 03(5282)1211　FAX 03(5282)1212
E-mail：eigyo@yodosha.co.jp
URL：http://www.yodosha.co.jp/

ご注文は最寄りの書店，または小社営業部まで